W0233922

Carena Barkawi

Die Grissini-Falle
Endlich ohne Migräne!

Heraus aus dem Schmerz
mit der radikalen 21-Tage-Diät

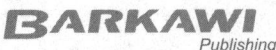
BARKAWI
Publishing

© Carena Barkawi
2. überarbeitete Auflage 2014
erschienen im Verlag BARKAWI PUBLISHING, Gräfelfing bei München

www.stop-migraene.com

Dieses Buch gibt persönliche Erfahrungen wieder und ersetzt nicht den Gang zum Arzt.

Alle Inhalte dieses Buches dienen ausschließlich der allgemeinen Information. Sie stellen in keinerlei Hinsicht individuelle, persönliche Ratschläge im medizinischen, diagnostischen oder therapeutischen Sinne dar. Die Haftung für jegliche Art von Schäden in Zusammenhang mit den Informationen dieses Buches ist ausgeschlossen.

Insbesondere stellt das Buch weder eine persönliche Beratung dar, noch gibt es eine Kauf- oder Anwendungsempfehlung von Medikamenten oder sonstigen Gesundheitsprodukten. Persönliche, individuelle Ratschläge für bestimmte medizinische Therapie- oder Diagnoseverfahren werden nicht gegeben.

Bitte suchen Sie einen Arzt oder Apotheker auf, wenn Sie gesundheitliche Probleme haben oder einen individuellen medizinischen Rat benötigen.

Alle Rechte vorbehalten. Kein Teil dieses Buches darf in irgendeiner Form (Druck, Fotokopie oder einem anderen Verfahren) ohne schriftliche Genehmigung des Verlages reproduziert oder unter Verwendung elektronischer Systeme verarbeitet werden.

Titelbild: ag visuell – Fotolia.com
Lektorat und Gestaltung: Sigrun Borstelmann, sibo-medien.eu
Innenfotos: ag visuell – Fotolia.com
Druck: cpi books GmbH, Leck – cpibooks.de
ISBN: 978-3-9816289-9-9

Inhalt

TEIL 3: Die radikale Migräne-Diät

Vorwort

Es ist Anfang 2000. Ich sitze in meinem Arbeitszimmer und habe Kopfschmerzen. Ziemlich üble Kopfschmerzen sogar, und ich ahne, dass es noch mehr wird. Ich beginne dieses Buch zu schreiben, zunächst geplant als Überblick über meine zahllosen erfolglosen Therapieversuche, die aber möglicherweise einem Leidensgenossen helfen mögen. In der Zwischenzeit hat sich viel getan.

Heute weiß ich, dass das Migräne ist, und ich weiß, wann sie kommt und warum. Kein Wetter, kein Stress, keine Zähne, keine Allergie, keine mentale Belastung, kein Essen, kein Rücken, keine Menstruation ist schuld. Die Erklärung ist viel profaner und dennoch so unendlich komplex, dass es mich fast 25 Jahre teilweise unerträgliche Schmerzen, viel Recherche und Selbststudium, noch mehr Zeit, Geld und Trial & Error bei Ärzten der unterschiedlichsten Fachrichtungen gekostet hat, um letztendlich selbst eine Erklärung und damit eine Vermeidungsstrategie zu finden. Denn es gibt sie, die Strategie, mit der nicht nur ich seit einer radikalen Diät komplett schmerzfrei durchs Leben gehen kann. Plötzlich war der Durchbruch da und damit auch das Happy End meiner Migränegeschichte. Genau diese Geschichte möchte ich hier erzählen!

Gespräche mit anderen Migränepatienten, viele Fachbücher und meine eigene, mittlerweile fast unüberschaubare, jahrzehntelange Migräne-Therapieerfahrung zeigen, dass alle Migränegeplagten letztendlich auf sich selbst angewiesen sind. Am Ende habe ich mir selbst geholfen. Dennoch nutzt vielleicht dem einen oder anderen eine Therapie, die ich leider erfolglos ausprobiert habe. Insofern verstehe ich Teil 2 dieses Buches als eine Zusammenstellung möglicher Ansätze, welche vielleicht einen anderen Migränepatienten auf eine neue Idee bringt.

Vor allem aber möchte ich meine eigene, selbst entwickelte 21-Tage-Migräne-Diät vorstellen, die mir nach so vielen Jahren Leiden und vielen unsinnigen Ansätzen den Durchbruch brachte. Sie ist simpel, quasi kostenlos, erfordert allerdings eine komplette Umstellung der Ernährung für 21 Tage und hat somit durchaus komplexe Auswirkungen auf den Alltag. Doch dazu mehr im dritten Teil des Buches.

Vorab jedoch der Hinweis, dass es sich hier nicht um die hundertste Diät handelt, bei der Rotwein, Käse & die üblichen Verdächtigen „verboten" sind. Nein! Damit will ich keinen Migräniker langweilen, denn jeder von uns Betroffenen hat das vermutlich für sich schon ausprobiert. Manch einer verträgt wirklich keinen Rotwein, lässt diesen weg, bekommt dann aber trotzdem Migräne. Oder hat den Migräneanfall seines Lebens an einem Vormittag im Büro, wo bei den meisten Menschen üblicherweise keine Pulle Rotwein unter dem Schreibtisch steht.

Die schlechte Nachricht ist: Mein Diät-Konzept ist wesentlich radikaler als alles, was es bisher gab. Die gute Nachricht: Es funktioniert! Ich bin nach 25 Jahren Migräne endlich schmerzfrei!

Am Ende habe ich mir selbst geholfen. Zwei Ereignisse der letzten Zeit haben mir gezeigt, dass Hilfe zur Selbsthilfe, vor allem aber der Erfahrungsaustausch, lohnenswert ist:

In meinem Besprechungsraum sitzt mir gegenüber eine junge Kollegin, die heute im Gesicht ziemlich grau aussieht und deutlich weniger gut gelaunt ist als normal. Auf mein Nachfragen sagt sie, dass es ihr mit nur kurzen Unterbrechungen „hinter einem Auge so weh tun würde seit Wochen". Sie sei beim Augenarzt gewesen und der habe sie aufwendig untersucht, nichts Konkretes gefunden und dann eine ominöse Diagnose gestellt in Richtung „Verkrampfung der Gefäße im Auge und im Augenhintergrund, was durch viel Bildschirmarbeit bedingt sein könnte". Ich höre mir das staunend an und stelle noch ein paar Fragen nach Übelkeit, Empfindlichkeit gegenüber Geräuschen und Licht – die üblichen Verdächtigen eben … Jedenfalls ist nach ein paar weiteren Fragen klar, woran meine Kollegin vermutlich leidet: ganz schnöde und profane, aber deshalb nicht weniger schmerzhafte Migräne. Da sie Aspirin, Paracetamol & Kollegen durchprobiert und keinerlei Effekt verspürt hat, lautet meine Empfehlung, es mal mit einem der neuen (mittlerweile auch rezeptfrei erhältlichen) Triptane zu probieren, um dann rückwärts die Vermutung bestätigen zu können, denn diese wirken ausschließlich bei Migräne. Zwei Tage später treffe ich sie wieder. Sie sieht ganz offensichtlich besser aus und siehe da, der ominöse „Augenkrampf" ließ sich mit einem Migränemedikament bekämpfen. Ihr geht es besser, sie hat zur Not ein potentes Mittel an der Hand und auch Ursache und Auslöser waren relativ klar, doch dazu später mehr.

Ein zweites Beispiel, in dem Ärzte eine unrühmliche Rolle spielten und die Lösung durch ein bisschen Nachdenken und Nachfragen schnell zu finden war, ergab sich ebenfalls im Büro ein paar Wochen später. Hier saß mir ein Kollege gegenüber, der mich zu seltsam wiederkehrenden Kopfschmerzen um Rat fragte, da er wusste, dass auch ich mit diesem Leiden unter dem Schädeldach geschlagen bin. Er bekomme regelmäßig Samstag- und Sonntagmorgen starke Kopfschmerzen, meist wache er sogar damit auf. Auf Nachfrage zeigte sich dieser Schmerz gemeinerweise als recht medikamentenresistent, war jedoch nicht einseitig und auch nicht hinter den Augen. Nach klassischer Migräne klang das nicht, aber einen Verdacht hatte ich schon aufgrund der Abhängigkeiten von bestimmten Uhrzeiten ...

Ein paar weitere Fragen brachten zutage, dass er während der Woche früh und immer zur selben Zeit seinen Kaffee trank, am Wochenende jedoch mehrere Stunden später. Kaffee gab es auch nochmals über den Tag verteilt in mehreren Portionen, sodass sich meine Vermutung, dass er an seinen Kopfschmerztagen unter Koffeinentzug leidet, bestätigte. Kaffee wirkt extrem auf die Hirngefäße und macht bereits nach 8-10 Tagen abhängig von bestimmten Uhrzeiten! Die Reduzierung des Kaffeekonsums ist sicherlich die beste Maßnahme, aber bis dahin ist entweder früheres Aufstehen und ein entsprechend früherer Kaffee angesagt, bevor der Entzug einsetzt, oder ein abendlicher Espresso, der die Zeit bis zum späteren Frühstückskaffee am Wochenende überbrückt. Das hat funktioniert! Der bis dato allgegenwärtige höchst ominöse Wochenendschmerz war weg.

Auf so simple Zusammenhänge kommen die konsultierten Ärzte oft nicht, statt dessen wird besonders bei Privatpatienten gern geröntgt, die Bandscheibe bemüht, die Matratze ausgewechselt, eine Aufbissschiene gegen nächtliches Zähneknirschen verschrieben und vieles mehr. Zugegebenermaßen ist es nicht immer so simpel, Ursachen und Auslöser zu finden. Klar ist jedoch, dass es vermutlich keinen besseren Diagnostiker gibt als den Betroffenen selbst! Zu diesem Zweck habe ich einen ausführlichen Fragebogen zum Selbsttest entwickelt und eine ebenso ausführliche Auswertung mit entsprechenden Erklärungen erstellt. Es wäre vermutlich sinnvoll, diesen Selbsttest vor dem Ausfüllen schon einmal durchzulesen und sich in der Folge ein paar Tage selbst zu beobachten. Der eigentliche Test und die Auswertung sollten dann besser zu einem späteren Zeitpunkt erfolgen, wenn Sie die Fragen sicher beantworten können. Viele Dinge sind Ihnen vielleicht bisher gar nicht aufgefallen.

Besser und genauer, als man sich selbst beobachtet, kann das kein Arzt. Auch gingen die lapidaren Fragen, die mir von Ärzten gestellt wurden, meist am Thema vorbei. Schnelle Lösungen waren sofort auf der Hand, sobald ich meinen Beruf und die Anzahl meiner Kinder nannte. STRESS! So lautete oft das plattitüdenhafte Zauberwort und die Diagnose in Personalunion. Ärzte sind zudem oft selbst keine Migräneopfer und wissen ehrlich gesagt meist nicht, wovon ein Migränepatient redet.

So manches Mal wollte ich allen Göttern in Weiß mit ihren unsinnigen Stress-Diagnosen, den Hollywood-Filmemachern, die Migräne als vorgeschobene „Sex-Verhinderungsstrategie" ins Lächerliche ziehen, ins Gesicht schreien: „Esst das nächste Mal in der Eisdiele drei Kugeln Eis innerhalb von 60 Sekunden. Und das, was ihr dann für wenige, aber kaum auszuhaltende Momente spürt, ist das, wovon Migränepatienten reden, wenn sie 24 Stunden vor Schmerz kotzen."

Wenig zielführende Fragen bei der Anamnese, falsche Diagnosen, wirkungslose Therapien, unsinnige Empfehlungen, nutzlose Medikamente pflastern meinen Weg und sind Anlass zu diesem Buch.

Drei simple Fragen gilt es mit detektivischem Spürsinn zu beantworten:

Was habe ich? Was ist die Ursache? Und wenn ich die Antworten auf diese beiden Fragestellungen habe, kann ich die dritte, alles entscheidende Frage angehen: Wie kann ich es vermeiden? Darum soll es gehen auf den nächsten knapp 240 Seiten. Dabei gibt diese Dreiteilung nicht nur meinen höchst persönlichen Leidensweg wieder, sondern auch die Gliederung des Buches vor.

Das Buch ist in seiner Dreiteilung so geschrieben, dass man auch Teile davon nur flüchtig, andere Passagen aber intensiv lesen kann. Die Suche nach der Diagnose in Teil 1 des Buches kann derjenige überspringen, der sich seiner Migräne sicher ist. Wer in Teil 2 nur schnell das Fazit eines therapeutischen Ansatzes überfliegen möchte, findet am Ende eines jeden Kapitels eine Infobox für Ungeduldige mit einer knappen Zusammenfassung der Therapiefakten. Teil 3 sollte jeder Leser intensiv studieren, denn hier gibt es eine ausführliche Herleitung der Problematik der Migräneerkrankung. Die Erläuterungen sind extrem wichtig und bilden die Grundlage für die daraus entwickelte Diät. Keinesfalls sollte man sich lediglich die Seiten zur Diät zu Gemüte führen, denn diese erfordert eine genaue Kenntnis der Zusammenhänge, um nicht mit einem klitzekleinen Fehler die ganze Mühe zunichtezumachen!

Im Anhang befindet sich zudem ein Sonderkapitel zum Thema Alkoholgenuss nach der Diät, bei dem ich darum bitte, es erst viele Monate nach der erfolgreichen Kur zu lesen. Lassen Sie also nicht das Kind in sich durchkommen, das schon vor Heiligabend im Schrank der Eltern nach den Geschenken schnüffelt oder das Türchen mit der „24" schon am 10. Dezember öffnet!

Außerdem habe ich im Anhang meine persönliche Literatur- und Quellenliste zusammengestellt für diejenigen Leser, die sich vielleicht in ausgewählte Themen vertiefen möchten. Der besseren Lesbarkeit halber beziehe ich mich im Text nur kurz auf den Namen des Autors und/oder den Buchtitel, welche dann jeweils vollständig in der Literaturliste im Anhang nachzuschlagen sind.

Mit meinem Buch möchte ich Hilfe zur Selbsthilfe leisten. Ich hoffe, mit meinem radikalen Programm auch bei dem einen oder anderen Menschen eine Wende im Leben herbeizuführen. Schön, wenn ich mit meiner – glücklicherweise nicht – unendlichen Geschichte und einer simplen 21-Tage-Diät dazu beitragen kann!

Gute Besserung!

Herzlichst,
Carena Barkawi

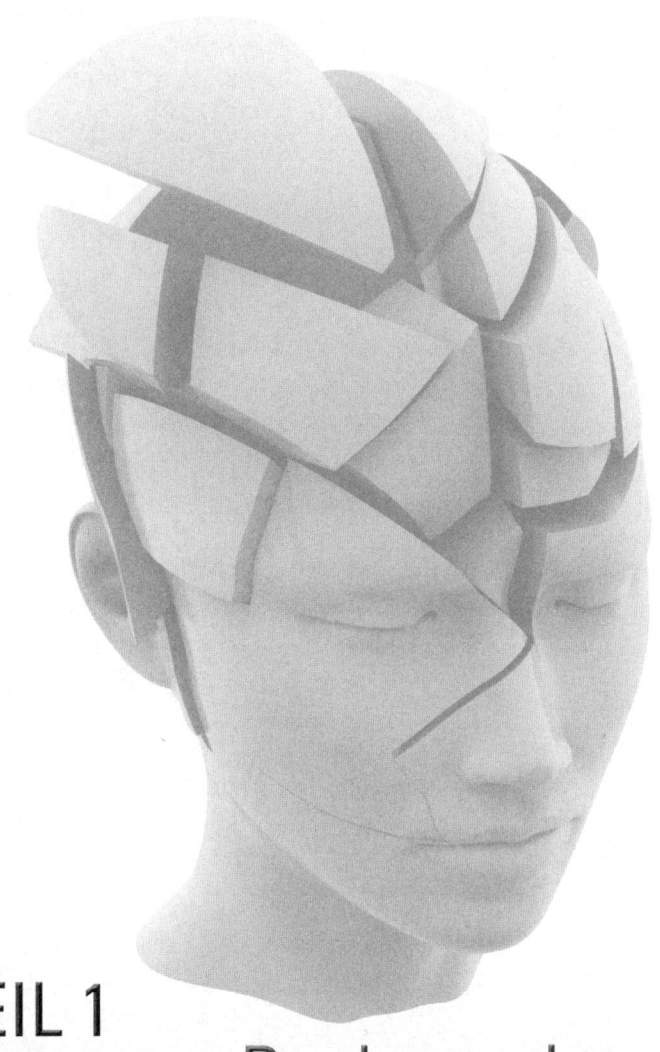

TEIL 1
Diagnose-Dschungel

Das erste Mal

Es ist Ende der 80er Jahre. Ich, mit Mitte 20, sitze im Audimax der Ludwig-Maximilian-Universität München und versuche vergeblich, dem wirren und heruntergeratterten Vortrag eines Mathematikprofessors zu folgen, der völlig desinteressiert und monoton sein Standardprogramm „Mathematik für Wirtschaftswissenschaftler" abspult. Jede Woche eine Doppelstunde und am Ende des Semesters eine Prüfung über höhere Mathematik bringt den begehrten Schein, den man im Grundstudium zwingend erwerben muss. Dieser Schein ist extrem schwierig, aber leider unabdingbar. Dennoch ist es fast unmöglich, dem Vortrag zu folgen oder gar zu verstehen, wofür man die fünfte Ableitung des Intergrals mit exponentiellem Differential im richtigen Leben oder zumindest in der Wirtschaft benötigen könnte.

Aus Resignation widmen sich mehrere Hundert BWL-Studenten auf wesentlich weniger Sitzplätzen der „angewandten Luft- und Raumfahrttechnik": Man baut kunstvolle Flieger, die dem unbeirrbar referierenden Herrn dort vorn aus den aufsteigenden alten Klappbänken aus allen Himmelsrichtungen um die Ohren fliegen. Es ist voll und stickig, viele Studenten hocken auf den Stufen. Die Bänke wirken wie aus dem vorigen Jahrhundert und sind seinerzeit für wesentlich kleinere Menschen geschaffen worden. Sie sind also mindestens so unbequem wie das stundenlange Verharren auf der Treppe, mit welchem diejenigen ohne Sitzplatz vorlieb nehmen müssen. Wir sind die Generation der Baby-Boomer und die Studienbedingungen sind alles andere als ideal, aber ich kenne es kaum anders und man gewöhnt sich an alles. Der Geräuschpegel ist hoch und überall schwirren Papierflieger, die sich zum Ende der Doppelstunde vor dem Pult des Mathematikdozenten wie eine geschlossene Schneedecke sammeln werden.

Ich bekomme Kopfschmerzen und fühle mich seltsam benebelt. Vermutlich die sauerstoffarme Luft, denke ich mir. Der Kopfschmerz steigt im Nacken auf, wandert ganz langsam in die linke Schläfe und nistet sich als Stechen hinter dem linken Auge ein. Seltsam, ich habe nie Kopfschmerzen und selbst zu besten Studentenjobzeiten habe ich auch nach unvernünftigen Mengen Alkohol nie Kopfschmerzen erleiden müssen. Selbst wenn andere Nachtschwärmer mit dickem Schädel und Erbrechen daniederlagen, ging es mir gut. Nun sitze ich also im Audimax und denke mir, eine Aspirin und frische Luft am Ende der Vorlesung werden dem Spuk sicher ein Ende bereiten.

Ich rutsche auf dem unbequemen Klappstuhl herum. In der langen Bankreihe sitzen hunderte Studenten um mich herum, neben mir, vor mir, hinter mir. Ich rieche nicht nur meinen Nebenmann ganz extrem. Der Mischung aus Schweiß, ungewaschenen Haaren, diversen süßen Parfüms, vom Regenwetter feucht vor sich hindünstenden Wollpullovern kann ich mich kaum erwehren. Meine Nase reicht diese olfaktorische Gemengelage an meinen Magen weiter und mir wird langsam übel. Der Schmerz im Kopf wird heftiger und seltsamerweise sehe ich nur noch geradeaus scharf, rechts und links außen wird es zunehmend verschwommen, eingeschränkt und seltsam dunkel. In dem dunklen Bereich blitzt es pünktchenweise, sodass es fast so aussieht, als würde rechts und links von mir fotografiert.

Die Unruhe, der Lärmpegel, die Papierflieger verstärken die Gewitterstimmung im Kopf. Der Schmerz wird heftiger und ich sehne das Ende der Vorlesung herbei. Zudem habe ich Sorge, dass ich mich mitten im Hörsaal über meine Kommilitonen erbrechen muss. An Aufstehen und Gehen ist nicht zu denken, denn ich sitze mittendrin und die Bänke sind so schmal, dass man nicht über seine Nachbarn hinwegsteigen kann. Das Räumen eines solchen Hörsaals funktioniert am Ende der Vorlesung also nur im geordneten Rückzug und genau das beginnt jetzt glücklicherweise.

Ich gehe zu den Toiletten, schlucke eine Aspirin und hoffe, in den nächsten 20 Minuten schmerzfrei zu sein, um der folgenden Vorlesung wieder folgen zu können. Doch nichts passiert. Der Schmerz hat sich mit extremer Nachhaltigkeit eingenistet, die Tablette bleibt nur mit Mühe im Magen, die Blitze und die Einschränkung des Gesichtsfeldes lassen zwar später nach, aber ich fühle mich hundeelend. Ich rieche, höre und sehe mit extremer Sensibilität: Das Licht ist grell und schmerzt in den Augen und im Kopf, die Geräusche sind unerträglich laut und die Gerüche reizen zum Spucken. Ich entscheide mich, nach Hause zu fahren, um mich hinzulegen und schaffe kaum die Fahrt mit der U-Bahn, ohne mich übergeben zu müssen. Zu Hause starte ich einen weiteren Versuch mit einer Tablette Paracetamol, ein anderer Wirkstoff, aber auch dieser verschafft mir noch nicht einmal einen Hauch von Erleichterung.

Ich lege mich aufs Bett, kann aber nicht schlafen, da mich Schmerz und Brechreiz wachhalten. Aber immerhin sind hier die Reizquellen Geräusche, Gerüche und Licht steuerbar. Ich quäle mich durch den Tag und die Nacht und am nächsten Tag – ziemlich genau 24 Stunden später – ist alles vorbei und mir erscheint diese seltsame kleine Episode wie ein Film. Na ja, vielleicht ein Virus, denke ich und nehme das als kleine unangenehme Erfahrung, die nun aber der Vergangenheit angehört. Mir geht es wieder gut, gestern war gestern. Dass das lediglich der Startschuss einer fulminanten Migränekarriere war, wird mir erst viele Jahre und viele ähnliche Erlebnisse später klar ...

Mein Leben vor der Migräne

Viele Jahre geisterte der mittlerweile überholte Begriff der „Migränepersönlichkeit" in der Kopfschmerzszene herum, den man immer wieder versucht hat, wissenschaftlich zu untermauern und zu belegen. Gelungen ist das nie. Stress und eine hohe Leistungsorientierung galten in diesem Erklärungsmodell immer als Hauptauslöser für Migräne. Mein Leben war, so lange ich denken kann, eine Mischung aus diversen Jobs, Studium, Hektik und Geldnot. Migräne hatte ich lange Jahre dennoch nicht. Noch nicht einmal nach nächtelangen, alkoholgeschwängerten Kellnerdiensten im Dauereinsatz an fünf aufeinanderfolgenden Karnevalstagen. Und jeder rheinländische Jeck wird wissen, was das heißt: Weiberfastnacht bis Aschermittwoch als Kellner zu knechten! Kopfschmerzen? Fehlanzeige. Und der Rest meines Lebens war auch nicht gerade von buddhistischer Kontemplation geprägt. Migräne? Kannte ich lange Jahre nur vom Hörensagen!

Nach dem Abitur werde ich aufgrund pubertärer Differenzen von meinen Eltern recht unsanft vor die Tür gesetzt und muss mit 18 Jahren fortan allein für meinen Lebensunterhalt sorgen. Ich bewerbe mich mit meinem Einser-Abitur um einen Studienplatz in Medizin, was zu dieser Zeit leider auch eine ganze Menge Abiturienten meines geburtenstarken Jahrgangs tun. In der Zwischenzeit arbeite ich zum Erwerb des schnöden Mammons mehrere Monate in einer Papierfabrik. In einer Art Wellblechhalle stehen riesige Maschinen, auf denen auf noch größeren Rollen beispielsweise Servietten bedruckt, geschnitten und verpackt werden. Mein ehrenwerter Job ist es, fertige Serviettenstapel im Sekundentakt in eine Verpackungsmaschine einzulegen, die unter großem Getöse und mit viel Hitze die Folie darum faltet und verschweißt. Ich arbeite Akkord im Team. Bin ich zu langsam, bekommen alle weniger Prämie. Das lassen die altgedienten Arbeiterinnen natürlich nicht zu, sodass man als Student entweder ganz schnell auf Speed kommt oder man kann gehen. Ich stehe also im Wechselschichtbetrieb um fünf Uhr auf, um in der Frühschicht von sechs Uhr bis 14 Uhr Zigtausend Serviettenpakete für die Lufthansa in die heiße Maschine einzulegen. Um fünf Uhr aufstehen ist anstrengend, aber um diese Zeit ist die Wellblechhalle wenigstens noch relativ kühl.

Die Woche darauf kann ich ausschlafen, denn die Spätschicht beginnt erst um 14 Uhr. Sehr komfortable Uhrzeit, aber leider ist dann die Halle bereits heißgelaufen und gerade im Sommer arbeitet man dort bis abends um 22 Uhr bei knapp 40° C.

In der unerschütterlichen Hoffnung auf einen sicheren Medizinstudienplatz beginne ich parallel ein Praktikum im Krankenhaus. Das sogenannte „Pflegedienst-Praktikum" ist nach wie vor Pflicht für Medizinstudenten, und um die Wartezeit sinnvoll zu gestalten, kann ich das doch ebenso gut vorab absolvieren, denke ich mir. Nur leider verdiene ich im Praktikum kein Geld, wenngleich ich dort ebenfalls im Zweischichtbetrieb drei Monate Bettpfannen ausleere, Betten mache, Patienten füttere, Blutdruck messe und vieles mehr. Anstrengend, körperlich mühsam, aber sehr interessant, besonders, da ich nach meiner Schicht oft mit mittlerweile befreundeten jungen Ärzten in den OP mitgehen darf. Ich sehe sehr viel, verdiene leider null.

Da sich die Krankenhausschichten nicht dauerhaft mit dem Schichtbetrieb der Papierfabrik vereinbaren lassen, gehe ich statt Fabrikarbeit zusätzlich zu meiner Krankenhausschicht abends kellnern. Jeden Tag bis ein Uhr, am Wochenende bis drei Uhr. Kopfschmerzen? Migräne? Was ist das?

So komme ich finanziell über die Runden und kann mich nach dem ersten Absagebescheid der ZVS – Zentralstelle für die Vergabe von Studienplätzen – ein weiteres Mal für Medizin bewerben. Nach dem dritten vergeblichen Bewerbungsversuch nehme ich alternativ einen Jura-Studienplatz in Bonn an. Die Notwendigkeit, meinen Lebensunterhalt zu verdienen, erdrückt mich geradezu. Weitere Wartezeit kann ich mir nicht länger leisten. Meine Leidenschaft für die Medizin bleibt jedoch erhalten und führt noch heute dazu, dass ich medizinische Fachbücher lese wie andere Menschen Harry Potter.

Mein Tag ist nun also ein Dreischichtbetrieb: Frühdienst im mittlerweile sehr rudimentär bezahlten Stationsdienst des Krankenhauses, nachmittags Vorlesungen in überfüllten Hörsälen der Universität. Je nach Stundenplan also nachmittags Europa- und Kirchenrecht – erst später werde ich umsatteln in Richtung Wirtschaft – und morgens Schicht im Krankenhaus oder umgekehrt. Abends sichert weiterhin kellnern in der Disco die Basis meines Lebensunterhalts, aber immerhin kann ich so ohne schlechtes Gewissen am Nachtleben teilhaben – zudem sind die Getränke frei. Und nachdem ich bis dato resistent gegen jede Art von

Kopfschmerz oder Kater war, ist das ein echtes Argument für diese Art des Broterwerbs. Entspannung? Ruhezeiten? Erholung? Im nächsten Leben vielleicht. Migräne oder Kopfschmerzen kenne ich dennoch nicht. Noch nicht. Die Sache mit der Resistenz gegen Kopfschmerzen habe ich aber vermutlich im jugendlichen Überschwang einmal zu laut gesagt, denn das Blatt wird sich bald wenden.

So finanziere ich mich ohne Bafög und elterliche Unterstützung über viele Jahre selbst. Ein Wechsel des Studienorts Richtung München und des Studienfachs Richtung Wirtschaft folgt in der Halbzeit des Studiums. Dort gründe ich in den letzten Semestern mit zwei Partnern eine kleine Beratungsfirma, sodass neben Studium, Prüfungsdruck und Kellnern nun auch noch Projektarbeit hinzukommt. Und plötzlich mit Mitte 20 erstmalig ein vollkommen unerklärlicher Schmerz, der genauso plötzlich wieder verschwindet, wie er gekommen ist.

Auch nach dem Abschluss der Uni geht es in ähnlichem Tempo weiter: Aufgrund meiner langjährigen Selbstständigkeit und Projekterfahrung steige ich als Senior Consultant in einer großen und renommierten Unternehmensberatung ein. Zu dieser Zeit ist Unternehmensberatung schwer angesagt und extrem begehrt. Sich die Nächte um die Ohren zu schlagen und die Wochenenden durchzuarbeiten ist normal, und wir finden das sogar schick! Man fliegt Langstrecke auf Economy-Plätzen mit Pappsemmeln in der Weltgeschichte herum und hetze über Flughäfen. Aber nun erwischt mich immer wieder mal zwischendurch dieser ominöse Schmerz wirklich auf's Übelste.

Es grenzt an Selbstaufgabe, aber man reflektiert sein Tun nicht, da alle im Umfeld so ticken. Am Samstag hetzt man zur Reinigung, kauft schnell ein paar Lebensmittel ein und dann geht es wieder ins Büro. Am Sonntagabend geht dann wieder der Flug zum nächsten Projektstandort, an dem man die Woche über locker 60 Stunden vor Ort beim Kunden ein Problem zu lösen hat. Klingt schick, ist aber in erster Linie „number crunching": Man sitzt also in stinkigen, kleinen, meist fensterlosen Teamzimmern und wühlt in Bergen von Daten und Zahlen, bis der Schädel raucht. Aber bei mir raucht er schlimmer und anders als bei anderen.

Dieses hektische Leben als Beraterin führt ich sechs Jahre. Als ich hochschwanger bin und von den Fluggesellschaften in den letzten Wochen nicht mehr mitgenommen werde, baue ich bis zur Entbindung vor Ort in München ein sehr aufwändiges Assessment-Center auf, mit Tests, Fallstudien, Präsentationen auf Deutsch und Englisch zur Beurteilung von Bewerbern. Dort werden dann an den Recruiting-Tagen zwölf Bewerber durchgeschleust und von sieben Uhr morgens bis ca. 20 Uhr abends auf Herz und Nieren geprüft. Die Kandidaten haben zwischendurch Ruhezeiten, wir als Entscheider aber nicht. Stress ist also an der Tagesordnung, aber seltsamerweise geht es mir in der Schwangerschaft recht gut. Der ominöse Schmerz lässt mich neun Monate in Ruhe.

Spätestens nach dem zweiten Baby ist absehbar, dass Familienleben, Projektarbeit und Hotelaufenthalte vor Ort beim Kunden auf Dauer nicht kompatibel sind. Ich gründe eine Firma, die sich mit Hochschul-Recruiting befasst und Firmen und Studenten an ausgewählten Hochschulen eine Plattform zur Kontaktaufnahme bieten soll. Der Aufbau ist recht erfolgreich. Meine ersten 20 Kunden sind Blue Chips der gesamten deutschen Wirtschaft, sodass mein kleines Unternehmen schon im ersten Jahr mit ca. 500.000 (seinerzeit!) D-Mark Umsatz erfolgreich und zumindest mal kostendeckend arbeitet.

Parallel bekomme ich meinen dritten Sohn. Auch diese ambulante Entbindung geht glatt und ermöglicht mir, am gleichen Nachmittag wieder zu Hause zu sein und mich in der Folge auch schnell wieder um meine beiden anderen Kinder und mein Office zu kümmern. Da meine kleine Firma personell gut betreut und ausgestattet ist, kümmere ich mich zusätzlich als einer von drei Geschäftsführern um viele Themen des mittlerweile von meinem Mann gegründeten Beratungsunternehmens. Der Kopfschmerz ist mittlerweile mein ständiger Begleiter – außer in Schwangerschaften.

Nun habe ich also drei kleine Kinder, einen Haushalt, zwei Geschäftsführerpositionen und einen Tag, bei dem 24 Stunden nicht ausreichen. Zusätzlich leide ich aber seit vielen Jahren an einer Erkrankung, die eine echte Einschränkung im Leben darstellt, um es gemäßigt auszudrücken.

Mein Leben war wie gesagt immer geprägt von Stress. Kopfschmerzen kannte ich dennoch nicht bis Mitte 20. Was ist dann passiert, was hat sich auf einmal in meinem Körper umgestellt, dass ich plötzlich eingeschränkt sehe, vor Schmerz kaum noch aus den Augen gucken kann und die letzte Mahlzeit rückwärts esse? Ich weiß – und nun schließt sich endlich der Kreis nach langem Reden –, dass ein paar Papierflieger in einem überfüllten Hörsaal kein Stress sind, der mir solche Kopfschmerzen verursacht. Also muss es eine andere Erklärung oder Diagnose geben! Die Suche nach einer Diagnose gestaltet sich zum Marathon, der Therapiedschungel frisst viel Zeit und noch mehr Geld ...

Augen

Es ist mehr als ein Jahr vergangen seit dem ersten seltsamen Anfall in der Mathematikvorlesung und einigen unregelmäßig auftretenden Wiederholungen in größeren Abständen von mehreren Wochen. Es ist Anfang der 90er Jahre. Ich sitze im Büro am Computer, erstelle seit Stunden eine Präsentation, fummle kleine Textblöcke und Grafiken zurecht, tippe auf dem Taschenrechner Formeln ein, wechsle auf eine gigantische Excel-Tabelle und starre angestrengt auf den Bildschirm. Langsam beginnt wieder der Schmerz den Nacken hochzukriechen. Der Tag ist noch lange nicht zu Ende, an Mittagessen ist nicht zu denken und ich bin froh, wenn ich es überhaupt mal auf die Toilette schaffe. Kopfschmerzen kann ich jetzt gar nicht gebrauchen!

Das ändert aber nichts an der Tatsache, dass nach einer Weile der Schmerz wieder mal voll wütet, mein Gesichtsfeld eingeschränkt ist und auch die üblichen Verdächtigen wie Übelkeit und Licht-/Geräusch-/Geruchssensibilität nicht lange auf sich warten lassen. Mein Zimmernachbar und Kollege schaut mich bedauernd an und schlägt vor, doch mal zum Augenarzt zu gehen, „weil so was ja oft von den Augen herrührt und vielleicht brauchst Du einfach nur ne Brille. Möglicherweise muss sich Dein Gehirn ja bei der Bildschirmarbeit zu sehr anstrengen?!"

Vielleicht hat er recht. Mein Leidensdruck ist zwar im Moment des Kopfschmerzes hoch, da aber immer mehrere Wochen zwischen diesen Ereignissen vergehen, geraten das Elend und die Übelkeit immer wieder schnell in Vergessenheit, nachdem der Schmerz vorbei ist. Dennoch melde ich mich beim Augenarzt an. Die Augen werden durchgecheckt, der Augeninnendruck wird gemessen, der Augenhintergrund ausgeleuchtet und jede Art der Fehlsichtigkeit überprüft. Ich laufe mit durch Belladonna weitgetropften Augen blind wie ein Grottenolm durch das U-Bahn-Geschoss, in meiner Hand ein Pseudo-Brillenrezept mit 0,25 Dioptrien auf dem einen Auge, null auf dem anderen. Ich habe Augen wie ein Adler! Ob denn diese eigentlich kaum diagnostizierbare Fehlsichtigkeit auf einem Auge Kopfschmerzen verursachen und damit Auslöser für meine seltsamen Phänomene mit Lichteffekten am Rande des Gesichtsfeldes und eskalierenden Schmerzen sein könne? Das bestätigt der Augenarzt eher gelangweilt. Könne durchaus sein, denn die Augen müssten sich gerade bei der Bildschirmarbeit sehr anstrengen und da könnten sich schon kleine Dinge groß auswirken. Ich solle konsequent die Brille zur Unterstützung beim Arbeiten am Computer aufsetzen und mal abwarten, ob es besser werde. Vielen Dank, wir sehen uns in ein paar Wochen zum Feedbackgespräch, liebe Frau Privatpatientin, macht 350 Euro bei Faktor 3,5 wegen des stark erhöhten Beratungsaufwands.

Ich trage brav meine Brille, sobald ich Zeitung lese, den Computer hochfahre und mache mich mit meinen Beinahe-Fenstergläsern zum Gespött meiner Kollegen. Ich als Blondine wolle damit doch vor allem pseudointellektuell wirken und hätte mir wohl nur deshalb ein Fensterglas-Gestell verpassen lassen. Eine Promotion summa cum laude mit nettem Doktortitel habe ich aus selbigem Grund in der Tat schon mal erwogen und halbherzig begonnen, an eine Brille mit dieser Intention hatte ich noch nicht gedacht.

Natürlich werden die Kopfschmerzen nicht besser! Nach vielen Monaten Blondie-mit-randlosem-Intellektuellen-Fahrrad-auf-der-Nase wird die Sehhilfe in die Schreibtischschublade verbannt und ich glaube, da liegt sie noch heute ungenutzt – fast 25 Jahre später. Die Kopfschmerzen kommen zu diesem Zeitpunkt nach wie vor sporadisch, höchstens alle zwei Wochen, meist habe ich drei bis vier Wochen Ruhe. Aber wenn es losgeht, dann richtig. Und leider fehlt mir meist die Möglichkeit, mich in ein abgedunkeltes Zimmer zu legen oder Ruhe um mich herum zu schaffen. Durchhalten für 24 Stunden ist also mein Motto, und in den großen Abständen alle paar Wochen ist das auch machbar. Noch.

Für Ungeduldige

Hypothese: *Fehlsichtigkeit überanstrengt das Gehirn, daraus entsteht Migräne.*

Aufwand: *Gering. – Simpler Sehtest beim Augenarzt bringt schnell Klarheit. Brille zeigt innerhalb weniger Tage, ob sich die Migränesituation bessert.*

Fazit: *Unbedingt abklären, aber unentdeckte starke Fehlsichtigkeit gibt es – außer bei kleinen Kindern – eher selten.*

Brille & Co. hat mir nicht geholfen. 🙁

Hormone

Doch Moment mal??! Alle vier Wochen? Manchmal auch alle zwei Wochen? Ich krame alle meine Biokenntnisse über den Hormonzyklus der Frau heraus und lese mich noch ein wenig ein in die Thematik. Grob zusammenfassend passiert Folgendes: Der weibliche Zyklus umfasst üblicherweise ungefähr einen Monat. Innerhalb dieser Zeit baut sich mit viel hormoneller Unterstützung (Östrogen) in den ersten 14 Tagen ein Ei zur Befruchtung auf, genauso wie parallel dazu die Schleimhaut der Gebärmutter, damit diese dem Ei im Falle der Befruchtung in der Mitte des Monats ein gemachtes Nest bieten kann.

Ab besagter Mitte des Monats kommt in den nun folgenden zweiten 14 Tagen ein weiteres Hormon dazu (Progesteron), welches das befruchtete Ei und die daraus folgende Schwangerschaft stabilisieren soll. Kommt es zu keiner Schwangerschaft, löst sich nach zehn Tagen der sogenannte „Gelbkörper" auf, wodurch die Konzentrationen der beiden Gegenspieler Progesteron und Östrogen im Blut sinken. Zusammenfassend kann man sagen, dass sich die ersten zwei Wochen und die letzten zwei Wochen eines Monats aus hormoneller Sicht extrem unterscheiden und unterschiedliche, teilweise starke Auswirkungen auf den Körper haben.

Viele Frauen leiden sehr unter diesem hormonellen Auf und Ab, das oft einhergeht mit Stimmungsschwankungen, Wassereinlagerungen im Busen oder im gesamten Körper und mit vielen unangenehmen Begleiterscheinungen mehr. Dass sich aus diesen Berg- und Talfahrten auch Auswirkungen auf den Schädel ergeben, ist naheliegend, insbesondere wenn man weiß, dass Östrogene sehr viel Wasser binden und das Gehirn zum überwiegenden Teil aus Wasser besteht. Es ist also durchaus vorstellbar, dass der unerträgliche Druck im Kopf bei einem Migräneanfall durch eine kleine Verschiebung des Wassergehaltes, beispielsweise in den Hirnhäuten, entsteht, die möglicherweise mit dem Zyklusgeschehen zusammenhängt.

So ist es ein naheliegender Versuch, das Zyklusgeschehen weitestgehend zu nivellieren mit der Pille und damit die extremen Schwankungen zu vermeiden. Frühere Pillen erforderten immer den Entzug am Ende des Monats, sodass man nach drei Wochen Einnahme immer eine Woche Nicht-Einnahme zu befolgen hatte, in der die Entzugsblutung eintrat. (Pillen mit 21 Tabletten ließ man also die kommenden sieben Tage aus, Pillen mit 28 Tabletten hatten am Ende des Monats sieben Zuckerperlen beziehungsweise Placebos, damit man besser im Einnahmerhythmus blieb!)

Heute nehmen viele Frauen – nach dem viel zitierten Beispiel der Stewardessen, die auf Langstrecke keine lästigen Blutungen brauchen können – auf Anraten ihrer Ärzte die Pille durchgehend ein ohne Entzugswoche, (schließen also an die 21-Tage-Packung sofort die nächste Packung an oder lassen bei einer 28-Tage-Pille die Zuckerperlen weg und beginnen sofort die nächste Runde). Dadurch hat der Körper einen konstanten Hormonspiegel, was sich bei manch einer Migränepatientin durchaus positiv auswirken kann. Den gleichen Erfolg verzeichnen manche migräne-geplagten Patientinnen bei der Spirale, denn auch sie gibt über viele Jahre konstant Hormone ab, wie beispielsweise die moderne Mirena, deren großer Vorteil es ist, dass man im Idealfall nach drei bis sechs Monaten Eingewöhnungszeit jahrelang von lästige Blutungen befreit ist. Letzteres ist ein Indikator für einen gleichmäßig konstanten Hormonspiegel.

Ich schreibe jedenfalls brav meinen Menstruationskalender. Trage parallel dazu meine Kopschmerzanfälle ein und finde leider überhaupt kein erkennbares Muster, das in irgendeiner Form eine zeitliche Erklärung liefern würde. Der Kopfschmerz kommt und geht vollkommen willkürlich, mal mehrmals die Woche, mal einmal im Monat. Dennoch mache ich in den folgenden Jahren zusätzlich den Versuch mit diversen Pillen und anderen hormonellen Kontrazeptiva (normale Pille, Mini-Pille, Nuva-Ring, Mirena-Spirale u. v. m), immer in der Hoffnung, durch einen gleichmäßigen Zyklus dieses immer wieder vollkommen unverhofft aufziehende Gewitter im Kopf in den Griff zu bekommen. Nichts hilft! Lediglich in den Schwangerschaften geht es mir regelmäßig gut, was – wie sich viele Jahre später herausstellen würde – allerdings nichts mit den Hormonen zu tun hatte, sondern mit mehr und regelmäßig essen. Aber keine Sorge, so banal wird meine Empfehlung nicht lauten – im Gegenteil!

Mein Fazit zum Thema Hormone: Es wird Frauen geben, die tatsächlich und eindeutig hormonabhängige Migräne haben. Denen wird dieser Ansatz mit Pille & Co. möglicherweise helfen. Sicherlich liefern die Beobachtung des Zyklus und wiederkehrende Kopfschmerzen immer kurz vor den Tagen einen wichtigen Hinweis. Aber was ist mit den Millionen Männern, die ebenfalls furchtbar an Migräne leiden? Eine allumfängliche Erklärung kann die Hormonsituation also nicht darstellen. Für die Besserung der Symptome bei Frauen während der Pilleneinnahme ist möglicherweise auch ein anderer Effekt zuständig: Viele Frauen nehmen kräftig zu durch Östrogene und werden diesen Speck auch nicht mehr los, solange sie hormonell verhüten, denn Östrogene machen dick und fördern bekanntermaßen und zum Leidwesen vieler Frauen die Einlagerung von Wasser und Fett. Heute weiß man, dass diese Fettzellen ebenfalls Hormone produzieren, sodass hier ein Teufelskreis beginnt: Denn wie der US-amerikanische Hormonexperte Dr. Michael Platt in seinem Buch „Die Hormonrevolution" schreibt: „Je mehr Fettzellen ein Mensch hat, desto höher ist normalerweise der Östrogenspiegel." Und je höher der Östrogenspiegel, desto mehr Fettzellen bildet man.

Der Einfluss des Östrogens geht aber noch weiter: Der Hüftspeck entsteht auch, weil viele Frauen hormonbedingt mehr essen, oft auch anders essen und beispielsweise mehr Lust – manchmal bis hin zu gierigen Heißhungerattacken – auf fettige, süße, klebrige Dinge haben (Schokolade, Chips, Pommes). Letzteres wirkt sich zwar negativ auf die Kleidergröße sowie auf die Love Handles über dem Hosenbund aus und bringt manche Frau beim Gang auf die Waage an den Rand des Nervenzusammenbruchs. Wenn sich der Zeiger jedoch schon wieder einen Strich mehr nach rechts neigt, bringt das aber oft Ruhe ins Gehirn. Dieses Mehr-Essen und fettiger Essen wirkt sich auf den ersten Blick vielfach positiv auf die Migräne aus und wird von Ärzten immer wieder als Heilmittel angepriesen, mit der Aussage „regelmäßig essen hilft gegen Migräne". Warum das so nicht stimmt ist, erkläre ich etwas später, im Zusammenhang mit meinem Anti-Migräne-Ernährungskonzept.

Der hormonelle Ansatz, Östrogen durch die Pille konstant zuzuführen, könnte sich sogar als kontraproduktiv erweisen. Im seinem mittlerweile auch auf Deutsch erhältlichen Buch beschreibt Hormonspezialist und Internist Dr. Platt umfangreich den negativen Einfluss des Östrogens, insbesondere bei einer sogenannten Östrogendominanz, einem sehr häufig zu findenden Übergewicht der Östrogene gegenüber dem Gegenspieler Progesteron. Zudem haben Frauen, welche die Pille nehmen, keinen Eisprung mehr und stellen deshalb in der zweiten Hälfte des Zyklus kein Progesteron her. Kombiniert mit zuviel Östrogen hat dieser Progesteronmangel eine Vielzahl negativer Auswirkungen, von PMS und Brustkrebs über Osteoporose bis hin zu Migräne.

Am Beispiel seiner Migränepatientin Karen H. beschreibt Dr. Platt sehr überzeugend, wie der Teufelskreis aus Östrogendominanz-Migräne-Pille-Migräne durch die Gabe von Progesteron durchbrochen werden konnte. Das Absetzen der Pille, genauso wie das Absetzen der Hormonersatztherapie bei Frauen in der Menopause, und die Einnahme von Progesteron (in Deutschland beispielsweise Utrogest) bringt bei vielen weiblichen Migränepatientinnen den Durchbruch. Voraussetzung ist allerdings immer, dass die Migräne hormonell bedingt ist!

Nachdem das bei mir nicht der Fall ist, war das für mich leider keine Lösung, aber vielleicht für die eine oder andere Leidensgenossin einen Versuch wert? Grundsätzlich aber kann man sagen, dass Progesteronmangel ein weitestgehend unentdecktes Problem ist, nicht nur bei Migränikern, aber hier besonders, denn der Zusammenhang zwischen Progesteron und Insulin ist eindeutig belegt: Progesteron senkt Insulin und reguliert die Zuckerwerte im unteren Bereich. Frauen mit niedrigem, labilem Blutzucker können davon ganz erheblich profitieren, da der Blutzucker bei guter Versorgung mit Progesteron nicht mehr ins Bodenlose sinkt, wenngleich hier immer auch die Ernährung eine ganz entscheidende Rolle spielt, vor allem die Kohlenhydrate. Doch zu diesem Thema später mehr!

Für Ungeduldige

Hypothese: *Hormone haben massiven Einfluss auf alle Organe, somit auch auf das Gehirn. Menstruations- und hormonabhängige Migräne kann durch einen Migränekalender aufgespürt werden. Auch Hormonstabilisierung durch Pille, Nuva-Ring et cetera sind einen Versuch wert.*

Aufwand: *Mittel. – Eventuell vorab Erstellung eines Hormonstatus, Verschreibung der Pille, Spirale oder Implantat. Hormonersatz bringt erst zeitversetztes Ergebnis und eventuell Besserung der Migränen nach mehreren Monaten.*

Fazit: *Unbedingt per Menstruationskalender abklären, ob die Migräne einem zeitlichen Rhythmus unterliegt. Männern hilft dieser Ansatz ebenso wenig wie Frauen mit nicht-zyklusabhängiger Migräne.*

Hormone haben mir nicht geholfen.

Orthopädie 1

Ein weiteres Jahr geht ins Land. Ich habe ein Projekt im schwäbisch-badischen Ländle und hole meinen Kollegen mit dem gemeinsamen Mietauto um 5.30 Uhr morgens vor der Haustür ab. Die Fahrt dauert gut drei Stunden, plus Puffer für Stau. Wir fahren zu früher Stunde, weil um neun Uhr die ersten Termine mit unseren Gesprächspartnern anstehen. Der Tag ist lang, die Gespräche ziehen sich bis in den frühen Abend und danach beginnt die eigentliche Arbeit: die Auswertungen der Gespräche, die Berechnungen, das mühsame Sortieren und Zuordnen der Zahlen, die wir in den Gesprächen erfragt und erhalten haben. Mittags gibt es im besten Falle eine pappige Semmel auf die Hand, abends einen Happen im Hotel, die Laptops stehen neben dem Teller. Zudem ist man als Unternehmensberater schnell bestgehasster Mann/Frau im Unternehmen des Kunden und muss extrem zuvorkommend und nett sein, um keine weiteren Ressentiments bei den Mitarbeitern zu schüren. Bei der Hochzeit eines guten Freundes gab es einen Tisch mit lauter Unternehmensberatern und in seiner launigen Rede bezeichnete der Bräutigam die dort Anwesenden als „Industrieschauspieler". Genau das trifft es ziemlich gut! Teil des Erfolges eines Unternehmensberaters ist sicherlich, Menschen für sich und damit für das Projekt und für die Idee zu gewinnen. Das ist der anstrengende menschliche Part, neben der mühsamen Analyse von Bilanzzahlen und G+V, Unternehmenskennziffern, Datenvergleich mit Wettbewerbern und schlichtem „number crunching" in Mega-Excel-Dateien. Nur: Als Berater souverän, professionell, vor allem aber als Mensch gewinnend rüberzukommen ist mit Übelkeit und Brechreiz nicht so ganz einfach.

Doch zurück zur Autofahrt: Heute sitze ich am Steuer, mein Kollege steigt ins Auto und mir wird schon ganz anders durch den Duft seines After Shaves. Die Sonne blendet unangenehm und sein Hin- und Herschalten der Radiosender, unterbrochen von Verkehrsdurchsagen, dröhnt in meinem Kopf. Mein Kollege ist gedanklich schon voll im Projekt und stellt pausenlos Fragen zur Datenlage et cetera Ich weiß leider schon jetzt, dass das alles nur Vorboten dessen sind, was bald kommen wird. Kurz darauf beginnt der Schmerz im Nacken hochzukriechen und ich weiß, der Tag ist gelaufen, ohne dass er überhaupt angefangen hat. Mindestens 15 Stunden und viele Gespräche mit noch mehr Arbeit stehen mir noch bevor. Ich könnte heulen. Der Schmerz kommt unabdingbar.

Zu dieser Zeit fahre ich viel Auto, fliege viel, sitze in unbequemen Flugzeugsitzen und auf schlechten Stühlen in endlosen Besprechungen und Gesprächen. Immer bevor der Schmerz so richtig wahrnehmbar ist, reibe ich intuitiv meinen Nacken. Mein Vater hatte auch oft und starke Kopfschmerzen, die von der Wirbelsäule kamen. Er hatte einen Bandscheibenvorfall im Halswirbelbereich mit darauf folgender Operation mit Versteifung beziehungsweise fester Verschraubung der entsprechenden Wirbel. Nach mehreren Hinweisen aus meinem Umfeld, dass meine Kopfschmerzen ja ebenfalls von der Wirbelsäule kommen könnten, gehe ich zum Orthopäden und lasse mich durchchecken. Diagnose: Meine Kiefergelenke bissen angeblich zu fest, zudem kaue ich viel zuviel Kaugummi. Das übertrage sich über den Nacken auf die Wirbelsäule und bringe die gesamte Statik durcheinander, könne also auch durchaus Auswirkungen auf den Kopf haben und somit Kopfschmerzen verursachen. Ich bekomme das unvermeidliche Voltaren verschrieben, ein Rezept für 10 x Krankengymnastik in die Hand gedrückt und absolutes Kaugummi-Verbot. Und natürlich eine fette Rechnung mit der vorher geäußerten Aufforderung, mich doch in ein paar Monaten noch mal zur Kontrolle vorzustellen.

Brav lasse ich meine Kaugummis weg, versuche mich in Rückenschule, Physiotherapie und sportlicher Betätigung, aber in unregelmäßigen Abständen ereilt mich der einseitige Schmerz im Kopf. Orthopädische Ursachen scheinen nun nicht unbedingt des Pudels Kern gewesen zu sein, denn eigentlich bin ich topfit. Nach einem Jahr strenger Kaugummi-Abstinenz, einer Biss-Schiene für die Nacht sowie diverser sonstiger orthopädischer Empfehlungen hat sich keinerlei Veränderung oder gar Besserung eingestellt. Das Voltaren mag manch einem Migränepatienten helfen, bei mir hat es leider keinen Effekt im Falle eines Anfalls, also offenbar nicht der richtige Wirkstoff für das Geschehen in meinem Schädel.

Deshalb ignoriere ich die wenig überzeugende Diagnose genauso wie den unvermeidlichen Kopfschmerz, halte durch und arbeite weiter, weil dadurch die Zeit schneller vergeht, denn regelmäßig lassen Übelkeit und Kopfschmerz nach 24 Stunden nach. Noch immer gibt es kein wirksames Medikament. Die Wirkstoffklassen Acetylsalicylsäure (Aspirin), Paracetamol, Ibuprofen, Diclophenac (Voltaren) et cetera habe ich erfolglos durchprobiert in sämtlichen Dosierungen und in sämtlichen Kombinationen, auch mit Kaffee, Zitronensaft und sonstigen Tricks wie Kopfstand, Kniebeugen oder Sauna zur besseren Durchblutung. Nichts hilft. Das Motto lautet also nach wie vor: „Warten, dass es später wird."

Bald entdecke ich eine klitzekleine, vielleicht aber vollkommen irrelevante Systematik: An Migränetagen geht es mir meist morgens, manchmal schon vor dem Frühstück schlecht, ohne dass ich es als Kopfschmerz konkret greifen kann, und danach rasant schlechter. Der Kopfschmerz eskaliert, die Übelkeit kommt, und beide bleiben meine Begleiter bis zum nächsten Morgen. An Schlafen und Essen ist nicht zu denken, Arbeiten ist mühsam, aber 24 Stunden später ist auf einmal alles wie weggeblasen. Für ein paar Wochen ist Ruhe im Kopf, und ohne erkennbaren Grund, ohne Vorankündigung, schlägt der Hammer wieder zu.

Für Ungeduldige

Hypothese: *Die Wirbelsäule beeinflusst die gesamte Statik des Körpers. Fehlhaltungen und Fehlbelastungen können sich über die Wirbelsäule bis in den Kopf auswirken.*

Aufwand: *Mittel. Konsultation eines Orthopäden, Diagnostik ggfs. zusätzlich mit bildgebenden Verfahren. Physiotherapie über mehrere Wochen bringt erst ein zeitversetztes Ergebnis und eventuell Besserung der Migräne.*

Fazit: *Bei stark einseitig, unterschiedlich stark abgelaufenen Schuhen an eine einseitige Fehlhaltung denken. Schlechte Sitzhaltung am Schreibtisch im Blick behalten. Bei Rückenschmerzen Haltung korrigieren, kann nicht schaden, aber ob eine Fehlhaltung Ursache der Migräne ist, ist höchst fraglich.*

Die Orthopädie nicht geholfen.

Orthopädie 2: Osteopathie und Atlas-Fehlstellung

Einige Jahre und viele erfolglose, nicht-orthopädische Therapieversuche später höre ich von einer weiteren orthopädischen Koryphäe, die sich als Professor für Orthopädie auf das Thema Fehlstellung des Atlaswirbels, auf dem am Ende der Halswirbelsäule der Kopf ruht, fokussiert hat. Ihm werden ganz erstaunliche Erfolge nachgesagt. Alles, von der Migräne über Bettnässen bis hin zu unerträglichen Rückenschmerzen, soll er schon geheilt haben, da der böse Atlas-Schlingel offenbar für so manche Fehlfunktion im Körper zuständig ist. Dass eine Fehlstellung des obersten Halswirbels Ärger im Kopf verursachen kann, ist durchaus einleuchtend. Die Verantwortlichkeit dieses Wirbels für sonstige Leiden leitet sich aus der statischen Wirkung im gesamten Körper ab, ist aber vermutlich auch eher der Strohhalm, an den sich manch schmerzgepeinigter, schulmedizinisch austherapierter Patient klammert.

Nach wochenlanger Wartezeit steht mir beim Termin bei besagter Koryphäe eine offiziersähnliche, graue Eminenz alter Medizinschule gegenüber. Seine Therapie ist weniger schulmedizinisch als seine kerzengerade, sehr Vertrauen einflößende Chefarzt-Optik. Da habe ich noch die leider vollkommen unbegründete Hoffnung, dass Dinge trotzdem helfen können, auch wenn man nicht an sie glaubt.

Ich platziere mich auf der Behandlungsliege und der Herr Professor widmet sich mit geübten, sanften Händen der Situation in meinem Nacken. Er hält seine Heilerhände minutenlang still an meinen bösen Atlaswirbel, um die Situation zu erspüren. Daraufhin streicht und zieht er sanft, in bester osteopathischer Tradition, und murmelt ein „Na ja, ist ja klar, dass der Ärger macht!" vor sich hin. Er zieht am anderen Ende ein wenig am einen Bein, drückt ein wenig gegen das andere Bein und beseitigt damit nun den seiner Meinung nach frappierenden, mir allerdings nie aufgefallenen Beckenschiefstand, der ebenfalls durch die Atlasschiefstellung entstanden ist.

Dann drückt er mir eine kleine, permanent dort verbleibende Akupunktur-Nadel ins Ohr und verklebt diese mit einem Mini-Pflaster, sodass ich die nächsten zwei Wochen aussehe wie der Steiff-Teddy mit dem Knopf im Ohr. Diese Nadel stabilisiere den Atlaswirbel in seiner neuen, richtigen Position, erklärt er. Und schließt die Konsultation ab mit den Worten „Sie sind geheilt!" (Ernsthaft, das hat er wörtlich gesagt!) Angesichts dieses überzeugenden Schauspiels bin ich zunächst schwer beeindruckt, mein Unglaube kann also den hinterhältigen und gemeinen Atlas nicht psychosomatisch von seiner Gesundung abgehalten haben, denn ich war durchaus bereit, mich auf ein Wunder einzulassen.

Leider stellen sich diese Erfolge bei mir nicht ein. Der altgediente orthopädische Guru arbeitet lediglich noch Teilzeit, zockt zwei Patienten in der Woche ab, woraus sich die wochenlange Wartezeit erklären lässt, die demzufolge also weniger auf eine gutgefüllte Praxis zurückzuführen ist. Zufälligerweise spreche ich kurz darauf zwei Bekannte, die beide ebenfalls dort waren mit sehr unterschiedlichen Beschwerden, unter anderem mit einem zwölfjährigen Kind, das nach wie vor ins Bett pieselt. Und siehe da, der böse Atlaswirbel ist in allen Fällen der Schuldige. Immer wurde die besagte Nadel ins Ohr gepiekt, immer an den Beinen herumgezerrt und ist vermutlich der Standardtrick eines alternden Gauklers, der nach seinem Auftritt befriedigt die Golddukaten in seinem Hut zählt. Selbstredend erhalte ich eine horrende Rechnung mit extra Privatpatientenzuschlag plus Chefarzt-Professoren-Gebühr für diese paar Minuten Handauflegen. Meine Migräne zeigt sich jedoch leider vollkommen unbeeindruckt und wütet fröhlich weiter.

Ich bin vollkommen überzeugt, dass es ganz hervorragende Osteopathen gibt, die unglaubliche Erfolge mit einigen wenigen Handgriffen und Bewegungen zu verzeichnen haben. Die Ausbildung ist lang und sehr schwierig, die Osteopathen sind oft höchst sensitive Menschen, die mit ihren Händen nicht nur kleine Wunder vollbringen, sondern auch Verspannungen, Ungleichgewichte, Unstimmigkeiten, Temperaturdifferenzen et cetera erspüren können, ohne dass es sich hier um Hokuspokus handelt.

Die Behandlungen durch solche Experten bringen bei den unterschiedlichsten Beschwerden ganz erstaunliche Erfolge: Schreibabys mit durch die Geburt komprimierter Wirbelsäule beruhigen sich, hartnäckige und sonst therapieresistente Bandscheibenvorfälle ziehen sich zurück, Rückenschmerzen durch Beckenschiefstand nach einem bösen Sturz verschwinden und vieles mehr. Die Liste der Heilerfolge ist lang und deshalb ist auch die Behandlung von Migräne bei einem erfahrenen Osteopathen sicher ein sehr sinnvoller Versuch! Aber ein bisschen fundierter als der Knopf im Ohr und 30 Sekunden mystisch-heilendes Handauflegen darf es schon sein!

Für Ungeduldige

Hypothese: *Die Wirbelsäule hat massiven Einfluss auf die gesamte Statik des Körpers. Fehlhaltungen und Fehlbelastungen des obersten Wirbels der Halswirbelsäule wirken sich direkt in den Kopf aus.*

Aufwand: *Gering. – Konsultation eines osteopathisch versierten Orthopäden oder eines Osteopathen, Diagnostik und Therapie durch gezielte Griffe innerhalb einer Sitzung üblich. Möglicherweise tritt sofortige Besserung ein, aber auch ein zeitversetztes Ergebnis ist denkbar.*

Fazit: *Osteopathie erzielt immer wieder erstaunliche Erfolge und ist daher sicherlich einen Versuch bei einem erfahrenen Osteopathen wert. Fehlstellungen oder Fehlbelastungen des Atlaswirbels als Ursache von Migräne sind zwar im Einzelfall denkbar, für die Mehrzahl der Migräniker aber höchst fraglich.*

Ostheopathie und Atlaswirbelkorrektur haben mir nicht geholfen. ☹

Hals-Nasen-Ohren-Arzt: Kiefer- und Nebenhöhlen

Wieder geht ein Jahr ins Land und die Migräne kommt und geht in unregelmäßigen, immer kürzeren Abständen. Immer derselbe, einseitige, heftige stechende Schmerz wie ein Messer in der linken Schläfe und hinter dem linken Auge. Zwischen diesen hundsgemeinen Anfällen habe ich aber an vielen Tagen eine andere Symptomatik, die ich lange Zeit nicht als Migräne erkenne:

Der Schmerz ist eher diffus, nicht als Kopfschmerz erkennbar, ebenfalls einseitig, aber immer auf der Nicht-Migräne-Kopfschmerzseite. Er manifestiert sich in Nase und Kieferhöhlen, immer einhergehend mit einer verstopften Nase, sodass ich nach diversen nur mittelschweren Schmerzattacken zum Hals-Nasen-Ohren-Arzt meines Vertrauens gehe, um die immer wieder temporär verstopften, möglicherweise entzündeten Stirn-, Nasennebenhöhlen- und Kieferhöhlen checken zu lassen.

Nach eingehender Durchleuchtung und einem tiefgehenden, höchst unangenehmen Abstrich der jeweiligen Nebenhöhlenlandschaft stehe ich schon mit einem Antibiotikum-Rezept auf der Straße, denn die Verlegenheitsdiagnose lautet auf „Vermutlich chronisch-rezidivierende Nebenhöhlen-Reizung/-Entzündung".

Heute weiß ich, dass der Trigeminusnerv, der das Gesicht an den beschriebenen Stellen durchzieht, drei (tri-!) Äste hat, die bei Migränikern während eines Migräneanfalls, aber auch unabhängig davon, zusätzlich wirklich üblen Ärger machen können mit höllischen Schmerzen auf Höhe der beschriebenen Höhlen. Verortet werden die drei Äste dieses Nervs auf Höhe des Auges und der Schläfe (Ast 1), der Nase und des Oberkiefers (Ast 2) und auf Höhe des Unterkiefers (Ast 3). Letztendlich stellen also sowohl der klassische Migräneschmerz hinter dem Auge als auch der Schmerz in den vermeintlichen Nasenneben- und Kieferhöhlen ein Trigeminusnerv-basiertes Migränegeschehen dar. Die verstopfte Nase ist lediglich eine nette Zugabe des Körpers aufgrund des irritierten Nervs. Der Unterkiefer ist dank seiner robusten Beschaffenheit eher selten betroffen bei Migränikern. Eine ausgewachsene Trigeminusneuralgie kann jedoch ebenfalls sämtliche Zähne im Unterkiefer unerträglich schmerzen lassen.

Antibiotika helfen im Migräne-bedingten Fall natürlich null, doch damals erschien es mir aufgrund der zugegebenermaßen wackeligen Diagnose dennoch einen verzweifelten Versuch wert. Vielleicht hatten sich ja wirklich teuflische kleine Bazillen eingenistet und ließen meine Schleimhäute so anschwellen, dass der Kopf zu platzen drohte? Nach Antibiotika-Einnahme bekommt man ja netterweise meist noch zusätzlich einen Vaginalpilz geschenkt, frei nach dem US-amerikanischen Supermarkt-Einkaufs-Motto „Buy one and get one free", damit hat man dann noch eine Woche länger Spaß. Auch in diesem Fall also leider außer Spesen nichts gewesen. Meine vermeintliche „Neben- und Kieferhöhlenentzündung" wird mich noch viele Jahre begleiten und sich – auch nachdem es ein wirksames Migränemedikament gibt – als recht behandlungsresistent herausstellen.

Komischerweise hilft mir gegen das normale Migränegeschehen hinter dem Auge ein Migränemedikament wie Maxalt (ein Triptan), gegen das elende Nasennebenhöhlen-Entzündungsgefühl des in Mitleidenschaft gezogenen Trigeminusnervs jedoch nur Voltaren! Allerdings habe ich noch nicht verstanden, wann mein Körper sich welche Seite aussucht: An manchen Tagen ist die Nase dicht und „nur" die Zähne und Kieferhöhlen schmerzen rechts wie verrückt, manchmal ist die linke Seite dran, das „Messer im Auge" ist die treffende Metapher für das Feeling an solchen Tagen. Und wenn es ganz schlimm kommt, sprechen sich Messer im Auge und schmerzende Kieferhöhlen ab und beginnen ein Spiel im gemischten Doppel!

Für Ungeduldige

Hypothese: *Die Stirnhöhlen, Nebenhöhlen der Nase und die Kieferhöhlen liegen extrem nahe am Gehirn. Jede Art von akuter oder chronischer Infektion und Fehlbesiedelung mit Keimen kann die Schleimhäute anschwellen lassen und Druck bis hin zu Schmerzen an unterschiedlichen Stellen des Kopfes hervorrufen. Zudem sind die Kiefer- und Nebenhöhlen innerviert von den drei Ästen des Trigeminusnervs, der zum Beispiel bei einer Neuralgie dramatische Schmerzen im Kopf- und Gesichtsbereich verursachen kann.*

Aufwand: *Gering. Konsultation eines HNO-Arztes, Diagnostik gegebenenfalls zusätzlich mit Abstrich. Antibiotika vernichten Bakterien schnell und sicher. Besserung von Schmerzen und Druck innerhalb weniger Tage, sofern eine Infektion ursächlich war.*

Fazit: *Bei dauerhaftem Druck im Kopf und Schmerzen, durchaus auch einseitig, sollte man unbedingt nach einer chronischen Infektion der Nebenhöhlen fahnden lassen, wenn Nasenschleimhäute geschwollen sind oder grünliches Sekret im Taschentuch klebt. Auch der sich verschlimmernde Schmerz beim Bücken mit dem Kopf nach unten ist ein untrügliches Zeichen für eine Infektion. Als Ursache für langjährige Migräne ist das allerdings eher unwahrscheinlich.*

HNO hat mir nicht geholfen. 😟

Histamin

Nachdem die verstopfte Nase eines der Leitsymptome ist, beginne ich, sämtliche dafür infrage kommenden Ursachen weiter zu verfolgen, so etwa die Möglichkeit einer Histamin-Intoleranz. Die daraus resultierenden Beschwerden können vielfältig sein, u. a. gehören Migräne und eine verstopfte Nase dazu. Vielleicht würde mich das auf eine lohnende Fährte bringen?

Histamin gehört zur Gruppe der biogenen Amine. Die bedeutsamste Funktion dieses Neurotransmitters besteht in der Abwehr körperfremder Stoffe. Beim gesunden Menschen mit einer normalen Reaktion hat Histamin folgende wichtige Aufgaben und Auswirkungen im Körper. Es

- erhöht die Schlagkraft und Schlagfrequenz des Herzens (über Freisetzung von Adrenalin),
- beeinflusst andere Neurotransmitter des Gehirns,
- ist bei der Auslösung von Erbrechen beteiligt,
- reguliert den Schlaf-Wach-Rhythmus,
- zügelt den Appetit,
- wirkt mit bei der Regulation der Körpertemperatur, des Blutdrucks sowie der Schmerzempfindung,
- unterstützt die Magensäureproduktion und Funktionen des Magen-Darmtraktes und
- reguliert den Hormonhaushalt.

Normalerweise wird Histamin im Körper durch ein Enzym, genannt DAO (Diaminoxidase), abgebaut. Bei Menschen mit einer Histamin-Unverträglichkeit ist die Aktivität des Enzyms eingeschränkt, sodass Histamin nicht oder nur teilweise inaktiviert wird, was zu unterschiedlichsten Beschwerden führt.

Histamin erweitert nicht nur die kleinen Blutgefäße, damit die größeren Abwehrzellen hindurch wandern können, es sorgt auch für einen Flüssigkeitsaustritt aus den Blutgefäßen in das Gewebe. Das verursacht eine Schwellung und Druck auf die Nerven dieses Gebiets, wodurch zumindest theoretisch zum Beispiel Migräne entstehen kann. Durch eine häufig parallel ablaufende Entzündungsreaktion können aber auch Gelenk- und

Nervenschmerzen wie beispielsweise Rheuma, Ischialgie oder Trigeminusneuralgie entstehen.

Auch die Wirkung des Histamins auf das Zentralnervensystem ist wissenschaftlich gut erforscht und eindeutig belegt, sodass hier Effekte auf das Gehirn bis hin zur Migräne gut vorstellbar sind. Wikipedia fasst zusammen: „Über präsynaptische Rezeptoren besitzt Histamin durch Hemmung der Neurotransmitterfreisetzung im Zentralnervensystem und im peripheren Nervensystem einen regulatorischen Einfluss auf noradrenerge, serotoninerge, cholinerge, dopaminerge und glutaminerge Neuronen. Histamin beeinflusst somit indirekt die Effekte dieser Neurotransmitter." Einfacher gesagt: Histamin hat definitiv eine Menge Auswirkungen auf den Kopf und die Hirnchemie!

Zudem kann Histamin die Ausschüttung des extrem gefäßwirksamen Stoffes Adrenalin erhöhen. Dieses Hormon ruft Aggressionen, Unruhezustände und in größeren Mengen Kopfschmerzen hervor. Also auch hier ist der ursächliche Zusammenhang von Histamin mit Migräne durchaus plausibel.

Kompliziert wird die Sachlage dadurch, dass Histamin einerseits im Körper gebildet, andererseits von außen durch Nahrung zugeführt wird. Hier gibt es wieder Lebensmittel, die an sich sehr histaminreich sind (wie beispielsweise Parmesan und Rotwein), oder Lebensmittel, die den Körper veranlassen, selbst besonders viel Histamin freizusetzen (sogenannte Histamin-Liberatoren wie zum Beispiel Nüsse bei vielen Menschen), oder solche, die das Abbauenzym blockieren (wie zum Beispiel Alkohol und bestimmte Medikamente). Diese verschiedenen Möglichkeiten der Histaminanreicherung machen die Detektivarbeit sehr schwierig.

Hinzu kommt die Tatsache, dass es Histamin-Reaktionen des Soforttyps gibt (man isst einen Apfel und der Mund schwillt innerhalb von 10 Minuten an), oder des zeitverzögerten Typs, bei dem die Reaktion erst nach bis zu 72 Stunden abläuft. Letzteres erfordert also ein Lebensmittelteagebuch und einen sehr aufwändigen „Versuchsaufbau", um hier eine Reaktion auf einen bestimmten Auslöser nachweisen zu können. Auch sind die körpereigene Histaminausschüttung und die Reaktion auf histaminreiche Lebensmittel sehr individuell:

So reagiert der eine auf Erdbeeren mit einem anaphylaktischen Schock, wohingegen derjenige, der extrem empfindlich gegen Nüsse ist, Erdbeeren vielleicht wunderbar verträgt. Auch sind die Symptome extrem vielfältig und machen die Reaktion nicht immer leicht erkennbar, denn sie reichen von A wie Asthma bis Z wie Zyklusstörung:

- Atemwege: Asthma, laufende Nase, Nasenschleimhaut-schwellung, Atembeschwerden
- Haut: Hautrötung, Juckreiz, Nesselsucht, Quaddeln
- Nervensystem: Kopfschmerzen, Hitzegefühl, Migräne, Schwindel
- Magen/Darm: Blähungen, Bauchschmerzen, Durchfall, Übelkeit und Erbrechen
- Herz-Kreislaufsystem: Blutdruckabfall, Herzrasen, Herz-rhythmusstörungen
- Zyklusstörungen

Die Histamin-Thematik zu eruieren ist also ganz offensichtlich kein leichtes Unterfangen! Die Dinge, auf die ich erkennbar Histamin ausschütte, meide ich ohnehin, weil mir beispielsweise bei allen Nüssen der Hals bis zum Ersticken zuschwillt. Darüber hinaus lasse ich wochenlang bekanntermaßen histaminreiche Lebensmittel aus, ohne allerdings einen Effekt auf meine Migräne feststellen zu können. Doch vielleicht hilft es einem anderen Migränepatienten auf die folgenden Lebensmittel zu verzichten:

- Dosenwurst und Dosenfisch
- lange gereifter Käse wie zum Beispiel Parmesan oder alter Gouda
- bestimmte Alkoholika (zum Beispiel Rotwein, Bier, Sekt)
- Gemüse wie zum Beispiel Aubergine
- milchsauer Vergorenes wie zum Beispiel Sauerkraut
- Essig
- Sauerteig
- Nüsse, vor allem zu lange gelagerte Nüsse. Diese können zudem Schimmelpilz-belastet sein, was wiederum zu allergischen Reaktionen führen kann.
- Wurst: Salami, Mettwurst, Cervelatwurst
- Fleisch: Schweins- und Rindsleber
  Parmaschinken, Landjäger, Bündnerfleisch, Speck

- Fisch, Meeresfrüchte (besonders Makrele, Sardellen, Hering, Thunfisch, Forelle, Fischmarinaden, eingelegte Fische)
- Hefe
- Kaffee
- Kakao, Schokolade
- Soja- und Tofu-Produkte
- Weizenmehl
- Früchte: Erdbeeren, Himbeeren, Kiwi, Birnen, Bananen, Zitrusfrüchte, Ananas
- Geschmacksverstärker
- Farbstoffe

Nachdem diese Liste unendlich erscheint und die bereits geschilderten zusätzlichen Erschwernisse durch individuelle Histaminausschüttung, durch Zeitversatz und durch die ebenfalls patientenspezifische Enzymhemmung die Situation unglaublich verkomplizieren, wähle ich einen simplen Versuchsansatz: Ich esse tagelang nur Reis und beobachte mich selbst. Ich habe in dieser Zeit die schlimmste Migräne seit Langem.

Zudem schlucke ich an einigen Tagen hintereinander ein Anti-Histamin, kann aber auch hier leider keine Wirkung auf meine zugeschwollene Nase und Nebenhöhlen feststellen und gebe irgendwann entnervt und frustriert auf. Heute weiß ich, dass die Ursache meiner Migräne nicht im Histamin zu suchen ist, aber vielleicht hilft einem anderen Leidensgenossen die Selbstbeobachtung und die Vermeidung des einen oder anderen Lebensmittel, das sich im Einzelfall als besonders reaktiv erweist.

Auf dieser Vermeidungsstrategie basieren zahlreiche Eliminationsdiäten, die bei den unterschiedlichsten Krankheitsbildern versuchen, auf die auslösenden Stoffe, Substanzen, Lebensmittel zu verzichten. Bei Lebensmitteln, die einem offensichtlich Ärger machen, ist das relativ naheliegend: Bekomme ich Erstickungsanfälle nach Nüssen, esse ich eben keine Nüsse mehr. Schwieriger ist da schon die Diagnose versteckter Reaktionen, wie beispielsweise Durchfall mehrere Stunden nach dem Konsum von glutenhaltigem Brot. Summieren sich die Lebensmittel zu einer „Todesliste", bei der es Gluten, Milcheiweiß, Obst, Nüsse et cetera großräumig zu vermeiden gilt, wird es schwierig mit der Ernährung. Mein Vorschlag ist in diesem Falle der Reisansatz, der so ziemlich alles vermeidet und per Definition hypoallergen ist. Wenn sich auch nach ein paar Tagen ausschließlicher Reisernährung nichts bessert, ist die Ursache wahrscheinlich woanders zu suchen.

Einen hilfreichen, simplen Stoff gibt es jedoch noch, der in das Histamingeschehen eingreift und zumindest einen Versuch wert ist, bevor man die Histamintheorie komplett verwirft: hochdosiertes Vitamin C. Nachdem Histamin massiv beteiligt ist an See- und Reisekrankheit, hat eine Studiengruppe die heilsame Wirkung des Vitamin C entdeckt, genauer untersucht und viele positive Auswirkungen gefunden. Wen es interessiert, dem sei das medizinische Fachbuch „Histamin-Intoleranz, Histamin und Seekrankheit" von Reinhard Jarisch empfohlen.

Die begleitende Übelkeit und das Erbrechen können durch die Einnahme von gelutschtem Vitamin C stark gelindert werden, was sich sogar im Praxistest zeigte: Meinen Kindern war beim Autofahren regelmäßig schlecht bis kurz vor dem Erbrechen, manchmal sogar mit hektischem Bremsen und Tür-Aufreißen zum Rückwärtsessen der vorherigen Mahlzeit. Vitamin-C-Lutschtabletten vor und während der Autofahrt haben tatsächlich Abhilfe geschaffen. Vielleicht war hier auch lediglich der Placebo-Effekt am Werk, oder die Ablenkung durch das Lutschen der Tablette verlagerte die Konzentration weg von der schon fast Pawlow'schen Hundereaktion bei Antritt einer Autofahrt. Egal, denn es hat meinen Kindern geholfen! Mir leider nicht, denn vom Einsatz von hochdosiertem Vitamin C blieb mir im besten Falle ein ordentlicher Durchfall, weder Migräne noch die begleitende Übelkeit oder das Erbrechen ließen sich jedoch damit beeinflussen. Histamin ist somit vermutlich nicht der Bösewicht, der jedes Mal aufs Neue meine Migräne auslöst und triggert. Aber vielleicht bringt das ja einen meiner Leidensgenossen auf die richtige Spur?

Für Ungeduldige

Hypothese: *Histamin ist ein biogenes Amin, das über verschiedene Wege in den Körper gelangt. Eine wichtige Quelle von Histamin sind Lebensmittel. Histamin hat massiven Einfluss auf den gesamten Körper und kann durchaus zu Migräne führen.*

Aufwand: *Zunächst gering. Eine Reisdiät über mehrere Tage bringt schnell Ergebnisse. Wenn sich die Migräne schlagartig bessert, kann eine wesentlich aufwändigere Suchdiät über viele Wochen folgen.*

Fazit: *Das Weglassen von Lebensmitteln, die Histamin individuell nachgewiesen direkt triggern (geschwollener Mund und Hals bei Nüssen oder Ähnliches) ist absolut sinnvoll, denn auch ohne Migräne kann Histamin massiv Ärger machen im Körper. Die verschiedenen Wege des Histamins machen die Suche nach Auslösern kompliziert. Wenn sich Migräne durch strikte Reisdiät über mehrere Tage noch nicht mal ansatzweise bessert, kann man sich den Aufwand einer komplexen Rotations-/Eliminationsdiät sparen. Grundsätzlich ist Histamin als Ursache der Migräne höchst fraglich.*

Histaminverzicht hat mir nicht geholfen. 🙁

Vitamine, Mineralien und andere Stoffe

Nachdem sich also durch die Histamin-Versuchsanordnung keinerlei diagnostische Erkenntnis oder gar ein Volltreffer ergab, leide ich weiterhin an nahezu täglicher Migräne vor mich hin. Mal ist es mittelprächtig schlimm, mal unerträglich.

Im Rahmen der Info-Recherche zum Thema Histamin, stolperte ich bisweilen über Neurotransmitter wie Serotonin und dessen Vorprodukte wie zum Beispiel Tryptophan. Beide Stoffe werden mit Migräne in Zusammenhang gebracht. Auch bezüglich Vitaminen und Mineralstoffen wird in der Literatur immer wieder darauf hingewiesen, dass beim Fehlen bestimmter Substanzen der Hirnstoffwechsel bis hin zu ausgewachsener Migräne gestört sein könne.

Mit dieser Idee im Hinterkopf beginne ich zu recherchieren und zu experimentieren – in Summe über viele Jahre, oft parallel zu anderen Therapieversuchen. Insofern ist dieses Thema hier an dieser Stelle nicht chronologisch zu sehen, dennoch passt es thematisch zum Themenblock Histamin. So wird, wie gesagt, Vitamin C als Gegengift zum Histamin propagiert. Auch Kalzium in hoher Dosierung soll der Histaminausschüttung entgegenwirken, hat bei mir aber keinen Effekt. In diesem Kapitel gebe ich in möglichst komprimierter Form einen Überblick über meine vielen Versuche mit unterschiedlichen Vitaminen, Mineralien, Stoffkombinationen et cetera.

Ganz prominent wird immer wieder Magnesium genannt, das in extremen Dosierungen die Hirngefäße entspannen soll und somit Migräne angeblich lindert, eventuell sogar präventiv verhindert. So sagt das Internet beispielsweise auf einer Fortbildungsseite für pharmazeutisch-technische Berufe www.ptaheute.de:

„Magnesium
- stabilisiert das Ruhepotenzial von erregbaren Zellen; das sind in erster Linie Muskel- und Nervenzellen,
- hemmt die Freisetzung von Adrenalin und Noradrenalin und wirkt demnach übermäßigem Stress entgegen,

- ist an einer unüberschaubaren Zahl von Stoffwechselvorgängen beteiligt und
- wird im Körper von rund 300 intrazellulären Enzymen benötigt, um optimal zu funktionieren.

Magnesium findet u. a. Anwendung bei
- Muskel- oder Wadenkrämpfen,
- prämenstruellem Syndrom (PMS); hier u. a. in Kombination mit Vitamin B6,
- Migräne; dabei dient Magnesium der Prophylaxe, denn es soll die Anfallshäufigkeit und die Intensität der Anfälle senken."

Es gibt verschiedene Salze des Magnesiums, und zwar das Oxid, das Aspartat, das Citrat und das Orotat, die vom Körper angeblich unterschiedlich gut aufgenommen werden. Selbst wenn man das meist als bestes und verträglichstes empfohlene Orotat einnimmt, entsteht bei Magnesium aus meiner Sicht ein relativ simples, aber lästiges Problem: Selbst bei den für Gesunde empfohlenen geringen Mengen von 400 mg pro Tag bekommt manch einer schon Durchfall. Erhöht man die Dosis auf die für Migräniker empfohlenen Mengen von 600 mg bis zu 1000 mg pro Tag, so darf man sich keine drei Meter mehr von der Kachelabteilung entfernen, selbst wenn man diese Tagesdosis auf mehrere Einzelportionen mit jeweils 100 bis 200 mg verteilt. Letztendlich landet das Magnesium also eher unverdaut im Porzellan statt im Gehirn und den Gefäßen, wo sich der Migräniker den lindernden Effekt erhofft.

Nachdem ich Magnesium in normalen oder leicht erhöhten Mengen über mehrere Monate ausprobiere und immer noch keinen lindernden Effekt, dafür aber massiven Durchfall zu verzeichnen habe, gehe ich das Problem anders an. Ich lasse mir das hochdosierte Magnesium spritzen, denn dann landet es sicher direkt im Blut. Am Tag des Arzttermin kann ich wie so oft kaum aus den Augen gucken vor Schmerz und hoffe, dass sich durch die gefäßerweiternde Wirkung des hochdosierten, intravenös verabreichten Magnesiums möglicherweise ein unglaublicher Soforteffekt der Schmerzlinderung einstellt. Leider ist diese Hoffnung vollkommen unbegründet. Außer einem höchst unangenehmen Nebeneffekt tut sich nämlich ... NICHTS! Was ich bis dato nicht wusste, ist die Tatsache, dass Magnesium selbst beim sehr langsamen Spritzen extrem „heiß" wird: Zunächst brennt die Einstichstelle, langsam wandert die Hitze den

Arm hinauf in Richtung Kopf und nach ca. 40 Sekunden hat man im Gesicht und unter der Schädeldecke ein ziemlich gewöhnungsbedürftiges Sonnenbrandgefühl wie kurz vor dem Sonnenstich. Diese brennende Hitze bleibt nicht lange, fühlt sich aber alles andere als angenehm an, vor allem, wenn man ohnehin schon mit migränedröhnendem Schädel auf dem Behandlungsstuhl sitzt.

Nun wäre das ja alles annehmbar, wenn sich der Kopfschmerz in der Folge aufgrund der Behandlung verflüchtigen würde, oder wenn gar die nächsten Tage komplett schmerzfrei wären. Da aber all das nicht eintritt, verzichte ich auf weitere Magnesiuminjektionen. Aber immerhin habe ich durch meinen perfekt funktionierenden Körper, der mir wie auf Kommando und auf Termin bestellt den optimalen Versuchsaufbau mit tagesaktuell brüllender Migräne liefert, die Möglichkeit, schnell ein Urteil über die Wirksamkeit zu fällen. So bleibt mir wenigstens eine weitere Serie erfolgloser Behandlungsversuche mit täglicher oder wöchentlicher Parkplatzsuche, zeitraubenden Wartezimmerarien und Behandlungsmisserfolgen erspart.

Dennoch ist Magnesium für viele Migänepatienten einen Versuch wert, denn einigen hilft es und die gefäßerweiternde Wirkung ist eindeutig belegt. Zudem kostet es nicht viel und ist ohne versteckte Nebenwirkungen prima allein auszuprobieren. Lediglich ein bisschen Zeit sollte man dem Körper geben, denn die Patienten, denen einfaches Magnesium aus dem Drogeriemarkt in normalen, aber regelmäßigen Dosierungen geholfen hat, sprechen von einem Effekt nach zwei bis drei Monaten.

Nachdem Magnesium mir isoliert leider nicht den durchschlagenden Erfolg bringt, lese ich mich weiter in die Materie ein und versuche Magnesium mit Calcium (im Abstand von mindestens drei Stunden!) im richtigen Verhältnis zu kombinieren (1 : 2), Magnesium mit Vitamin B6 einzunehmen, auch wieder mit null Effekt.

Vitamin B6 ist an vielen Stellen genannt als wichtiges Vitamin in der Migräneprophylaxe – mal in Kombination mit Magnesium, mal allein –, sodass ich mich diesem Thema intensiver widme. Alle B-Vitamine beeinflussen das Nervengeschehen, Vitamin B6 hat jedoch einen ganz besonderen Stellenwert. Letzteres ist nämlich eng mit dem Serotoninstoffwechsel verbunden. Ohne B6 kann die Aminosäure Tryptophan, die in Alltagslebensmitteln wie Bananen, Milch et cetera vorkommt, nicht in Serotonin umgebaut werden. Ein Mangel an Vitamin B6 senkt den Serotoningehalt des Gehirns u. a. mit der Folge einer möglicherweise gesteigerten Schmerzwahrnehmung, so sagt es die einschlägige Fachliteratur.

B6 hat zudem eine wesentliche Bedeutung im Eiweißstoffwechsel. Es wird neben der beschriebenen Serotoninsynthese auch bei der Bildung von Melatonin und Dopamin benötigt. Auch den anderen B-Vitaminen (B1, B12, B5, Biotin, Folsäure et cetera) wird vielfach ein Effekt auf Migräne zugeschrieben. So schlucke ich also Tryptophan in diversen Mengen hochdosiert, kombiniere die entsprechenden Vitamine und Mineralstoffe dazu und vieles mehr. Die genauen Erläuterungen würden hier den Rahmen sprengen. Vor allem aber hat es – in sämtlichen Kombinationen, in sämtlichen Dosierungen, mit Kohlenhydraten, ohne Kohlenhydrate, mit Kopfstand und bei Nebel um den Kirchturm gerannt – welchen Effekt? KEINEN!

Es gibt eine Vielzahl von Artikeln und Büchern, die sich dem Thema „Vitamine und Mineralien" widmen. Einige sind wissenschaftlich-medizinisch, andere eher populärwissenschaftlich und journalistisch geschrieben. Allen ist gemeinsam, dass sie das Thema Vitamindefizit eher „ungeordnet" angehen. Alle diese Bücher empfehlen, Vitamine einzunehmen und abzuwarten. Mir ist lediglich ein einziges Buch bekannt, welches eine bestimmte Einnahme-Reihenfolge vorgibt, die strikt einzuhalten ist, damit Vitamin- und Mineralstoffdefizite überhaupt aufgearbeitet werden können. So steht Vitamin B12 am Beginn einer Kaskade. Wenn dieses Vitamin fehlt, können nicht nur viele Reaktionen im Körper nicht ablaufen (zum Beispiel Zitratzyklus), sondern andere Defizite können trotz der Einnahme der Stoffe nicht beseitigt werden.

Deshalb möchte ich an diesem speziellen Thema interessierten Menschen das Buch mit dem etwas irreführenden Titel „Das HWS-Syndrom" von Dr. Bodo Kuklinski empfehlen. Kernaussage des Buches ist: Durch Stürze jeder Art ändert sich auf Zell- und Mitochondrien-Ebene der Nährstoffbedarf. Wer dem nicht Rechnung trägt, schlägt sich möglicherweise in der Folge viele Jahre mit unerklärlichen Symptomen herum, die auf den ersten Blick nichts mit Halswirbel & Co. zu tun haben. Als Beispiele werden hier genannt Schilddrüsenerkrankungen, Rheuma, diverse Entzündungen, massive Unterzuckerung u. v. m., die sich möglicherweise bisher und mit herkömmlichen Therapien als behandlungsresistent erwiesen haben. Hierzu gibt es einen guten Überblick in dem Buch, basierend auf den Ergebnissen einer groß angelegten empirischen Studie von Dr. Kuklinski mit fast 2000 seiner Patienten.

Dass Stürze und Halswirbeltraumata (durch Ski, Fußball, Auffahrunfall et cetera) diese Art von systemischer Auswirkung (etwa Rheuma) haben sollen, ist ungewöhnlich, neu und sicherlich nicht unumstritten. Die Aussage, dass Vitamin- und/oder Mineralstoffmangel diverse Krankheiten und Symptome verursachen können, wie beispielsweise Chrom-Mangel Unterzucker, Jodmangel Schilddrüsenprobleme, ist hingegen nicht neu. Auch dass man dies mit hochdosierten Vitaminen, Mineralien et cetera angehen kann, hat man immer wieder mal gehört und es wird seit vielen Jahren von den Vertretern der orthomolekularen Medizin propagiert.

Absolut einmalig, bahnbrechend und revolutionär ist aus meiner Sicht jedoch das stufenweise, aufeinander aufbauende Konzept, in dem Kuklinski mit sehr nachvollziehbaren Begründungen argumentiert, dass die jeweilige gestörte oder unterbrochene Stoffwechselkaskade (zum Beispiel Atmungskette, Harnstoffzyklus, Glycolyse, vor allem aber der Citratzyklus!) nur dann wieder in Schwung kommt, wenn man die Stoffe der Reihe nach ersetzt!

Hält man sich nicht an diese Reihenfolge mit gewissen Wartezeiten für die Anreicherung, so landet mancher Stoff im besten Falle lediglich ungenutzt in der Kloschüssel, im schlimmsten Falle (zum Beispiel zu frühe Zinkzufuhr) wirkt er sogar kontraproduktiv und verschlimmert die Situation weiter.

Diesen klaren Stufenplan in 5 Schritten (erst B12, dann diverse Mikro-Nährstoffe, Vitamine, Mineralien in Stufe 2, zum Schluss erst in Stufe 5 den „Turbo" Coenzym Q10) haben selbst Kollegen von Kuklinski nicht wirklich auf dem Radar. So empfehlen diese ihren Patienten bei ähnlichem Ansatz leider nach wie vor einfach eine Handvoll Vitamine am Tag. Selbst ein erfahrener Weggefährte und ehemaliger Praxiskollege von Kuklinski rät mir nach einer aufwändigen Laboruntersuchung und entsprechenden diagnostizierten Defiziten zu einer Einnahme dieser Stoffe explizit nicht nach Kuklinskis Stufenkonzept. Darauf angesprochen hält er das für überflüssig.

Für jeden leidgeplagten Patienten mit unerklärlicher Symptomatik, insbesondere Migräne, ist das genannte HWS-Buch und das Stufenkonzept des

Auffüllens von Stoffdefiziten in jedem Falle einen Versuch wert! Allerdings sollte man ein paar Kenntnisse in Biochemie mitbringen, da es sich um kein populärwissenschaftliches Buch handelt, sondern es als medizinisches Fachbuch für Kollegen gedacht ist. Also nicht gerade leichte Kost!

Dennoch – wie man im Englischen so treffend sagt – to cut a long story short: Mir hilft es nicht! Das Kapitel Vitamine & Mineralien war ein interessanter, aber leider wenig erfolgreicher Ausflug in die Niederungen der Biochemie und der Orthomolekularmedizin. Meine Migräne zeigt sich davon jedoch bedauerlicherweise höchst unbeeindruckt.

Für Ungeduldige

Hypothese: Vitamine und Mineralien haben unzählige Aufgaben im Körper, sodass bei einem Mangel Störungen bestimmter Abläufe, Prozesse und Synthesen nachweisbar sind. Insbesondere die B-Vitamine sowie die Stoffe Trytophan, Serotonin und Dopamin hängen mit dem Hirngeschehen eng zusammen. Auch Magnesium hat bei einigen Migränikern positive Auswirkungen, weil es gefäßaktiv ist.

Aufwand: Gering bis mittel. Die Einnahme der Vitamine und Mineralien im Selbstversuch über mehrere Wochen und Selbstbeobachtung bei ansteigender Dosierung ist wenig aufwändig. Die Konsultation eines Arztes zur Erstellung eines Mineralstoff- und Vitaminstatus als Vorabdiagnostik einer tatsächlichen Mangelsituation ist gegebenenfalls sinnvoll. Weder ein Mangel noch ein Vitamin- und Mineralstoffstatus ohne Befund sagen jedoch etwas aus über die individuelle Wirksamkeit hochdosierter Vitamine. Die Einnahme bringt erst ein zeitversetztes Ergebnis und eventuell Besserung der Migräne.

Fazit: Ein individuelles Ausprobieren mit unterschiedlichen Dosierungen und Kombinationen ist einen Versuch wert und kann insbesondere bei Mineralien wie Magnesium nicht schaden, aber ob ein Mangel dieser Stoffe Ursache der Migräne ist, ist höchst fraglich. Gelegentlich bessert es jedoch die Migräneneigung und hilft dem einen oder anderen präventiv.

Vitamine & Co. haben mir nicht geholfen. 🙁

Zahnarzt: Amalgam

Nachdem der Schmerz also weiterhin regelmäßig sein Unwesen treibt in meinem Schädel, ertrage ich es wieder eine Zeitlang stoisch-resigniert, bis mir eine weitere Idee kommt. Immer wieder liest und hört man in allen Medien über das Teufelszeug Amalgam und seine diversen üblen Machenschaften im Körper. Die Zähne sind nur wenige Zentimeter vom menschlichen Gehirn entfernt. Die Einlagerung von Giftstoffen aus Zahnfüllungsmaterialien im Gehirn ist für Amalgam wissenschaftlich nachgewiesen und für andere Materialien plausibel, zumal Amalgam angeblich mühelos die Blut-Hirn-Schranke überwindet. Peinigt mich hier womöglich eine schleichende Vergiftung? Könnte endlich Ruhe im Kopf einkehren, wenn die Quelle gefunden und eliminiert ist?

Meine Zähne sind gut in Schuss, dennoch habe ich vier klitzekleine, uralte Amalgamfüllungen in den Backenzähnen, die ich in der Folge gegen Kunststoff austauschen lasse. Die Entfernung größerer Amalgam-Füllungen erfolgt bei gewissenhaft arbeitenden Zahnärzten mit einem relativ hohen technischen Aufwand, indem Mund und Rachen mit Frischhaltefolie-ähnlichen Plastiktüten (Kofferdam) ausgekleidet werden und diverse Sauger und Sprühvorrichtungen vermeiden sollen, dass Quecksilberdämpfe ihr unheilvolles Werk verrichten. Insbesondere bei einer umfangreichen Vollsanierung ist es ratsam, Zahnärzte und Mediziner aufzusuchen, die sich auf Amalgamentfernungen spezialisiert haben. Manch ein Mediziner rät stark Betroffenen zusätzlich zu einer Ausleitungstherapie. Dabei gibt der Arzt zur Vorbereitung hochdosierte Vitalstoffe, Vitamine und Spurenelemente, um die körpereigenen Entgiftungsprozesse zu beschleunigen und Nebenwirkungen zu minimieren.

Meine mickrigen Füllungen, die eher aussehen, als hätte ich noch einen kleinen Rest Mohnkuchen am hinteren Backenzahn, bedürfen sicherlich nicht dieses Komplettpaketes. Auch haben Füllungen in dieser Größenordnung vermutlich nicht das Potenzial, regelmäßig handfeste Migräne im klassischen Vollbild auszulösen. Aber manch einem anderen Leidensgenossen mag die Amalgamentfernung und -ausleitung helfen. Einen Versuch ist es wert, auch wenn sich in meinem speziellen Fall dadurch nichts verändert oder gar bessert. Nun wird also eine nette kleine weiße Kunststofffüllung in den Backenzahn geklöppelt, was kosmetisch sicherlich ansprechender ist, aber die Migräne lässt sich davon keineswegs beeindrucken und wütet in bekannter Weise immer häufiger ungezügelt vor sich hin.

Für Ungeduldige

Hypothese: *Defekte Zähne und ihre Nähe zum Gehirn können Auswirkungen auf den Kopf und das Gehirn haben. Ebenso können Füllmaterialien in den Zähnen und die darin enthaltenen Stoffe das Gehirn in Mitleidenschaft ziehen bis hin zu schleichenden Vergiftungen.*

Aufwand: *Mittel bis hoch. Sanierung defekter Zähne ist ein absolutes Muss, hat aber möglicherweise wenig Auswirkungen auf Migräneleiden. Entfernung aller Amalgamfüllungen mit einem speziellen Verfahren und gegebenenfalls folgende Ausleitung der Giftstoffe aus dem Körper ist relativ aufwändig. Sinnvoll ist das aber vermutlich bei vielen, großen und relativ neuen Amalgamfüllungen, besonders wenn Migräne erstmalig und im zeitlichen Zusammenhang mit diesen neuen Plomben auftritt. Das Ergebnis des Austauschs der Füllungen, der Ausleitung von Giftstoffen und eine eventuelle Besserung der Migräne zeigen sich erst zeitversetzt.*

Fazit: *Insbesondere bei wenigen, kleinen oder sehr alten Amalgamfüllungen ist der ursächliche Zusammenhang mit Migräne sehr fraglich.*

Amalgamentfernung hat mir nicht geholfen. 🙁

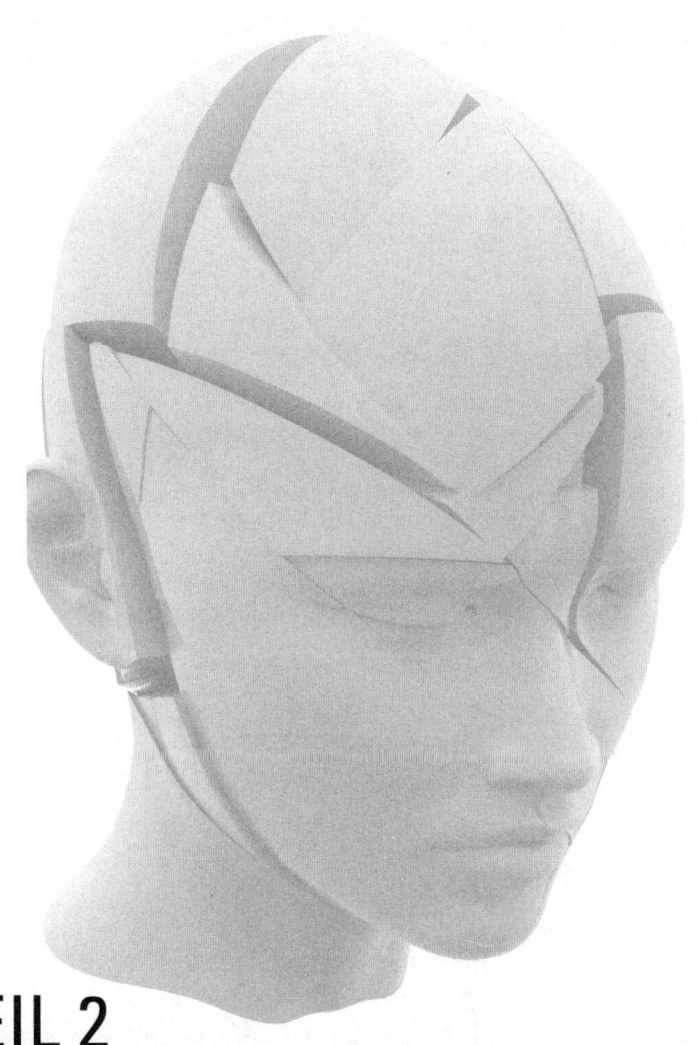

TEIL 2
Therapiemarathon

Neurologe: Migräne-Spezialist

Es ist 1994. Ich bin zum ersten Mal schwanger und die ganze Schwangerschaft ist easy und unkompliziert. Vom Schneider habe ich in meine teuren Kostüme Stretch-Gummieinsätze in die Seitennähte einsetzen lassen. Ein Partner der großen Unternehmensberatung, bei der ich zu der Zeit arbeite, erkennt nicht wirklich, dass ich schwanger bin und macht sich über mein „grassierendes Übergewicht" lustig. Ich schaue ihn und seinen über den Gürtel quellenden Wohlstandswanst vernichtend an und mache ihn dezent darauf aufmerksam, dass mein Bauch nach 9 Monaten weg sein, seiner danach aber immer noch gewaltig und nachhaltig schwabbeln wird. Erst mit ganz dickem Bauch fällt mir auf, dass die Kopfschmerzen mich seit längerer Zeit nicht mehr quälen und es mir verdammt gut geht. Ich trage Business-Hemden meines Mannes zu Rock und Kostümjacke und sehe von hinten ganz normal aus. Bis ich mich umdrehe. Dann sehe ich aus, als hätte es Melonen-Bowle mit ganzen Früchten gegeben.

Ich arbeite viel, fliege, bis ich von der Lufthansa endgültig nicht mehr mitgenommen werde, also bis ca. sechs bis acht Wochen vor der Entbindung. Bis dahin wird es zwar zunehmend mühsam mit dem Leibesumfang und auch die Nächte sind eher durchwacht wegen der sich durch die Bauchdecke bohrenden klitzekleinen Fersen und Ellenbogen, aber ansonsten geht es mir gut – vor allem im Kopf! Ich tapeziere, mache Malerarbeiten und einen Umzug, klettere Leiter rauf, Leiter runter, kurz: Der Nestbautrieb hat mich voll erwischt, vielleicht ist es auch nur die ungewohnte Untätigkeit. Einzig: Ich muss regelmäßig essen! Ansonsten geht der Blutzucker runter, ich bekomme kalte Schweißausbrüche, fange an zu zittern und in letzter Konsequenz würde ich wohl umkippen. Aber zu Hause im Zwangsurlaub des gesetzlich vorgeschriebenen Mutterschutzes ist Frühstück, Mittagessen und Abendessen machbar, sogar inklusive kleiner Snacks zwischendurch. Ich nehme in Summe zehn Kilo zu, knapp die Hälfte davon wird hinterher mein 4-Kilo-Brummer-Baby sein, der Rest ist Fruchtwasser und Plazenta. Alles im grünen Bereich.

Neun Monate – eigentlich 40 Wochen – sind um, und eines Nachts geht es los. Nach ein paar Stunden Abwarten wird es ernst und ich wecke meinen Mann, um ins Krankenhaus zu fahren. Dort dauert es nochmal fast 24 Stunden, bis mein Sohn mit Saugglocke aus verkehrter Lage geholt wird. Die ganze Zeit darf ich nichts essen, übergebe mich bei jeder Wehe und leide Höllenqualen, wie das einfach so ist bei Entbindungen. Aber da das ja hier keine alte Kriegshelden-Geschichte werden soll, kommt nun die Pointe:

Nur wenige Stunden, nachdem endlich alles vorbei und das Bübchen auf der Welt ist, beginnt das alte Thema. Neun Monate kein Gewitter im Kopf und noch ist kein Tag vergangen, da geht es wieder los: Die Hebamme bringt stark gezuckerten roten Tee, Hibiskus oder was auch immer sie da standardmäßig in den Krankenhäusern haben. Ich habe seit 24 Stunden nichts essen dürfen, nur ein wenig Wasser getrunken und bin rechtschaffen schlapp nach geleistetem Marathon. Ich habe keinen Hunger und es ist spät, 23.09 Uhr erblickte der kleine Kerl das Licht der Welt. An Essen ist nicht zu denken – Krankenhaus ist ja schließlich kein Fünf-Sterne-Hotel – und der Tee schmeckt süß und köstlich, wie man sich ja auch nach einer langen Diät an den kleinsten Dingen geschmacklich erfreuen kann.

Kurze Zeit später, keine drei Stunden nach dem Tee, treffe ich einen lange verloren geglaubten Bekannten. Der Schmerz beginnt im Nacken und nur wenig später habe ich die Migräne meines Lebens. Ich kann kaum noch aus den Augen schauen vor Kopfschmerzen, und wegen des Babys kann ich noch nicht einmal an Medikamente denken! Heute weiß ich, was passiert ist und was diesen Anfall ausgelöst hat. Der stark gezuckerte Tee auf einen seit 24 Stunden leeren Magen erhält den Oscar für die beste Nebenrolle. Doch dazu mehr im Detail in Teil 3 des Buches.

Das war nur der Auftakt zu einem neuen Dauer-Abo. Ich muss dringend etwas unternehmen, denn so kann es nicht weitergehen. Mittlerweile habe ich eine Menge gelesen und tippe erstmalig auf Migräne, da diese auch Auswirkungen auf Augen und Sehfeld sowie ihren Startpunkt im Nacken haben kann, ohne augenheilkundlicher oder orthopädischer Natur zu sein.

Bei meinen intensiven Recherchen zum Thema Migräne stolpere ich immer wieder über den Namen eines Neurologen, der offenbar Koryphäe seines Faches ist und in vielen Interviews und auch in medizinischer Fachliteratur mit Migräne-Wissen glänzt und vielfach akademisch zitiert wird.

Aufgrund der starken Nachfrage muss ich monatelang auf meinen Termin warten, aber das ist es wert, denn er wird sicher mein Leben verändern, endlich werde ich Hilfe erfahren. Denke ich.

Das Gespräch mit dem prominenten Herrn Neurologen ist zunächst mal recht profan. Er lässt mich den Schmerz und die Symptome kurz beschreiben und fragt mich nach einem Zusammenhang mit der Menstruation. Da ich diese Idee auch schon hatte, habe ich das ja bereits über mehrere Monate beobachtet und leider keine statistisch signifikante Korrelation erkennen können. Ich bekomme weder im Vorfeld der Menstruation Kopfschmerzen noch während der Blutungstage oder danach. Es fehlt auch leider jede Regelmäßigkeit, sodass ich diesen Ansatz recht schnell wieder verworfen habe. Der Neurologe aber nicht.

Seine erste Amtshandlung ist also das oberlehrerhafte Einfordern eines Menstruationskalenders, den ich für die nächsten Monate zu führen hätte. Und die fachliche Beurteilung eines Zusammenhanges sollte ich doch bitte ihm überlassen. Beim nächsten Termin würde er die Kalenderdaten dann noch mal auf eventuelle Zusammenhänge überprüfen. Meine Einwände, dass ich da trotz mehrmonatiger Beobachtung keinen Zusammenhang finden konnte, lässt er nicht gelten und fordert mich auf, das ganz akkurat zu notieren und ihm vorzulegen.

Daraufhin unterzieht er mich einer längeren Prozedur beim EEG, einer diagnostischen Methode zur Messung der elektrischen Aktivität des Gehirns durch Aufzeichnung der Spannungsschwankungen an der Kopfoberfläche. Ich bekomme ein strammes, netzartiges Gummigeflecht über den Kopf gezogen, wobei mir locker tausend Haare ausgerissen werden. An ganz bestimmten Fixpunkten werden die Elektroden auf die vorher angefeuchtete Kopfhaut aufgebracht. Ich werde verkabelt und muss nun eine ganze Weile ganz ruhig sitzen. Nur der kratzende Schreibfinger des Dokumentationsgerätes ist zu hören. Geduld ist nicht meine Stärke, aber es gibt Schlimmeres. Nach einer guten halben Stunde bin ich fertig, die Gummihaube wird mit weiteren tausend Haaren entfernt und ich werde zur nächsten Station geführt.

Hier wird mit einem Doppler-Sonografen die Durchflussgeschwindigkeit des Blutes in der Halsschlagader gemessen. Hintergrund dieser Untersuchung ist die Überlegung, ob die Durchblutung vermindert ist (durch

Gefäßverengungen z.B. bei Rauchern, hohes Cholesterin, Stenose oder Ähnliches) Eine Minderdurchblutung im Gehirn kann diversen Ärger verursachen, u.a. beispielsweise Migräne. Das Ganze ist unblutig, nicht unangenehmer als jeder Ultraschall und eine Diagnose ist umgehend verfügbar. Sowohl meine Hirnaktivität als auch der Durchfluss durch die Haupthalsschlagader (A. carotis communis) und die Schlagadern, die das Hirn (A. carotis interna) und den Gesichtsbereich (Arteria carotis externa) versorgen, sind völlig normal und ohne Befund.

Nach einer letzten Blutdruckmessung werde ich nach mittlerweile fast zwei Stunden wieder dem Arzt zugeführt, der alle Befunde in den Händen hält. Nichts Krankhaftes. Alles in Ordnung. Ich möchte am liebsten schreien: „Nichts ist in Ordnung!!!" Hätte ein positiver Befund mir mehr geholfen? Ein ordentlicher Hirntumor wäre zumindest eine Erklärung gewesen, aber das ist schon wieder zynisch. Nein, ich bin lediglich etwas enttäuscht, dass der Herr Neurologe, seines Zeichens ausgewiesener Migräneexperte, mich nun mit einem Aspirin-Rezept nach Hause schickt. Wie bitte? Er schreibt mir tatsächlich ein schnödes Rezept für Acetysalicylsäure auf!? Ich bin fassungslos. Ich äußere, dass ich das – wie vermutlich jeder Kopfschmerzpatient – schon in allen Variationen über die letzten Jahre autodidaktisch versucht hätte: als Tablette zum Schlucken, aufgelöst in Wasser als Sprudeltablette, mit Vitamin C und ohne, in Kaffee mit Zitrone reingeschüttet (hilft bei manchen Migränikern) in diversen Dosierungen von 500 mg bis zu 4 x 500 mg aus Verzweiflung und vielleicht auch noch im Kopfstand bei Vollmond.

Er meint lediglich, dass man die Dosis durchaus mal erhöht probieren könnte, bis zu 1500 mg seien einen Versuch wert und danach sollte ich mich dann noch mal bei ihm vorstellen. Manchmal sei der Magen auch „etwas mitgenommen" (Originalton!), wenn man Migräne hätte und in sprudelig aufgelöster Form würde der Körper das sicher besser aufnehmen. Und wenn man das sehr schlecht bei sich behalten könne, dann helfe eventuell eine Tablette wie zum Beispiel Motilium mit dem Wirkstoff Domperidon vorher. (Meist hat diese bei mir jedoch wenig Chance, sich im Magen aufzulösen, da sie dann schon wieder rückwärts die Speiseröhre heraus will, um mit dem Rest des Mageninhaltes dekorativ in der Kloschüssel zu landen. Aber von solchem Unbill des realen Lebens lässt sich der Herr Neurologe nicht bremsen in seiner Theorie.) Außerdem helfe auch Autogenes Training, vielleicht sei ich ja auch gestresst und möglicherweise sei das eher ein stressbedingter Spannungskopfschmerz. „Was machen Sie noch mal beruflich ...? Unternehmensberatung? Plus Kind?" Na ja, das sei doch dann naheliegend.

Lange Rede, kurzer Sinn, eigentlich wollte er wohl sagen: Also, liebe Frau Privatpatientin, eigentlich sind Sie ja ein bisschen gestresst und durch-geknallt und möglicherweise ein Fall für eine Psychotherapie, dennoch vielen Dank für Ihren Besuch und die Möglichkeit, eine Menge Technik bei Ihnen zur Anwendung und zur Abrechnung zu bringen. Helfen oder Ihr Problem lösen konnte ich leider nicht, aber wir Ärzte werden ja zum Glück nicht erfolgsabhängig honoriert. Rechnung in Höhe von über 1000 Euro kommt in Bälde!

Natürlich befolge ich all die weisen Ratschläge und nehme brav sein Domperidon-Mittelchen vor der Einnahme des Wundermittels Aspirin zu mir. Ich gebe dem Migräneexperten und seinen „Geheimtipps" eine Chance, aber vermutlich wäre statt Domperidon eine Flasche Champa-gner Dom Pérignon hilfreicher – oder zwei oder drei zum komatösen Betäuben des Schmerzes ...!

Für Ungeduldige

Hypothese: *Eine Vielzahl neurologischer Erkrankungen kann ursächlich sein für chronische Kopfschmerzen. Gefäßverengungen, Aneurysma, Trigeminusneuralgie et cetera können starke Schmer-zen im Kopf auslösen und sollten unbedingt diagnostiziert bezie-hungsweise ausgeschlossen werden.*

Aufwand: *Gering bis mittel. Konsultation eines Neurologen, der individuell diagnostische Methoden und zusätzlich gegebenenfalls technische Geräte einsetzt wie EEG, Doppler-Sonografie, MRT, Kernspin oder Ähnliches*

Fazit: *Der Ausschluss schlimmer Erkrankungen beruhigt, hilft dem Mig-räniker aber meist nicht weiter. Simple Schmerzmittel haben die meis-ten Migränepatienten in der Regel bereits probiert, Rezeptverschreibun-gen von OTC-Präparaten entlasten also bestenfalls den Geldbeutel.*

Der Neurologe hat mir nicht geholfen. 🙁

Ergotamine und Mutterkornalkaloide

Die von der neurologischen Migränekoryphäe empfohlene Aspirin-Medikation taugt nicht – zumindest nicht in meinem individuellen Fall. Zudem komme ich nach der Geburt meines ersten Sohnes irgendwie nicht mehr so recht in Schwung, der Tag mit einem Schreibaby ist lang, die Nächte sind noch länger. Das Stillen über sechs Monate ist körperlich anstrengend, aber ich hoffe, meinem Sohn damit ein allergiefreieres Leben zu ermöglichen, als ich es habe. Die Müdigkeit ist oft bleiern, aber das kennen vermutlich alle Mütter in den ersten Monaten und Lebensjahren ihres Kindes. Dachte ich zumindest!

Da die Kopfschmerzen wieder einmal unerträglich sind, konsultiere ich eine Medizinerin in der Nähe, die mir empfohlen wurde, da sie zusätzlich Naturheilkunde und Homöopathie praktiziert und ich ja mit der klassischen Schulmedizin keine Fortschritte mache. Die Ärztin ist älter und sehr erfahren, fragt unglaublich intensiv nach und versucht in einer sehr langen Anamnese das Geschehen zu analysieren und zu verstehen. Schon allein das ist ja gelegentlich Balsam für die Seele eines schmerzgeplagten Patienten.

Hinzu kommt eine Blutuntersuchung, welche die schulmedizinischen Parameter abdeckten und das Bild komplettieren soll. Sie verschreibt mir Ergotamin, das bei einigen Patienten helfe oder zumindest Erleichterung verschaffe und deshalb einen Versuch wert sei. Darüber hinaus solle ich nach Eintreffen der Laborwerte nochmals zum Gespräch kommen, um das weitere Vorgehen und die eventuellen Erfolge beziehungsweise eine Änderung der Medikation zu besprechen.

Dieses mir damals in der grauen Vor-Steinzeit verschriebene Präparat basiert auf Ergotamin, dem Hauptalkaloid des Mutterkornpilzes. Flüssige Extrakte von Mutterkorn wurden bereits im 19. Jahrhundert zur Therapie der Migräneattacke eingesetzt. Bis zur Entwicklung der Triptane war Ergotamin eines der wenigen verfügbaren Mittel gegen schwere Migräneanfälle. Es bewirkt, dass sich erweiterte Blutgefäße verengen. Die oftmals mit der Migräneattacke auftretende Übelkeit verhindert es allerdings nicht. Leider helfen diese Mittel nur einem Teil der Patienten, nämlich logischerweise nur denen, die unter erweiterten Gefäßen leiden.

Zudem weisen die Ergotamine bei hohen Dosierungen Nebenwirkungen auf, von Vergiftungserscheinungen bis hin zu medikamenteninduziertem Dauerkopfschmerz, der die Migräne verschlimmern und manifestieren kann, statt zu sie zu beseitigen, aber einen Versuch ist es wert.

Bei mir zeigt sich leider durch keine einzige Verabreichungsform – weder als Tabletten noch als Tropfen oder als Zäpfchen – irgendeine Wirkung. Meine Enttäuschung ist groß, da sich die Auswahl der Möglichkeiten immer weiter reduziert und allmählich keine weiteren Alternativen mehr zur Verfügung stehen.

Für Ungeduldige

Hypothese: *Ergotamine und Mutterkornalkaloide sind Produkte eines auf Getreideähren wachsenden Pilzes, dem eine Wirkung auf diverse Rezeptoren im Gehirn zugeschrieben wird. Mittel mit diesem Stoff werden u. a. bei Migräne erfolgreich eingesetzt.*

Aufwand: *Gering. Konsultation eines Arztes und Verschreibung, da teilweise rezeptpflichtig.*

Fazit: *Der Einsatz eines Mittels auf Basis von Mutterkornalkaloiden und Ergotaminen ist einen Versuch wert, leider wirkt es jedoch nur bei einem kleinen Teil der Migräniker. Die Nebenwirkungen sind zudem vielfältig und nicht selten unangenehm heftig. Übelkeit und Erbrechen sind beispielsweise relativ häufig nach der Einnahme höherer Dosierungen solcher Mittel (dopaminergen Effekt), sodass man die eventuell eintretende Schmerzfreiheit teuer erkauft. Wer es jedoch gut verträgt und wem es den Schmerz nimmt, hat ein potentes Mittel an der Hand.*

Ergotamin hat mir nicht geholfen. 🙁

Schilddrüse

Die von besagter Ärztin erhobenen Laborwerte bringen nach einer Woche Wartezeit jedoch eine andere, einigermaßen große Überraschung, und zumindest eine ziemlich klare Diagnose und Begründung für meine andauernde Müdigkeit und Schwunglosigkeit: In der Schwangerschaft hat meine Schilddrüse sich selbst angegriffen, entzündet und weitestgehend vernichtet. Von dem ehemals schmetterlingsgroßen Gebilde ist noch die Menge zweier Erbsen übrig, die mich alles andere als ausreichend versorgen können. Mein Körper läuft lahm wie ein untertouriger Motor, was langfristig zu Depressionen, Haarausfall, schuppiger Haut, dauerndem Frieren bis hin zu Unfruchtbarkeit und ähnlichen Annehmlichkeiten führen kann. Die Liste der möglichen unerfreulichen Begleiterscheinungen mit unterschiedlichsten Ausprägungen ist lang. Eine Autoimmunerkrankung namens Hashimoto-Thyreoditis ist also ab jetzt mein ständiger Begleiter. Die fehlenden Schilddrüsenhormone müssen also ab sofort und lebenslänglich substituiert werden, wobei sie auf ein individuelles Level einzustellen sind. Aber: Hurra, es gibt eine Diagnose!

Von wegen also Nachwehen der Schwangerschaft und Stillzeit! Und vielleicht gehören auch meine ständig zunehmenden Migräneanfälle nach entsprechender Einstellung meines Körpers der Vergangenheit an? Ich bekomme ein Medikament mit Schilddrüsenhormonen, die die eigene Produktion nachahmen beziehungsweise ersetzen sollen, und muss über die kommenden Monate und Jahre die richtige Dosis durch ausprobieren und Kontrolle der Blutwerte herausfinden. Dadurch geht es, zumindest was die Symptomatik der Müdigkeit und Erschöpfung betrifft, wieder bergauf. Kind, Haushalt, Job sind mühsam, aber ich bin nicht mehr komplett fix & fertig. Und: Ich bin nicht der letzte Schwächling, denn überall auf der Welt bekommen Frauen Babys und fühlen sich danach nicht monatelang wie das Duracell-Häschen mit leerer Batterie. Schwangerschaft und Stillzeit sind keine Krankheit, eine Schilddrüsenvernichtung dieser üblen Sorte allerdings schon. Meine Migräne bleibt davon jedoch leider wieder völlig unbeeindruckt und entwickelt sich, trotz medikamentöser Substitution und Einstellung der Schilddrüsenhormone auf eine perfekte Tagesdosis, sogar noch prächtiger als je zuvor.

Dennoch ist eine Überprüfung der Schilddrüse für den Migräniker ein sinnvoller Schritt, da durch den bestehenden Regelkreislauf des Stoffwechsels bei einer Fehlfunktion der Schilddrüse häufig Auswirkungen auf andere Drüsen zu vermuten sind. So kann eine Störung der Schilddrüse im Feedbacksystem des Organismus möglicherweise ein falsches Signal beispielsweise an Bauchspeicheldrüse und Leber funken, die wiederum ihre Aufgaben deshalb nicht ordnungsgemäß erfüllen. Der Labordiagnostiker sieht dann nur eine gut eingestellte Schilddrüse, dass das Gehirn jedoch permanenten Notstand leidet, ist kaum festzustellen. Doch zu dieser Erkenntnis später mehr.

Für Ungeduldige

Hypothese: *Die Schilddrüse ist ein wichtiges Steuerungsorgan im Körper. Ihre Hormone sind an vielen Prozessen direkt und indirekt beteiligt. Fehlsteuerungen haben unzählige Auswirkungen und bereiten möglicherweise auch einer Migräneneigung den Weg.*

Aufwand: *Gering. Konsultation eines Hausarztes/Internisten und Erfassung der drei wichtigsten Schilddrüsenwerte durch simple Blutanalyse. Das Ergebnis liegt innerhalb weniger Tage vor. Die medikamentöse Kompensation eventueller Unter- oder Überfunktion ist relativ leicht und sicher. Positive Auswirkungen einer Medikation zeigen sich eher mittelfristig.*

Fazit: *Da die Schilddrüse ein kleines Organ mit großer Wirkung ist, sollten die Werte bei Migränikern definitiv überprüft und Fehlfunktionen ausgeschlossen werden. Sowohl Über- als auch Unterfunktion können zu Kopfschmerzen führen, ursächlich für Migräne ist die Schilddrüse aber eher nicht. Die möglicherweise notwendige Medikation mit Schilddrüsenhormonen hilft gegen unzählige Beschwerden und die manchmal durchaus massiven Symptome einer Fehlfunktion, Migräne bessert sich dadurch jedoch meist nicht.*

Schilddrüsenhormone haben die Migräne nicht gebessert.

Endokrinologie

Da es mir trotz guter Einstellung der Schilddrüsenwerte schmerz- und migränetechnisch in keiner Weise besser geht, reicht das Schilddrüsenmedikament allein offenbar nicht aus. Einige Zeit später versuche ich nochmals, mein Schilddrüsendefizit und die damit in Verbindung stehenden Regelkreisläufe von professioneller Seite analysieren zu lassen. Ich ersuche um einen Termin im „Endokrinologikum" in München, in welchem nur ausgewiesene Stoffwechselexperten arbeiten. Die interdisziplinäre Zusammenarbeit von Schilddrüsen-Profis mit Diabetes-Fachleuten, Hirnanhangdrüsen-Kapazitäten und Internisten deckt alle Drüsen des Körpers ab und nährt meine Hoffnung, dass die Diagnostik des defizitären Zusammenspiels meiner Organe zu einer zündenden Idee führen würde. Ich bringe die bisherigen Diagnosen mit, inklusive der Ultraschallbilder, Blutwerte et cetera und weise die Schilddrüsen-Doktorin bei der Anamnese darauf hin, dass ich einen extrem niedrigen und labilen Blutzucker hätte und sich meine Schilddrüse weitestgehend verabschiedet habe, sodass von dieser nur noch ein Rest in der Größe zweier Erbsen übrig sei. Auch dass ich mit der derzeitigen Medikation von 150 µg L-Thyroxin zwar wertemäßig gut eingestellt sei und meine fT-3- und fT4-Werte im akzeptablen Bereich lägen, ich aber unter unfassbarer Migräne litte und diesbezüglich nach einem hilfreichen, anderen Zusammenhang suchte, zähle ich ihr brav und zusammenfassend auf, damit sie schnell umfassend im Bilde ist.

Es folgt ein diagnostischer Rundumschlag, von Ultraschall über Blutwerte und weitere kostspielige Sperenzchen. Beim Ultraschall der Schilddrüse wackelt die Expertin mit dem Schallkopf über mein Organ und gibt einen erstaunten Laut von sich, dass die Schilddrüse ja nahezu nicht vorhanden sei und nur noch die Größe zweier Erbsen hätte. Meine Aussage, dass ich das doch vorher bereits gesagt hätte und diese Diagnose nicht unbedingten Neuigkeitswert besitze, ignoriert sie geflissentlich. Ich bekomme die hilfreiche Aussage mit auf den Weg, bei der momentanen Einstellung von 150 µg zu bleiben, da die Werte ja alle ganz prima aussähen, insbesondere meine fT3- und fT4-Werte seien wunderbar. Breaking news! (Ironie-Alarm 1) Auf mein Nachfragen, ob denn die Schilddrüse irgendwie ursächlich mit meiner Migräne zusammenhängen könne, zuckt man hilflos die Schultern und äußert, dass ja alles möglich sein. Oh ... so genau wollte ich es doch gar nicht wissen ...! (Ironie-Alarm 2)

Zudem bekomme ich noch ein paar Diabetes-Prospekte in die Hand gedrückt, denn mein Blutzucker sei ja mächtig niedrig und das sei ja typisch für einen Prä-Diabetes, der sich bei vielen Schilddrüsenpatienten irgendwann einstelle. Hier finde ich nun so hilfreiche Aussagen wie „Essen Sie wenig Süßigkeiten" oder „Treiben Sie regelmäßig Sport, damit senken Sie Ihren Blutzucker." Sollte ich also Sehnsucht nach der Intensivstation haben, werde ich diesen Ansatz möglicherweise gelegentlich einer weiteren Betrachtung unterziehen, vorläufig aber möchte ich davon absehen, meinen lästigen, niedrigen Blutzucker von 60 mg/dl weiter zu senken.

Bei der Verabschiedung vermisse ich jegliches Unrechtsbewusstsein, im Gegenteil: Vielen Dank, Frau Privatpatientin, dass wir den bereits mehrfach bestätigten Befund einer Hashimoto-Schilddrüse nochmals verifizieren durften. Auch vollkommen unsinnige und überflüssige Ratschläge zur Senkung eines ohnehin stark erniedrigten Blutzuckers haben schließlich ihren Preis. Macht 560 Euro, auch wenn wir Ihnen weder etwas Neues erzählen, geschweige denn Ihr Problem lösen konnten.

Für Ungeduldige

Hypothese: *Das Zusammenspiel der Körperdrüsen von Schilddrüse bis Nebennierenrinde gleicht einem fein austarierten Orchester. Jeder Musiker hat sein Instrument und seine Noten. Das perfekte Zusammenspiel ergibt eine wunderbare Symphonie. Einzelne Misstöne, zu langsame, zu schnelle, zu laute, zu leise Musiker stören die Harmonie und machen manches Konzert zu einer Qual. Endokrinologen sind die Experten für das harmonische Miteinander der Körperdrüsen.*

Aufwand: *Gering. Der Abgleich der Blutwerte durch einen erfahrenen Endokrinologen erfolgt schnell und relativ simpel durch Bluttests und kann durchaus erhellende Aussagen und Diagnosen bringen.*

Fazit: *Der Ausschluss bestimmter Fehl-, Unter- oder Überfunktionen kann schleichende Krankheiten vermeiden helfen und ist daher absolut sinnvoll. Der ursächliche Zusammenhang zwischen Migräne und speziellen Blutwerten ist jedoch eher spekulativ und es gibt leider keinen einzigen Blutwert, den man gezielt anheben oder senken muss, um in der Folge migränefrei zu sein. Die systemische Wirkung der Drüsen im Körper macht die Detektivarbeit auch nicht gerade einfacher, denn läuft ein Rädchen nicht rund, hakt es im gesamten Räderwerk. Aber wo?*

Endokrinologie hat mir nicht weitergeholfen.

Coffein und (Pseudo-)Ephedrin

Wir sitzen im Flugzeug auf dem Rückflug von Mallorca. Etwas mehr als eine sonnige Woche lang haben wir uns dort in einem netten Hotel getummelt, sind nachmittags viel herum gefahren, haben diverse Strände besucht und sind abends meist im Hafen mal feudal, mal schlicht essen gegangen. Morgens war meist Hotelpool angesagt, da konnte Mutti ein wenig Zeitung lesen, bis sich Papi und alle drei Kinder zum Frühstück eingefunden und durch das Buffet mit Obst, spanischen Küchlein, Lachsomeletten und Baguette sowie durch gefühlte 50 Sorten Cornflakes beziehungsweise neudeutsch Cerealien durchgefuttert haben.

Mittags nutzen die Kleinen praktischerweise das Kinderbuffet mit den üblichen Vertretern der Pommes-, Hähnchen-, Fischstäbchen-Fraktion. Wir Erwachsenen sind meist noch satt vom Frühstück. Ruckzuck ist der Urlaub vorbei und wir besteigen das Flugzeug Richtung München. Mein mittlerer Sohn sitzt zwischen meinem Mann und mir und wird immer stiller und allmählich grau im Gesicht. Es geht ihm sichtbar jede Minute schlechter. Er klagt über ganz extreme Kopfschmerzen und verdreht schon fast die Augen vor Leid. Panisch gehe ich in Gedanken alle Optionen durch. Mir kommt eine Meningitis in den Sinn, Zeckenbisse, eine bakterielle Hirnhautentzündung, hundert verschiedene Dinge. Der Sohn einer Bekannten hatte als Kleinkind einen Schlaganfall, auch daran muss ich denken. Ich frage unseren kleinen „Patienten", was er denn vorhin gegessen habe. Er sagt: „Wie immer, Pommes und Hähnchen und Hamburger im Kinderclub. Und heute gab's auch nur Wasser."

Da kommt mir eine Idee: „Was gab es denn als Getränk die letzten zehn Tage?" Er kann kaum antworten vor Kopfschmerzen. Aber nicht nur deshalb fällt ihm die Antwort schwer – ich weiß genau, was jetzt kommt! Cola hat er getrunken, und zwar in Mengen! Das gibt es bei uns zu Hause nicht, gelegentlich im Restaurant oder bei Mac Donalds, aber genau deshalb ist es natürlich doppelt attraktiv. Wie oft er denn in den letzten Tagen Cola getrunken habe, frage ich ihn, und es stellt sich heraus, dass er jeden Tag mehrere Dosen getrunken hat, wann immer es das Zeug im Kinderclub gab. Der Kerl ist voll auf Entzug! Wir rufen die Stewardess und bitten sie um zwei Dosen Cola, die er sich – gegen Kopfschmerz und Übelkeit ankämpfend – innerhalb weniger Minuten reinzwingt.

Nach etwa zehn Minuten lassen Kopfschmerzen und Übelkeit nach, kurz darauf ist der Spuk komplett vorbei. Über das nächste halbe Jahr macht er einen Reduktionsentzug, denn einen kalten Entzug mit zwei Tagen brutalen Entzugskopfschmerzen wollen wir ihm in der Schule und auch überhaupt nicht zumuten. Wir reduzieren die Menge jeden Tag, dennoch braucht er lange mittags, spätestens nachmittags eine immer kleiner werdende Menge Cola beziehungsweise Koffein. Heute kennt er die Problematik. Er und auch seine Brüder haben aus dieser Erfahrung gelernt und trinken Cola gelegentlich, aber nie mehr literweise und vor allem nicht regelmäßig, also tagelang hintereinander.

Koffeinentzug kennen die meisten Hardcore-Kaffeetrinker. Die Mehrheit schafft es aber, den Spiegel halbwegs konstant zu halten, sodass es selten zum Entzug kommt. Wenn der Kopfschmerz einmal da ist, gibt es viele Menschen, bei denen er mit dem Koffeinkonsum umgehend wieder verschwindet, also trinken sie schnell einen Espresso oder Kaffee, wenn sie merken, dass es beginnt. Bei einigen hilft das leider nicht und die quälen sich dann trotz Kaffee oft weit mehr als 24 Stunden mit schlimmsten Kopfschmerzen. Kaum erträglich sind die Entzugsbeschwerden, wenn man ganz hart auf Entzug geht und von heute auf morgen keinen Kaffee, Cola oder Ähnliches mehr zu sich nimmt. Oft leidet man mehr als 48 Stunden wie ein Hund, bis der Entzug vorbei ist und Normalität einkehrt.

Dennoch: Das hat nichts mit Migräne zu tun und sollte deshalb auch davon unterschieden werden. Aber manch ein Kaffee-Entzugspatient plagt sich vermutlich lange und ganz besonders beim Wechsel der Zeitzonen, nach Langstreckenflügen et cetera mit diesem leicht zu erklärenden Phänomen, wandert von Arzt zu Arzt ohne eine zutreffende Diagnose. Siehe dazu auch meinen Kollegen am Anfang des Buches, der jedes Wochenende unter unerklärlichen Kopfschmerzen zu leiden hatte. Der Lebensmittelwissenschaftler Udo Pollmer hat in einem kritisch verfassten Fachartikel ebenfalls einen Fall beschrieben, bei dem ein Mann immer am Wochenende Höllenqualen litt und ihm schlussendlich Psychologen unbewusste Konflikte mit seiner Familie beziehungsweise seiner Ehe aufschwatzen wollten. Am Ende stellte sich heraus, dass die fürsorgliche und gesundheitsbewusste Gattin ihm am Wochenende immer koffeinfreien Kaffee eingeschenkt hat. Der „innere Psycho-Konflikt" des Kaffee-Junkies war selbstredend sofort beendet, als es endlich wieder ordentlich starkes

Männergebräu in der Kaffeetasse gab! Andere typische Wochenend-kopfschmerzen kommen vom Feiern mit ordentlich Oktan im Glas, aber die sind meist nicht unerklärlich.

Im Gegensatz zum Geschehen bei Migräne geht es in der oben be-schriebenen Situation um eine Abhängigkeit der Hirngefäße vom Kof-fein, die sich erstaunlich schnell einstellt, wie am Beispiel meines Sohne klar wird. Es gibt aber viele Menschen wie mich, die trinken gar keinen Kaffee, keinen schwarzen Tee, keine Cola, keine koffeinhaltigen Energy-drinks und leiden definitiv nicht an Entzugskopfschmerz, sondern tat-sächlich an Migräne.

Dennoch habe ich trotz meiner Abneigung gegen Kaffee aus Verzweif-lung so manches Experiment gemacht: Kaffee doppelt stark, mit Zitrone, mit Cayennepfeffer, zusammen mit Aspirin, mit Paracetamol, mit Ibu-profen. Nix hat geholfen. Im Gegenteil! Danach ging es mir meist doppelt so dreckig. Heute weiß ich, dass ich der Nicht-Kaffee-Typ bin, doch dazu gleich mehr!

Für manchen migränegeplagten Menschen kann Kaffee ein sehr poten-tes Mittel sein, je nachdem welcher Migränetyp man ist. Die entschei-dende Frage, die man sich zuvor jedoch stellen sollte, ist: Bessert Wärme oder bessert Kälte? Tendiere ich zum Eisbeutel beziehungsweise zu der sehr praktischen Tüte Tiefkühlerbsen auf dem Kopf, im Nacken oder auf der Stirn? Oder sehne ich mich instinktiv nach der Wärmeflasche, dem dampfend heißen Handtuch im Gesicht oder der Dusche, die eine halbe Stunde mit 39°C auf Kopf und Gesicht prasselt? Mir half in den schlimmsten Zeiten immer die heiße Badewanne, Kopf so weit und so lange wie möglich unter Wasser, denn dann entspannten sich die Gefäße und weiteten sich. Kälte macht genau das Gegenteil – Kaffee auch!

Für Menschen, die also intuitiv zum Eisbeutel und zum Waschlappen aus dem Gefrierfach greifen, kann Kaffee als starker doppelter Espresso Wun-der wirken. Das Gleiche vermag (Pseudo-) Ephedrin und seine Abkömm-linge zu bewirken, beispielsweise in der für den Kälte- und Kaffeetyp oft hervorragend funktionierenden Migräne-Wunderwaffe Aspirin Complex enthalten (der Anti-Schmerzstoff Aspirin/ Acetylsalicylsäure ist in diesem Falle nicht der entscheidende Wirkstoff, also nicht mit normalem Aspirin vergleichbar!), aber auch in Schnupfenmitteln wie zum Beispiel Rhinopront.

Für Menschen, denen Wärme hilft, gilt jedoch: Finger weg von Kaffee, Cola, Energydrinks, (Pseudo-)Ephedrin et cetera! Aspirin Complex für meinen dicken Erkältungsschädel wirkt zunächst wunderbar, weil die Schleimhäute abschwellen und der dumpfe Druck, den Erkältungen oft verursachen, nachlässt. Diesen Effekt habe ich jedoch regelmäßig zwei Stunden später mit beginnender Migräne teuer bezahlt! Was beim kältesuchenden Migräniker Wunder bewirkt, ist ein Teufelszeug für denjenigen, der bei Wärme Linderung erfährt. Wenn man diesen Mechanismus jedoch kennt, kann man mit ein wenig Achtsamkeit, Selbstbeobachtung und Ausprobieren schnell herausfinden, welcher Gefäß-Typ man ist: Der Kälte- und Kaffeetyp oder der Wärme- und Nicht-Kaffeetyp. Leider hat der Wärme- und Nichtkaffeetyp damit jedoch ein Mittel weniger als der Patient, der durch Kälte und Koffein Besserung erfährt, denn er sollte ab jetzt Koffein & Co. meiden wie der Teufel das Weihwasser.

Für Ungeduldige

Hypothese: *Koffein und Pseudo-Ephedrin sind höchst gefäßwirksam, insbesondere auch im Kopf beziehungsweise im Gehirn. Negativ ist, dass dieser Effekt zu schneller Abhängigkeit und zu Entzugsschmerzen führt. Diesen Effekt kann man sich aber auch positiv zunutze machen bei Kopfschmerzen und Migräne. Zunächst muss jedoch eine Kaffee-Typisierung erfolgen, denn was dem einen nutzt und seinen Schmerz nimmt, schadet dem anderen und verursacht beziehungsweise verschlimmert die Migräne.*

Aufwand: *Gering. Einfacher Versuch im Falle der Migräne bringt schnell eine Aussage, ob Koffein bessert oder verschlimmert. Auch die intuitive Hinwendung zu Kälte oder Wärme im Migränefall ist ein wichtiger Indikator für die Typisierung und in jedem Falle einen Versuch wert!*

Fazit: *Kaffee, Koffein, Cola, Energie-Drinks, aber auch das zum Beispiel in Aspirin Complex enthaltene Pseudo-Ephedrin sind potente Mittel und für manch einen Migräniker ein Segen. Für den Nicht-Koffein-Typ gilt: Finger weg von Kaffee & Co.!*

Mir hat Koffein nicht nur nicht geholfen, sondern verschlimmert meine Migräne. 🙁

Triptane

Ein weiteres Jahr ist vergangen. Der Kopfschmerz quält mich unaufhörlich in unregelmäßigen Abständen. Ein befreundeter Arzt empfiehlt mir die Teilnahme an einer Studiengruppe „Migräne" in der dortigen Neurologie. Es werden Daten ausgewertet zum Thema Migräne, die bei einer großen Anzahl Patienten erhoben werden. Hier habe ich die Hoffnung, von neuesten Erkenntnissen und wissenschaftlichem Erfahrungsaustausch zu profitieren. Das Klinikum Großhadern ist ein unglaublich großes Krankenhaus und bietet skurrile Situationen, die nicht einer unfreiwilligen Komik entbehren: Patienten liegen in ihren Betten im Schlafanzug noch nachmittags im „Stau" auf den Gängen in Richtung der Operationssäle. Indiskret angebrachte Urinbeutel mit unter die Bettdecken führenden Katheterschläuchen leuchten rechts und links am Bett goldgelb wie Satteltaschen einer Harley Davidson. Ein Gang im Erdgeschoss – sehr treffend Besucherstraße genannt – führt ewig lang und nahezu autobahnbreit an Kiosken vorbei, an denen Besucher und Patienten kleine Dinge des Alltags sowie Geschenke et cetera erwerben können. Neben Schokoladen, Zeitungen, Taschentüchern, Blumen, Büchern et cetera hängen an Haken außen an den Geschäften wie makabre Lampions brünette, blonde, schwarze Indianer-Skalps: Perücken für Chemotherapiepatienten. Da kommt schon eine gewisse Demut auf, die manch einen seinen eigenen Schmerz und das vielleicht nicht ganz so grausame Schicksal vergessen lassen.

In der Neurologie werden eine sehr sorgfältige Anamnese durchgeführt, eine Menge Fragen gestellt und die Antworten sauber dokumentiert. Mein Kopf wird mit modernsten bildgebenden Verfahren durchleuchtet und jede Art von Tumorerkrankung, Aneurysma et cetera ausgeschlossen. Alles deutet auf klassische Migräne mit Aura hin, sagt man mir. Die Diagnose hat einen Vor- und einen Nachteil, erklärt mir der mitfühlende Neurologe. Nachteil: Migräne ist gemein und ziemlich unterschätzt, vor allem aber muss man sich damit meist lebenslang anfreunden. Bisher gab es nur schlecht oder gar nicht wirksame Medikamente. Vorteil: Auch wenn mein Mann das sicherlich gelegentlich anders sieht, ist alles prima in meinem Kopf, keine Erkrankung, keine pathologische Veränderung als Ursache zu entdecken und ein neues Medikament ist gerade auf den Markt gekommen, das etwa der Hälfte der Patienten recht passabel hilft: Die erste Generation der Triptane ist da!

Triptane, wie beispielsweise das erste Triptan namens „Sumatriptan" (mittlerweile gibt es sechs andere Triptane), haben mehrere Effekte im Kopf, aber ganz genau kennt man die individuelle Wirkung beim einzelnen Patienten bis heute nicht, da auch die Entstehung der Migräne noch nicht vollständig geklärt ist. Das Medizin-Portal „Onmeda" schreibt hierzu: „Man nimmt an, dass ein Ungleichgewicht bei den körpereigenen Botenstoffen zugrunde liegt, die für eine reibungslose Funktion der Nerven unentbehrlich sind. So scheint ein Mangel an dem Botenstoff Serotonin ausschlaggebend zu sein. Man vermutet, dass der Serotoninmangel zur gestörten Regulation der Nerventätigkeit im den Kopf und das Gesicht versorgenden Trigeminus-Nerv beiträgt und auch die Störungen der Blutgefäßfunktion im Kopfbereich verursacht. So kommt es beim Migräneanfall zu einer Weitstellung der Gefäße in der Hirnhaut und zu Entzündungsreaktionen im umliegenden Gewebe. Die dabei von den Nerven freigesetzten Entzündungsstoffe rufen die starken Schmerzen hervor."

Man vermutet also, da Triptane chemisch mit Serotonin verwandt, sind, dass diese sich an die gleichen Rezeptoren an Nerven und Blutgefäßen wie der Botenstoff Serotonin binden. Durch diese Bindung wirken die Triptane auf drei Wegen gegen die Symptome der Migräne:

• Verengung der Blutgefäße: Die Anheftung der Triptane an den Rezeptor bewirkt wie bei Serotonin ein Zusammenziehen der Blutgefäße.
• Hemmung der Schmerzentstehung: Triptane binden sich an den Rezeptor der Nerven und hemmen dadurch die Freisetzung der schmerzvermittelnden Nerveneiweiße (Neuropeptide) aus den Nervenenden des Trigeminusnervs.
• Hemmung der Schmerzwahrnehmung: Durch Bindung an die Rezeptoren im Gehirn unterdrücken Triptane die Wahrnehmung von Schmerzreizen, die über den Trigeminusnerv vermittelt werden.

Die Wirksamkeit erstreckt sich nicht nur auf den Kopfschmerz an sich, sondern mildert oder beseitigt auch die üblicherweise auftretende Übelkeit. Warum das so ist, ist ungeklärt, dem Migränepatienten aber im Zweifel auch egal, denn auf wundersame Weise verschwindet mit dem Schmerz auch der Zwang zur nahen Kloschüssel.

Je nach Studie hilft der Wirkstoff zwischen 50%-90% der Migränepatienten. Warum einige Patienten offenbar resistent sind gegen diesen hilfreichen Stoff, ist ungeklärt. Obwohl die verschiedenen Triptane einen weitgehend identischen Wirkungsmechanismus zeigen, unterscheiden sie sich deutlich in ihren Eigenschaften, wie zum Beispiel Wirkungsbeginn, Wirkungsdauer und Ausscheidungszeit. Insofern muss vermutlich jeder Patient „sein" Triptan finden, das ihm in maximaler Geschwindigkeit und für eine maximale Dauer mit minimalen Nebenwirkungen Linderung bringt. Bei mir ist es nach dem anfänglichen Erfolg mit dem Triptan der ersten Generation „Sumatriptan" das moderne Triptan der nächsten Generation „Rizatriptan".

Zunächst aber bekomme ich ein Rezept für Sumatriptan, kaufe das Mittel in der Apotheke und falle beim Preis und beim Lesen des Beipackzettels fast um. Lange wage ich wegen der massiven Nebenwirkungen nicht, es einzunehmen. Ich nehme mir vor, das Medikament zumindest nicht erstmalig zu schlucken, wenn ich mit drei Kleinkindern allein im Haus bin, sondern auf eine Gelegenheit zu warten, bei der mein Mann den Notarzt rufen könnte, falls die als häufigste Nebenwirkung genannten Herzprobleme bei mir eintreten sollten. Zunächst fristet das Mittel somit also sein trauriges Dasein in einer meiner Schubladen.

Einige Monate später erwischt es mich wieder ganz heftig. Meine Schwiegereltern sind zu Besuch, meine drei Kleinkinder sind völlig aus dem Häuschen, ich müsste eigentlich fulminant aufkochen, möchte mich aber nur verkriechen vor Schmerz und Übelkeit. Ich könnte heulen, ziehe es aber vor, mich stattdessen eine Runde zu übergeben. Ich hoffe, meine Schwiegereltern nehmen das nicht persönlich. Aus Verzweiflung werfe ich, den Beipackzettel ignorierend, eine Tablette ein und bin nach 20 Minuten wahnsinnig enttäuscht, dass sich leider so überhaupt nichts tut. Nichts. Nada. Nicht mal eine Spur der Erleichterung. Also gehöre ich offenbar zu diesem Prozentsatz der Patienten, bei dem auch dieses Mittel nicht wirkt. Aber immerhin bekomme ich auch keinen Angina-pectoris-Anfall, keine Herzschmerzen oder Ähnliches.

Ich bin deprimiert und tue das, was ich immer tue, wenn der Schmerz wieder zuschlägt: „Business as usual" und warten. Warten, dass es später wird, da Schmerz und Übelkeit erfahrungsgemäß nach 24 Stunden nachlassen. Immerhin ist die Übelkeit nicht mehr so heftig und nach einiger Zeit verschwindet sie sogar ganz. Wie bitte? Nach ziemlich genau 90 Minuten merke ich, dass auch der Schmerz geht. Ich kann es nicht fassen! Wie sich hinterher herausstellt, muss ich immer genau diese 90 Minuten abwarten, denn Triptane funktionieren anders als Schmerzmittel. Das Abwarten des Wirkungseintritts nach 90 Minuten ist mühsam, denn anderthalb Stunden können verdammt lang sein, wenn man sich nicht gerade bestens amüsiert, und das tut man mit Migräne eher selten. Aber ich finde, es ist auszuhalten, wenn man weiß, dass es dann zumindest temporär vorbei ist.

Die alten Triptane der ersten Generation konnte man noch spritzen oder sublingual unter die Zunge legen, was die Wirkung beschleunigte. Die Spritze ist allerdings kurz darauf wieder vom Markt genommen worden, die Sublingualtablette half mir persönlich nicht. Nachteil der alten Triptane ist vor allem, dass sie eine sehr hohe „Recurrence Rate" hatten, das heißt der Schmerz setze sich meist nach ein paar Stunden wieder durch. Dann eine weitere Tablette nachzuwerfen ist teuer und belastet den Körper und meist musste ich das ein drittes Mal wiederholen, um so meinen typischen 24-Stunden-Anfall halbwegs abzudecken.

Die erste Generation der Triptane mit den beschriebenen Nachteilen erschien im Jahr 1993. Im Jahr 1997 wurden Zolmitriptan und Naratriptan als Triptane der zweiten Generation eingeführt. Im Jahre 1998 kamen als Triptane der dritten Generation Eletriptan und Rizatriptan auf den Markt. Es wurden Substanzen entwickelt, die die Serotoninrezeptoren noch spezifischer aktivieren können. Tatsächlich liegt die Wirkung der Triptane der zweiten und dritten Generation deutlich höher als die von Sumatriptan (Mittel der 1. Generation). Zudem werden die Triptane höherer Generation besser im Magen-Darm-Trakt aufgenommen und damit ist ihre Wirkung auch während der Migräneattacke zuverlässiger. Außerdem sind diese Substanzen noch besser in der Lage, die sogenannte Blut-Hirn-Schranke zu passieren, wodurch sie wiederum die zentralen Wirkungsorte noch zielgenauer erreichen.

Ein besonderes Optimierungsziel bestand darin, den Wiederkehrkopfschmerz, der bei circa 30% der behandelten Migräneattacken zu beobachten ist, zu verringern und somit eine längere Wirksamkeit zu erzielen. Das ist vor allem bei Migräneepisoden wünschenswert, die über mehrere Tage anhalten. Auch die Nebenwirkungen sollten bei den Triptanen der jüngeren Generationen reduziert werden. Dies gilt insbesondere für die gar nicht so selten auftretenden Herzbeschwerden. Ein weiteres Ziel bei der Weiterentwicklung war die Beschleunigung des Wirkungseintrittes. Mittlerweile sind die Wirkstoffe aufgrund abgelaufener Patentfristen auch als freiverkäufliche Mittel zu bekommen, wenn auch in überwiegend niedrigerer Dosierung. Leider sind sowohl die freiverkäuflichen als auch die rezeptpflichtigen Medikamente nach wie vor extrem teuer, aber sie wirken gut – zumindest bei mir – und haben mich fortan in so mancher Situation gerettet. Ich habe mich durch alle drei Generationen durchprobiert und bin nun bei dem Mittel MAXALT gelandet, das mir meist recht zuverlässig nach 90 Minuten hilft und nur einmal im Jahr, wenn es ganz besonders schlimm ist, eine zweite oder gar dritte Dosis erfordert, aber eher selten den Schmerz wiederkehren lässt. Aber ob überhaupt und wenn ja, welches Mittel individuell am besten hilft, muss jeder Migräniker für sich selbst herausfinden.

Eine präventive Einnahme, wie sie beispielsweise von Aspirin möglich ist, um Kopfschmerzen in voraus eilendem Gehorsam vor wichtigen Meetings, Reisen oder Ähnliches gar nicht erst aufkommen zu lassen, ist bei Triptanen nicht sinnvoll, zumal man für die Schmerzfreiheit den Preis einer extremen Schlappheit zahlt, mit der man sich dann durch den Tag schleppt. Dennoch ist diese Medikation ein Segen für einen Großteil der Migränegeplagten, so auch für mich.

Leider verschärfte sich meine Situation in den nächsten Jahren so extrem, dass ich in ganz schlimmen Zeiten zwei Wochen Dauermigräne am Stück habe und so häufig hintereinander, dass ich verzweifelt weiter nach Auslösern suche. Die Tabletten helfen zwar, können aber nicht zu einem Grundnahrungsmittel werden: Also muss ich die Migräne nicht nur jeden Tag aufs Neue medikamentös beseitigen, sondern vermeiden. Ich starte also den nächsten Versuch – wieder einmal –, den Ursachen auf den Grund zu gehen.

Für Ungeduldige

Hypothese: Triptane sind moderne, gut verträgliche, nebenwirkungsarme Migränemittel, die auf unterschiedlichen Wegen in den Migräneprozess eingreifen und den meisten Migränepatienten helfen.

Aufwand: Gering. Der Arzt verschreibt die etwas höher dosierten, rezeptpflichtigen Triptan-Mittel, rezeptfrei bekommt man die niedriger dosierten Triptane „over the counter". Welche Dosis Erleichterung schafft, ist individuell auszuprobieren. Auch ob und wenn ja, welche Nebenwirkungen wie Energielosigkeit und Schlappsein beim Einzelnen auftreten, ist im Eigenversuch herauszufinden. Einziger Nachteil ist lediglich der nach wie vor relativ hohe Preis aller Mittel.

Fazit: Nicht immer und jedem helfen Triptane, aber den meisten Migränikern erscheinen sie wie ein Segen!

Mir helfen Triptane hervorragend! 😃

Trigger, Lebensmittel-unverträglichkeiten & Eliminationsdiäten

Lange Zeit schaffe ich es, die Schmerzphasen einfach zu ignorieren. Ich gehe zwischendurch spucken, lasse die Lichtblitze durch mein Hirn zischen wie Bruce Willis das Blitzlichtgewitter auf dem roten Teppich von Hollywood. Die Urlaubszeit naht und noch freue ich mich auf zwei Wochen auf Mauritius. Palmen, Sonne, Strand und Meer, was will man mehr? Im Nachhinein kann ich nur sagen, diese zwei Wochen haben gute Chancen auf der Hitliste des Grauens ganz weit oben zu landen, denn ich hatte keinen einzigen migränefreien Tag. Anstatt knackig braun am Pool zu liegen, Cocktails zu schlürfen und den lieben Gott einen guten Mann sein zu lassen, liege ich jeden Tag bis zum Wirkungseintritt des Medikamentes als jammerndes Häufchen Elend im Zimmer mit Wärmflasche auf dem Schädel oder mit dem Hinterkopf unter Wasser in der heißen Badewanne. Dafür muss man aber nicht unbedingt fast 10.000 Kilometer weit fliegen.

Das Buffet des schönen Hotels bietet morgens eine tolle Auswahl an Obst, sodass man frische Ananas, Mangos, Erdbeeren, Maracuja, Melone et cetera essen kann bis zum Abwinken. Mittags gibt es dann oft Fischbarbecue und abends ein ebenso umfangreiches Buffet mit Fleisch & Fisch vom Grill, Nudeln, Salaten, Gemüsen und allem, was das Herz sonst noch begehrt. Klingt gesund und lecker und entspricht auch meiner üblichen Ernährung. Tatsächlich aber braut sich jeden Tag am späten Vormittag langsam, aber sicher das Gewitter im Kopf zusammen, nachmittags liege ich bereits flach und abends will ich so manches Mal am liebsten einfach sterben. Jeden Tag der gleiche Ablauf. Mir drängt sich der Verdacht auf, dass möglicherweise die vermeintlich so gesunde Ernährung in irgendeiner Form an diesem Geschehen ursächlich beteiligt ist. Ich beginne die Speisen zu wechseln. Vielleicht reagiere ich auf Obst? Die Fruktose darin? Also gibt es zum Frühstück Schinken und Eier, und aus Verzweiflung dann auch mal einfach gar nichts. Nichts hilft.

Nach Hause zurückgekehrt, hat sich dieser Dauerschmerzzustand verfestigt und richtig nett eingeschwungen, sodass ich nicht mehr weiß, was ich tun soll. Ich fange an, eine Art Food-&-Drinks-Tagebuch zu führen, denn die Häufigkeit der Migräne am Vormittag macht mich nachdenklich. Ist mein Frühstück so gestaltet, dass sich dort Migränetrigger finden lassen? Benutze ich Kosmetika, Shampoo oder Ähnliches, auf die ich reagiere? Esse ich abends Dinge, die eine Migräne auslösen? Vor allem aber: Warum immer um die gleiche Uhrzeit? Heute weiß ich, dass die Kohlenhydrate am Abend, der Leerlauf der Nacht, spätestens aber das Obst am Morgen der Migräne den Boden bereiteten, jeden Tag aufs Neue!

Ich schreibe akribisch jedes Vollkornbrot, jedes Rührei, jeden Orangensaft auf, notiere Shampoos und Cremes und fange an, das Ganze strukturiert zu betreiben, indem ich Lebensmittel und Kosmetika

a) weglasse, also ersatzlos streiche
b) austausche, um die Komplexität zu senken
c) identisch zu mir nehme beziehungsweise anwende und lediglich eine Substanz variiere.

Zu a) Weglassen: Die altbekannten Trigger wie Käse, Rotwein, Schokolade et cetera stehen sowieso schon seit Jahren auf meiner Streichliste, denn über diesen banalen Punkt der Spurensuche bin ich wie die meisten Leidgeplagten längst hinaus. Ich trinke also ab sofort keinen Alkohol mehr (zum Frühstück ja meist ohnehin nicht, aber auch am Abend lasse ich das regelmäßige Gläschen Wein oder Prosecco entfallen), Kuchen und Süßigkeiten mag ich sowieso nicht, aber auch Obst und Milchprodukte lasse ich weg, um während meiner Testphase eine reduzierte und überschaubare Anzahl von Variablen zu haben.

Mein Programm ist jetzt Hardcore: Ich esse dreimal am Tag eine Schale Reis mit nichts. Ich wasche mich einige Tage nicht mit Seife, sondern dusche lediglich mit Wasser. Ich putze meine Zähne mit einer Prise Salz und trinke heißes Wasser statt Kaffee oder Tee, natürlich ohne Milch, Zucker et cetera Klingt im Übrigen genauso beschwerlich und freudlos, wie es ist! Lecker ist anders.

Zu b) Austausch zur Senkung der Komplexität: Ich tausche Butter gegen Olivenöl, Nivea Creme gegen Olivenöl, Haarpackung und Conditioner gegen Olivenöl, nutze nur noch Olivenöl zum Braten, für Salate und als Brotaufstrich. Nur eine Substanz statt vieler verschiedener ist hier die Idee. Gesichts- und Körpercreme ersetze ich durch natives Olivenöl, damit nur ja kein Konservierungsstoff, keine Parabene oder Duftstoffe heimlich in meinem Körper in Richtung Hirn kriechen.

Zu c) Identisch, mit nur einer Variation: Manchen Tag beginne ich mit einer Schüssel nacktem Reis, der bekanntermaßen wenig allergen ist und selbst von allergischen Säuglingen meist bestens vertragen wird. Morgens, mittags, abends eine Schale Reis ohne alles, und das über zwei Tage. Akribisch beobachte ich das Geschehen in meinem Kopf und analysiere es auf Veränderungen, sobald ein neues Lebensmittel hinzukommt. Am dritten Tag gebe ich dem Reis 3 x täglich lediglich einen Löffel Olivenöl hinzu. Am vierten Tag ein wenig Banane, sodass aus dieser Versuchsanordnung „ceteris paribus" klar hervorgehen sollte, welche Substanz denn nun Migräne triggert. Hier könnte ich dann weiter forschen, falls beispielsweise das Obst wenige Stunden später einen Migäneanfall auslösen würde.

So ist zumindest meine Theorie. Da „gut gemeint" ja bekanntlich oft das Gegenteil von „gut gemacht" ist, erweist sich meine Migräne als komplett theorieresistent und schenkt mir ein Dauerabo, das sich vollkommen unbeeindruckt zeigt von meiner Versuchsanordnung. Zudem mögen drei Schüsselchen Reis ein gar köstliches Mahl für Mahatma Ghandi gewesen sein und ihn beflügelt haben, mich machen sie komplett energielos und schlapp.

Nix essen, nur Wasser trinken, Olivenöl im Gesicht mit dem penetranten Geruch einer griechischen Bergziege, kein Lippenstift, ölige Haare, nur mit Wasser geduscht ohne Seife und Deo – das klingt verdächtig nach australischem RTL-Dschungelcamp – frei nach meinem Motto „Ich hab Migräne – holt mich hier raus!"

Nachdem dieser Test über mehrere Wochen nicht nur keine Ergebnisse liefert, sondern auch noch die Migräne zum langfristigen Dauereinsatz animiert, beende ich dieses freudlose Dasein. Wie ich heute weiß, war ich durchaus auf dem richtigen Weg, die Lebensmittel waren aber leider genau die falschen, doch dazu später mehr. Und mit „leider die falschen" meine ich hier nicht die vielfach unsinnigen Listen von Lebensmitteln, die man landläufig als Migräneauslöser beziehungsweise Trigger verdächtigt:

- bestimmte Gemüsesorten wie zum Beispiel Kohl
- Käse v. a. Parmesan
- Zitrusfrüchte
- Trockenobst
- Hefe- und Weizenmehlprodukte
- geräucherte Fleisch- und Fischgerichte
- Alkohol
- Aspartam
- Glutamat
- Kaffee/Kakao
- Rohwurstsorten, zum Beispiel Salami
- Nüsse, besonders Walnüsse
- Tomaten (große Mengen von Ketchup!!!)
- Sauerkraut und andere milchsauer eingelegte Gemüsesorten
- Spinat
- Fischzubereitungen (zum Beispiel Konserven)
- reife Bananen, Zitrusfrüchte, Himbeeren, Erdbeeren

Die Liste ist je nach Quelle unterschiedlich und unendlich lang, und auf jeder Internetseite, die sich mit Migränetriggern beschäftigt, stehen neben den üblichen Verdächtigen eine Menge weiterer möglicherweise individuell problematischer Lebensmittel. Am Ende, wenn man alles weglässt, landet man vermutlich bei Wasser und Brot beziehungsweise einer Schüssel Reis und hat dennoch − wie ich − die Migräne seines Lebens. Das Weglassen einzelner Lebensmittel, die nach eigener Erfahrung direkt zur Migräne führen, ist sicherlich vernünftig und sinnvoll. Wenn ich von Rotwein regelmäßig Migräne bekomme, trinke ich eben Weißwein. Wenn ich aber von Weißwein, Rotwein und der kompletten oben stehenden Liste Migräne bekomme, aber auch wenn ich all das weglasse immer noch Mords-Migräne habe, dann kann doch etwas nicht stimmen.

Die Listen springen aus meiner Sicht immer viel zu kurz, denn sie zielen auf die Vermeidung von immer mehr Lebensmittel ab, anstatt der Ursache auf den Grund zu gehen. Zum Thema vermeintliche Trigger und unsinnige Verbotslisten habe ich mit meinem Kenntnisstand, den ich erst viele Jahre darauf erlangte, ein eigenes Kapitel geschrieben, das an dieser Stelle Inhalte vorwegnehmen würde. Denn das ist ein Schritt, den ich leider erst viel später gehen konnte, bis dahin versuchte auch ich durch Identifizieren und Weglassen Erleichterung vom mittlerweile fast alltäglichen Schmerz zu finden.

Für Ungeduldige

Hypothese: *Bestimmte Lebensmittel, Kosmetika und vieles mehr wirken als Trigger und lösen Migräne aus. Vermeidung insbesondere der bekannten, üblichen Auslöser bedeutet Schmerzfreiheit. Soweit die Theorie.*

Aufwand: *Hoch. Die offensichtlichen Trigger lässt man ja meist automatisch weg. Da die Migräne daraufhin meist nicht besser wird, versucht man immer mehr vermeintliche Auslöser zu vermeiden. Die Suche nach weiteren Triggern, Lebensmittelunverträglichkeiten und (Pseudo-)Allergien erfordert detektivischen Spürsinn und einen aufwändigen Versuchsaufbau, um dem Täter auf die Spur zu kommen. Bei Lebensmitteln können ein paar Reistage „pur" vorab Aufschluss bringen: Bessert sich die Migräne auch dann nicht, ist die Ursache meist anders gelagert.*

Fazit: *Einzelne Trigger, Lebensmittelunverträglichkeiten sind sicherlich im einen oder anderen Fall verantwortlich und lösen individuell einen Migräneanfall aus. Dennoch sind Menschen, die unzählige vermeintliche Trigger komplett vermeiden, oft nicht schmerzfrei. Insofern sind Auslöser überbewertet und die gesamte Triggertheorie ist nur bedingt tauglich.*

Triggervermeidung hat mir nicht geholfen!

Lebensmittelallergien & Allergie-Test

Ich suche mir einen Arzt, der mit einer neuen Art von Bluttest mit damals sehr moderner IGE- und IGG-Technologie allergische Reaktionen auf eine Vielzahl von Stoffen nachweisen kann. Der Test galoppiert durch ca. 800 Substanzen, unterteilt in diverse Stoffklassen, quer vernetzt durch Kreuzallergien, bei denen beispielsweise Äpfel wiederum mit Birkenpollen, Mandeln, rohen Kartoffeln et cetera zusammenhängen, und diagnostiziert jede Unverträglichkeit mit detektivischer Raffinesse.

Nun könnte ich in großem Bogen ausholen und vermutlich selbst für Mediziner zufriedenstellend die Begrifflichkeiten Allergien, Pseudo-Allergien und banale Lebensmittelunverträglichkeiten definieren und differenzieren. Da das aber zu weit führen würde, verzichte ich darauf, denn mir geht es bei diesem Ansatz mehr um Spurensuche im Dickicht. Wenn sich also durch einen Allergietest eine wie auch immer geartete Reaktion auf eine Substanz ergäbe, auf die man im Leben nicht alleine käme, wäre das zumindest mal eine mögliche Marschrichtung.

Demzufolge sind meine Hoffnungen groß und werden um so mehr enttäuscht, denn das Testergebnis ergibt: nichts! Ein paar Dinge wusste ich bereits und mied sie wie die Pest, sodass hier sicher keine Auslöser meiner Migräne zu finden waren, wie zum Beispiel Äpfel und Nüsse, die mich dem Ersticken nahe brachten, ebenso wie Katzen, aber die habe ich auch eher selten auf dem Speiseplan. Andererseits gibt es ein paar mickrige kleine Reaktionen bei Lebensmitteln wie beispielsweise Senf, den man üblicherweise nicht in seinen Frühstückskaffee rührt oder löffelweise abends ins Tiramisu. Natürlich lasse ich auch diese Substanzen komplett weg, auch die damit verbundenen Kreuzallergene, aber eine Besserung tritt damit nicht in mein Leben.

„Von einer Kreuzallergie (Kreuzreaktion) wird dann gesprochen, wenn Immunglobulin-E-Antikörper, die gegen ein bestimmtes Allergen in einer bestimmten Allergenquelle gerichtet sind, auch andere Allergene in anderen Allergenquellen erkennen und somit auch bei Kontakt mit diesen anderen Allergenquellen eine allergische Reaktion auslösen können." Diese Definition stammt von Wikipedia, das unter dem Schlagwort Kreuzallergie auch eine höchst informative Liste bietet von Allergenen, die ebenfalls Ärger machen, wenn man eigentlich ursprünglich auf etwas anderes reagiert. Der verhältnismäßig bekannte Klassiker ist die Reaktion auf Birke, die oft verknüpft ist mit einer Reaktion auf Karotte, aber wer kommt schon auf den Zusammenhang zwischen Kiwi und Latex in Gummihandschuhen? Also ein durchaus interessantes Thema!

Diese modernen Allergie-Tests sind für den Patienten nicht besonders aufwändig, man muss lediglich ein bisschen Blut hergeben für ein paar Laborröhrchen und bekommt nach zehn Tagen eine sehr umfangreiche, aber leider unfassbar teure Auswertung. Für echte Allergiker ist das ein Segen, insbesondere wenn es sich um einen verzögerten Allergietyp handelt, denn wenn einem sofort der Mund anschwillt beim Essen von Walnüssen, ist die Sache sehr offensichtlich. Wenn mich aber eine mit Latex und Gummibaum im Zusammenhang stehende Avocado und ihre Kreuzallergen-Brüder Bananen, Papaya, Kiwi, Maroni/Kastanie, Feige, Passionsfrucht, Sellerie und Tomate schleichend vergiften, ohne eine handfeste Reaktion, dann kann dieses Wissen und die Vermeidung dieser Lebensmittel die Lebensqualität eines „versteckten Allergikers" massiv erhöhen.

Da es sich bei Migräne üblicherweise nicht um eine echte allergische Reaktion handelt, ist dieser umfangreiche Testlauf auch eher als der Strohhalm zu sehen, an den sich ein vollkommen verzweifelter Mensch wie ich klammert. Selbst die häufig heftige Reaktionen auslösende Substanz Monosodiumglutamat (Geschmacksverstärker, vielfach in jeder Art von Fertigprodukten, Maggi et cetera zu finden, im angelsächsischen Raum meist abgekürzt MSG genannt) liegt selten als echte Allergie vor und ist somit auch über diese Art von Test nicht nachweisbar, wenngleich Glutamat bei vielen Menschen das sogenannte China-Restaurant-Syndrom mit üblen Kopfschmerzen und Hitze im Schädel, manchmal sogar mit Atemnot auslöst. Die Erklärung ist hier aber vermutlich eher das Histamin, weniger jedoch eine Allergie oder eine echte Migräne. Glutamat zu vermeiden hilft manch einem Kopfschmerzpatienten schon ein wenig, genauso wie manchem anderen der Verzicht auf Kaffee. Nichts desto trotz ist das lediglich Herumdoktern an den Symptomen, denn die Ursache und Mechanismen der Problematik der echten Migräne hat man damit meist nicht erwischt.

Zusammenfassend kann man sagen, dass die Tests patientenseitig wenig Aufwand erfordern, aber sehr teuer sind, wenn alle Lebensmittel- und Stoffklassen abgedeckt und getestet werden. Zudem sind diese Tests nur bedingt erfolgsversprechend bei Migräne, da es sich hier eben üblicherweise nicht um ein allergisches Geschehen handelt. Mir helfen die spärlichen Erkenntnisse, die sich aus der Testserie ergeben, jedenfalls nicht weiter. Ich stehe also am selben Punkt wie zuvor.

Für Ungeduldige

Hypothese: *Auf bestimmte Lebensmittel, Kosmetika et cetera reagieren manche Menschen allergisch. Durch moderne Tests kann man schnell und unkompliziert Aussagen bekommen, welche Stoffe allergische Reaktionen im Körper auslösen. Eine von vielen allergischen Reaktionen könnte auch Migräne sein. Selbst versteckte Allergene lassen sich durch Bluttests finden.*

Aufwand: *Gering, außer der Tatsache, dass die modernen Blut-Tests relativ teuer sind, vor allem wenn man umfangreich und viele Stoffgruppen testet.*

Fazit: *Die offensichtlichen und typischen Allergieauslöser (zum Beispiel Nüsse, Äpfel, Karotten) lassen betroffene Menschen meist automatisch weg. Die versteckten Allergien findet der Test. Der Verzicht auf diese allergenen Stoffe bessert die Migräne meist jedoch nicht, da Migräne überwiegend nicht allergischer Natur ist. Insofern sind Allergien als Migräneauslöser überbewertet.*

Vermeidung von Allergenen hat mir nicht geholfen!

Homöopathie

Inzwischen ist es 1998. Die Migräne wütet fröhlich weiter, aber momentan geht's mir besser im Kopf, denn ich bin schwanger mit meinem dritten Sohn. Meine anderen beiden Söhne sind stark erkältet und ich suche einen Kinderarzt in einem medizinisch-homöopathischen Zentrum in München auf, weil ich nicht die fünfte Mittelohrentzündung in diesem Winter mit den nur allzu bereitwillig verschriebenen Antibiotika behandeln will. Ich kann mich kaum bewegen, denn vom ersten Tag einer jeden Schwangerschaft leide ich unter höchst gemeinen Ischias-Beschwerden, die wie ein elektrischer Stromschlag bis in die Kniekehle schießen und mich mal wieder neun Monate quälen wie die Hölle. Nur kopfschmerzmäßig geht es mir auch in dieser Schwangerschaft wieder gut. Lediglich der Magen macht ein bisschen Ärger und fordert alle zwei Stunden etwas Essbares, sonst bin ich dem Blackout nahe. Der nette Kinderarzt sieht, dass ich mich – wie ein Patient mit akutem Bandscheibenvorfall – nur mit Mühe bewegen kann und bittet seinen Homöopathie-Kollegen für erwachsene Patienten unter meinem Protest, doch mal schnell einen Blick auf mich zu werfen.

Nach einer Vielzahl seltsamer Fragen (Trinken Sie gern eiskalte Getränke? In welcher Stellung schlafen Sie nachts? Essen Sie gern süß oder salzig? und vieles mehr) drückt er mir ein paar Globuli-Kügelchen in die Hand und bittet mich, die ersten drei sofort einzunehmen. Um ihn nicht zu brüskieren, tue ich brav, was mir geheißen wurde, glaube aber nicht so recht an den Budenzauber. Ich verlasse das Praxiszentrum und bringe meine kranken Söhne nach Hause, um im Anschluss sofort in mein Office weiterzufahren. Als ich dort ankomme, will ich mich gewohnt mühsam aus meinem Autositz schälen mit meinen üblen Ischiasschmerzen, als ich völlig überrascht merke, dass ich schmerzfrei bin. Das erste Mal schmerzfrei seit Beginn dieser und der beiden vorherigen Schwangerschaften. Kaum zu glauben, aber wahr! Und ich bleibe auch schmerzfrei! Zumindest im Rücken!

Aufgrund dieser ganz erstaunlichen Erfahrung konsultiere ich nach der Geburt und dem pünktlichen Wiedereinsetzen meiner Migräne wieder diesen „Wunderheiler", der im richtigen Leben ein wahnsinnig belesener, intelligenter und gebildeter Mediziner ist, der zu den Meistern seines Fachs im Bereich klassische Homöopathie zählt.

Homöopathie ist eine alternativ-medizinische Heilmethode, die mit dem Ähnlichkeitsprinzip arbeitet. Hier wird dem Kranken verabreicht, was beim Gesunden die Krankheitssymptome auslöst, unter denen der Kranke leidet. Die stoffliche Information ist in extremer Verdünnung („Potenzierung") in Globuli gespeichert und veranlasst den kranken Organismus zur Selbstheilung.

Ich weiß selber nicht, ob ich an Homöopathie glaube, vermutlich ist der Glaube an eine Sache bei einer echten Wirkung auch unerheblich, denn in der beschriebenen Situation hatte es einen ganz erstaunlichen Heilerfolg gegeben und das mag zumindest einen weiteren Versuch rechtfertigen.

Homöopathie ist allerdings vielfach nur ein Deckmäntelchen für unausgegorenes Verabreichen abenteuerlicher Kügelchen-Kombinationen ohne Sinn und Verstand. Immerhin können sie kaum schaden. Ein guter Homöopath hat enormes Wissen und erhebt in einer sehr aufwändigen Anamnese eine Vielzahl von Informationen, um den sogenannten Konstitutionstypen zu bestimmen oder um ein maßgeschneidertes Mittel zu verabreichen. Hier sollte also wirklich ein Experte am Werk sein und nicht der Gynäkologe, der auch nebenbei ein bisschen in Homöopathie macht und das auf sein Schild schreibt, nur weil es sich umsatzbringend vermarkten lässt.

In meinem Falle hat es in Bezug auf meine Migräne leider keinerlei Auswirkungen. Es hilft schlichtweg nicht, bei aller Kompetenz und Expertise meines Behandlers. Deshalb betreibe ich das Kapitel Homöopathie nicht weiter und lege es zumindest migränetechnisch für mich ad acta, anderen Leidensgenossen mag es möglicherweise helfen.

Für Ungeduldige

Hypothese: *Homöopathie ist eine alternativ-medizinische Heilmethode, die bei vielen Erkrankungen, so auch bei Migräne, erstaunliche Heilerfolge vorzuweisen hat. Homöopathie ist aber gleichzeitig höchst umstritten in ihrer Wirksamkeit.*

Aufwand: *Mittel. – Eine umfassende Erstanamnese bei einem erfahrenen Homöopathen kann gut zwei Stunden dauern. Das daraufhin verabreichte Mittel muss gegebenenfalls mehrfach angepasst werden, bis die „richtige" Substanz gefunden ist. Die Wirkung per Selbstheilung des Körpers setzt möglicherweise mit wochen- oder monatelangem Zeitverzug ein – vielleicht aber auch gar nicht.*

Fazit: *Homöopathie ist ein interessanter, aber sehr umstrittener Ansatz. In jedem Fall erfordert sie einen wirklich guten, erfahrenen Behandler und ist dann einen Versuch wert.*

Homöopathie hat mir in Bezug auf Migräne nicht geholfen!

Biofeldtherapie

Mein Mann und ich sind arbeits-, kinder- und beziehungstechnisch ziemlich ermattet. Deshalb forcieren wir erstmals, ein paar Tage allein wegzufahren, ohne Kinder. Ausschlafen, Sonne und ein bisschen Erwachsenenleben ohne Kartoffelbrei auf dem Fußboden und Kinderkotze auf dem Pullover. Da November ist und meinen Mann immer das Fernweh plagt, wird eine Woche Jamaica angepeilt. Meine Schwiegereltern erklären sich ausnahmsweise und einmalig bereit, eine Woche auf die Kinder aufzupassen, sodass wir freie Bahn haben. Um nur ja keine Kopfschmerzen zu produzieren durch „verkehrtes" Essen, Getränke oder Ähnliches knabbere ich den gesamten Flug nur ein paar Salzstangen und lasse das Bordessen zurückgehen. Dennoch erwischt es mich nach ein paar Flugstunden ungefähr in der Halbzeit des Fluges wie immer aufs Heftigste.

Nach der Landung nimmt mein Göttergatte den für uns reservierten Jeep in Empfang. Weiter geht es 80 km über rappelige Landstraße und durch kleine Orte bitterer Armut. Wir halten alle paar Kilometer an, weil ich mich aus der aufgerissenen Tür übergeben muss. Der leere Magen gibt nichts mehr her, also ist nun die Galle dran. Die jamaikanischen Kinder stehen staunend am Straßenrand und können vermutlich gar nicht fassen, was sich da abspielt. Endlich im Hotel angelangt, bekommen wir noch eine nett gemeinte Führung durch das Ressort, aber eigentlich will ich nur in mein Zimmer, Kopf unter heißes Wasser und am liebsten schlafen.

Der Urlaub geht genauso schlimm weiter, wie er angefangen hat. Zur täglichen Migräne gesellt sich eine vermutlich schon aus München mitgeschleppte Erkältung, die mich selbst im Whirlpool mit 39°C vor Schüttelfrost klappern lässt. Die Woche ist leider viel zu schnell um und zumindest ich komme alles andere als erholt nach Hause zurück. Dort nehme ich mir vor, den nächsten therapeutischen Versuch zu starten. Mein Leidensdruck ist durch diese fatale Woche „Urlaub" hoch. So kann es nicht weitergehen!

Aufgrund einer sehr überzeugenden Empfehlung aus dem Bekanntenkreis suche ich einen Mediziner in seiner Praxis in einem kleinen Ort an einem der schönsten bayerischen Seen im Münchner Umland auf. Dieser hat sich auf das Thema Biofeldtherapie spezialisiert und macht offenbar ganz unglaubliche Dinge mit noch unglaublicheren Erfolgen. Als schwer kranker, verzweifelter Mensch ist man ja durchaus bereit, auch andere Wege zu beschreiten, wenn sie denn versprechen, hilfreich zu sein:

Die Biofeldtherapie geht von der Existenz eines feinstofflichen Energiefeldes um den Menschen aus und wurde vor etwa 30 Jahren von dem Physiker Dr. Paul Schweitzer entwickelt. Vorab wird ein sogenannter Biofeldtest direkt am Patienten oder an dessen Blutprobe durchgeführt, in welcher die feinstofflichen Informationen gespeichert sind. Ziel ist die Diagnose von unentdeckten Zusammenhängen, chronischen Erkrankungen sowie subklinischen Belastungen zum Beispiel durch Krankheitserreger und Schadstoffe. Die Biofeldtherapie zielt auf die Kompensation der gefundenen Belastungsfaktoren ab durch Verabreichung spezifischer, physikalisch wirksamer Mineralsalzmischungen. Soweit die schöne Theorie.

Ich werde in einer Art Mini-Schlösschen und einem professionell organisierten Ambiente begrüßt. Als Erstes bekomme ich als Patientin eine Art Blitzableiter aus Metall verpasst, eine kleine Metallplakette, die Strahlung abhalten soll, damit die sorgsam und individuell zusammengestellten Mittel wirken können. Gegen Barzahlung bei Aushändigung, bitteschön, versteht sich selbstredend. Vorab und sofort. Danach ist der Herr Doktor höchstpersönlich für mich da und ich begebe mich, noch durchaus hoffnungs- und vertrauensvoll, in seine Hände.

Zunächst erwartet mich ein Vortrag über die sogenannten IGEL, die Individuellen Gesundheitsleistungen, welche die Kassen nicht übernehmen, die also der Patient selbst zahlen muss. Hier redet sich der Herr Mediziner in Rage, da seine schmutzigen und unethischen Kollegen damit den Patienten für unsinnige Dinge und völlig ungerechtfertigt das Geld aus der Tasche ziehen. Soviel Entrüstung habe ich selten vernommen, aber immerhin stärkt das mein Vertrauen in seine Leistungen, da er sich bei soviel tiefster moralischer Empörung sicher nicht in einer Reihe mit Halsabschneidern sehen möchte, die leidenden Patienten aus Gründen des schnöden Mammons sinnloses Zeug aufschwatzen.

Er doziert durchaus nett und unterhaltsam über seine Erfolge, die nachweislich schon Krebs, Migräne und andere Übel des modernen Menschen besiegt haben. Danach muss ich mich in die Mitte des Raumes begeben und er stellt sich mit einer Art Wünschelrute mir gegenüber. Mit gezielten Schwüngen kommt er zu einer klaren Diagnose, aus der sich wiederum die Medikation mit bestimmten Salzen et cetera ergibt. Nach dieser durchaus interessanten, aber leicht skurrilen Darbietung bekomme ich noch die Mittelchen verpasst (auch hier Barzahlung – versteht sich von selbst!) und die Auflage, diese in einem bestimmten Rhythmus zu mir zu nehmen. Die kleine Strahlungsschutzplakette muss ich nun die nächsten sechs Wochen immer am Körper tragen, die Tabletten sind entsprechend einzunehmen und in sechs Wochen telefonieren wir wieder. Nun muss ich dazu sagen, dass mir jede Art von Voodoo und Esoterik komplett fern liegt, aber aufgrund der Empfehlungen von durchaus bodenständigen und geerdeten Bekannten begebe ich mich gutgläubig in die hoffentlich heilenden Hände dieses Wunderdoktors. Ein klitzekleines Wunder würde mir schon reichen!

Doch leider geht es mir mehr als bescheiden, die Kopfschmerzen plagen mich nahezu jeden Tag, aber ich halte die sechs Wochen brav durch. Das für nach diesem Zeitraum vereinbarte Telefonat mit ihm hat auch wieder gewissen Unterhaltungswert, da er mein derzeitiges Befinden fernmündlich mit der Wünschelrute und mit meiner seinerzeit abgegebenen Mini-Blutprobe erspürt und diagnostiziert. Daraufhin optimiert er nochmals die Medikation und ich muss diese weitere sechs Wochen schlucken. Nachdem mir in der Zwischenzeit seine Rechnung von über 1000 Euro zugeht und ich keinerlei Besserung oder zumindest Veränderung der Schmerzqualität oder was auch immer feststellen kann, gebe ich nach knapp drei Monaten auf. Ich setze die mir verordneten Salze in Tablettenform ab und verbuche die 1000 Euro als Lehrgeld. Vielleicht hilft das System wirklich, vielleicht gibt es Patienten, bei denen es mit der Biofeldtherapie Erfolge zu verzeichnen gibt, aber mir hilft sie nicht.

Für Ungeduldige

Hypothese: Biofeldtherapie ist eine auf physikalischen Prinzipien basierende, alternativ-medizinische Heilmethode, die bei vielen Erkrankungen, so auch bei Migräne, angebliche Heilerfolge vorzuweisen hat. Diese Therapieform geht von feinstofflichen Energiefeldern des Menschen aus. Die Belastungsfelder werden durch entsprechende Gegenfelder mit Mineralsalzen kompensiert und therapiert. Die Wirksamkeit dieser nicht wissenschaftlich anerkannten Heilmethode ist höchst umstritten.

Aufwand: Hoch. – Eine umfassende Erstanamnese bei einem Therapeuten kann eine Stunde dauern und ist daher relativ teuer. Die daraufhin verabreichten Mittel müssen möglicherweise mehrfach angepasst werden, bis die „richtigen" Substanzen gefunden sind. Die Wirkung im Körper setzt möglicherweise mit wochen- oder monatelangem Zeitverzug ein – vielleicht aber auch gar nicht. Diese Methode wird von Krankenkassen nicht übernommen und ist daher besonders kostenintensiv.

Fazit: Biofeldtherapie ist ein interessanter, aber sehr umstrittener Ansatz. Da die Kassen die Kosten nicht übernehmen und diese Heilmethode und ihre Anwender vielfach die Grenze der Esoterik überschreiten, sollte ein Versuch wohlüberlegt sein.

Biofeldtherapie hat mir nicht geholfen!

Handyabstinenz

Nachdem der Herr Wünschelruten-Doktor und seine Voodoo-Therapie leider nicht erfolgreich waren, brachte mich die alberne Star-Wars-Anti-Strahlen-Plakette dennoch auf eine Idee.

Der Mensch der Neuzeit ist in den letzten Jahren zunehmend Strahlungen ausgesetzt, die einem von Funkmasten, Elektrogräten, WLAN-Verbindungen, Blue-Tooth et cetera um die Ohren zischen. So manch ein empfindlicher Zeitgenosse schläft schlecht, weil er sein Handy als Wecker nutzt und es neben dem Kopfende in die Steckdose einklinkt. Auch Fernseher im Schlafzimmer stehen im Verdacht, die Nachtruhe massiv zu stören, insbesondere wenn sie auf Stand-by-Modus stehen, denn die Strahlungen all dieser Geräte schlafen nicht.

Immer wieder wurde in den letzten Jahren eine neue Sau durch's Dorf getrieben, was die Tumorrisiken von Viel-Telefonierern angeht. Mal gab es Studien, die einen klaren Zusammenhang fanden, andere Untersuchungen gaben Entwarnung und legten lediglich zur Sicherheit nahe, das Gerät beim Verbindungsaufbau vom Kopf wegzuhalten.

Nun könnte ich im Detail in die Wattleistung von D-Netz-Funkantennen einsteigen, deren Strahlungsradius eruieren, die Grenzwerte im internationalen Vergleich diskutieren, die Ergebnisse des Krebsregisters, der Untersuchungen der Handyhersteller sowie die der Mobilfunkgegner zitieren. Zudem gibt es eine Menge vermuteter Effekte des Elektrosmogs auf Menschen mit einer Elektrosensibilität, auch wenn man keinen Tumor entwickelt. Eine Vielzahl von Studien zeigen auch hierbei sich wiedersprechende Ergebnisse auf. Deshalb entschloss ich mich, das Thema weniger theoretisch-theoriegestützt anzugehen, als vielmehr praktisch-pragmatisch:

Nachdem beim Telefonieren zumindest die Nähe des Handys zum Kopf unbestritten ist, unternehme ich einen Auslassversuch der anderen Art und verordne mir selbst eine Handydiät. Ich bin ohnehin kein Viel- und Langtelefonierer, aber vielleicht machen einige wenige Gesprächsminuten am Tag dennoch einem empfindlichen Gehirn massiv Ärger? Ich vermeide für ein paar Tage Telefonate, und wenn es nicht anders geht, nutze ich ausschließlich Festnetztelefon. Klingt vermutlich genauso verzweifelt, wie dieser Versuch auch ist. Aber der Zweck heiligt die Mittel und vielleicht stolpere ich hier über eine bahnbrechend neue Erkenntnis, die der Fachwelt und allen Koryphäen der Migräneforschung ein bewunderndes Aufmerken abnötigt und mir in der Folge einen Nobelpreis für Medizin beschert! Ich sehe mich schon in Abendgala neben dem schwedischen Königspaar sitzen. Nur leider will meine Migräne offensichtlich nicht nach Stockholm.

Die zeigt sich nämlich vollkommen unbeeindruckt von meiner hirnrissigen Handydiät und tobt fröhlich weiter.

Für Ungeduldige

Hypothese: *Die allgegenwärtige Handystrahlung in direkter Nachbarschaft zum Kopf beziehungsweise zum Gehirn steht im Verdacht – neben vielen anderen Auswirkungen auf den menschlichen Körper – Tumore zu begünstigen und Kopfschmerzen auszulösen.*

Aufwand: *Gering. – Das Handy muss lediglich ein paar Tage ausgeschaltet bleiben und stattdessen das Festnetz genutzt werden. Auch als Wecker neben dem Bett muss ein paar Tage eine richtige „old school"-Uhr mit Weckfunktion her.*

Fazit: *Verzweifelter und vollkommen idiotischer Versuch, aber was tut man nicht alles, wenn einem die Ideen ausgehen und sich der Schmerz dauerhaft einnistet.*

Handyabstinenz hat mir nicht geholfen!

Bioresonanz

Wieder ist ein Jahr vergangen. Meine etwas bequeme Kinderfrau hat sich mal wieder krank gemeldet, sodass meine ganze Tagesplanung zusammenbricht, denn meine Kinder haben heute frei und sind zu Hause. Ich kann also nicht ins Büro und muss meine Termine absagen. Seit dem frühen Morgen habe ich leichte Kopfschmerzen. Wie so oft entwickelt sich daraus eine handfeste Migräne. Ich ziehe meine Kinder an, mache Frühstück und kämpfe mit Licht, Geräuschen und vor allem Übelkeit. Aber schlimmer geht immer: Ich muss mich übergeben und hänge würgend über der Toilette. Es klingelt an der Tür. Der Briefträger hat ein Einschreiben und will es keinem Kind geben. Ich hänge über der Porzellanschüssel und mein Sohn versucht mich zum Briefträger zu ziehen, die anderen beiden wollen wissen, wann es endlich Mittagessen gibt. Das ganz normale Chaos, wenn nur nicht dieser Schmerz und das Erbrechen wäre. Ich muss etwas Neues versuchen, etwas unternehmen, denn so kann es wieder einmal nicht weitergehen.

Die Migräne ist latent mein ständiger Begleiter, zwar habe ich mit Maxalt gut wirksame Tabletten, aber die will und kann ich nicht dauernd nehmen. Zumal dieses Mittel leicht matschig macht und die Leistungsfähigkeit damit durchaus einschränkt. Ich bin Geschäftsführerin mehrerer Unternehmen, habe einen harten Tag, nebenbei drei Kinder und einen Haushalt – ich kann es mir nicht leisten, entweder in den Pausen zwischen den Meetings mein Frühstück rückwärts zu essen oder mich schlaff und energielos zu fühlen nach der Tabletteneinnahme, als hätte mir jemand den Stecker gezogen. Diese beiden Optionen bestimmen weitgehend mein Leben.

Nun habe ich aus reiner Verzweiflung und dem Wunsch, den Ursachen auf die Spur zu kommen, ein Migränetagebuch geführt und mich aufs Genaueste beobachtet. Seltsamerweise starten die Kopfschmerzen meist entweder im Morgengrauen oder bald nach dem Frühstück. Der Verdacht, dass das Abendessen oder das Frühstück daran beteiligt sind, drängt sich auf. Esse ich Dinge zu Abend, die ich nicht vertrage? Nehme ich zum Frühstück etwas zu mir, was das regelmäßig auslöst? Ich lasse das Abendessen weg und es zeigt sich keine Besserung. Ich lasse das Frühstück weg und trotzdem leide ich wie ein Hund. Ich lasse Abendessen und Frühstück weg, trinke nur Wasser oder Tee, und mir geht es noch schlechter als je zuvor.

Abends schminke ich mich ab, dusche und creme mich ein, morgens das ähnliche Procedere. Sind in Duschgel, Creme, Zahnpasta vielleicht Stoffe, auf die ich reagiere, die durch die Haut ins Hirn kriechen? Eine naturheilkundlich orientierte Ärztin hat mir einmal einen sehr interessanten Versuch angeraten, falls ich daran zweifeln sollte, dass Stoffe durch die Haut diffundieren und in Körper und Kopf ankommen beziehungsweise dort massiv Ärger machen können: Man lege eine geschälte Knoblauchzehe zwischen die eigenen Zehen und lasse diese dort ungefähr 10 bis 20 Minuten einfach nur ruhen. Sieht etwas dumm aus, hilft aber beispielsweise wunderbar bei einem entzündeten, weil eingewachsenen Fußnagel bei Kindern, denn die ätherischen Öle wirken antibakteriell und antibiotisch.

In diesem Falle aber weniger antibiotisch als vielmehr idiotisch, aber der Zweck heiligt die Mittel. Jedenfalls kann man nach kurzer Zeit den Knoblauchgeschmack auf der Zunge schmecken, obwohl der Knoblauch lediglich zwischen den Fußzehen klemmt. Der Beweis ist somit erbracht: Wirkstoffe aus Cremes und Kosmetika wandern transdermal durch die Haut und werden durch den gesamten Körper transportiert. Das macht man sich ja mittlerweile beispielsweise in der Hormonersatztherapie für Frauen in den Wechseljahren bei der Behandlung mit Hormongels und Hormonpflastern auf der Haut statt in Tablettenform zunutze.

Leider ist die zeitliche Dimensionierung der Anwendung beziehungsweise Einnahme bestimmter Kosmetika beziehungsweise Lebensmittel und deren Auswirkung im Körper schwer zu definieren, sonst wäre es einfach zurückzuverfolgen. Der Auslöser nach dem Motto „Was ich zwei Stunden vorher auf die Haut geschmiert oder gegessen habe, macht mir Kopfschmerzen" ist leider nicht so klar zu greifen, sodass es kaum zurückzuverfolgen ist, ob der Auslöser drei Stunden oder drei Tage zurückliegt. Esse ich also Dinge, die Migräne verursachen? Benutze ich Kosmetika, die mir im Kopf Ärger machen? Gibt es vielleicht sogar ein und denselben Stoff in beidem? Nur wie herausfinden oder gar testen? Mit meinen Selbstversuchen war ich ja irgendwann sozial nichtkompatibler Paria mit öliger Olivenölhaut, ohne Deo, ohne Make-up. Der Lösung hat es mich aber leider nicht näher gebracht. Aber hatte ich da Auslöser übersehen oder bin falsch vorgegangen? Also versuche ich das nun mit technisch-konzeptioneller Unterstützung.

Über einen Zufall gerate ich an einen neuen, innovativen Behandlungsansatz: Eine Freundin drohte trotz Behandlungen u.a. in der Mayo-Klinik in USA zu erblinden. Ein Arzt in München rettete ihr Augenlicht durch eine Methode namens Bioresonanz. So zumindest ihre Aussage, die mir wiederum Hoffnung machte, mit meiner – gegenüber ihrer Erblindung – doch recht profanen Migräne Hilfe zu finden.

Das Bioresonanzverfahren ist – trotz der begrifflichen Ähnlichkeit – nicht zu verwechseln mit der zuvor beschriebenen Biofeldtherapie! Dennoch gibt es ein paar Ähnlichkeiten, da beide Therapieansätze zu den energiemedizinischen Verfahren zählen und man sich bei beiden die Erkenntnisse der Bio- und Quantenphysik medizinisch zunutze macht. Beide Therapien basieren auf der Annahme, dass der menschliche Organismus auf Wellen reagiert, die Träger von Informationen, auch „heilender Informationen", sein können.

Im Gegensatz zur Biofeldtherapie, die mit kompensierenden Salzen arbeitet, passiert bei der Bioresonanz Folgendes: Durch Elektroden wird der Patient über seine Haut mit dem Bioresonanzgerät in Verbindung gebracht. Im einfachsten Falle nimmt der Proband zwei Elektroden zum Beispiel in Form von Metallkugeln in die Hände. Über die Haut lassen sich körpereigene elektrische Signale messen, über *umgekehrte* Signale lässt sich aber auch therapieren. Krankheiten und Fehlfunktionen werden anhand veränderter körperspezifischer elektromagnetischer Schwingungen und deren Frequenzen aufgespürt und behandelt. Simpel gesagt sitzt man also mit zwei Metallelektroden, meist Messingkugeln, vor einem kleinen Gerät und wird getestet auf diverse Substanzen.

Mit diesem schmerzlosen und schnellen Testverfahren findet der Therapeut heraus, ob Unverträglichkeiten vorhanden sind, ob bestimmte Organe geschwächt sind oder ob Giftstoffe negative Auswirkungen auf den Körper haben et cetera So können in vielen Fällen schnell die häufig versteckten Ursachen von Beschwerden herausgefunden werden. Die Therapie erfolgt auf ähnliche Art und Weise, nämlich durch Interferenz mit dem umgekehrten (invertierten) Signal. So kann man die krankhaften elektromagnetischen Schwingungen aufheben und damit die Krankheit löschen. Soweit die Theorie. Klingt zumindest theoretisch einleuchtend.

Ich vereinbare ein Erstgespräch bei diesem Arzt, der ein Meister auf dem Gebiet der Bioresonanztherapie sein soll. Der Termin liegt in weiter Ferne, da die Praxis stark frequentiert ist. Nach mehreren Monaten Wartezeit komme ich zum Erst-Termin, der eine Anamnese und erste Testungen beinhalten soll. Die Praxis ist eine kleine, nicht ganz taufrische Low-Budget-Wohnung in München Schwabing. Der kleine Empfangs- und Wartebereich, ein kleines Sprechzimmer und ein längerer Flur mit mehreren „Behandlungskabinen" machen einen unspektakulären Eindruck. Mehrere Patienten warten im stickigen, kleinen Wartezimmerchen, die nur mit Vorhängen voneinander getrennten Behandlungskabinen sind ebenfalls alle belegt. Die Arzthelferinnen wuseln zwischen den Vorhängen und den Patienten herum, geben Elektroden in Patientenhände und packen kleine, parfümpröbchenähnliche Glasfläschchen gefüllt mit der Bioinformation eines Joghurts, einer Schokolade, einer Körpercreme oder welcher Substanz auch immer in die Geräte.

Patienten, bei denen beispielsweise eine Hefeallergie diagnostiziert worden ist, bekommen nun die „gesunde" Information auf Hefe über ihre eigene, kranke Reaktion gespielt. Ziel ist, die krankmachende Reaktion zu löschen, um fortan nicht mehr pathologisch darauf zu reagieren. Der Theorie nach funktioniert das mit allen Unverträglichkeiten und Allergien, sogar mit Neurodermitis und ähnlichen Plagen. Auch ein Mittel gegen Krebs will der Herr Doktor entdeckt haben, wie er mir später begeistert dozierend mitteilt.

Im Sprechzimmer muss ich zunächst mal unterschreiben, dass ich das Honorar trotz der Nicht-Abrechenbarkeit gegenüber jeglicher Form von Krankenkassen privat entrichten werde. Ein kurzes Befragen zu meiner Befindlichkeit und den Symptomen folgt. Daraufhin werde ich an das Bioresonanzgerät gebeten und bekomme eine tennisballgroße Messingkugel in jede Hand gedrückt. Nun bin ich mit dem Gerät verbunden: Der normale Hautwiderstand wird gemessen und durch ein akustisches Signal quasi auf Normal-Null geeicht. An dem Gerät wird nun mit einem Kabel ein Töpfchen angeschlossen, in das man so eine Art Parfümfläschchen mit unterschiedlichsten Substanzen legen kann. Reagiert man allergisch auf etwas, ändert sich das Geräusch des Signals. So kann man ganze Stoffklassen wie zum Beispiel Gräser, Obst, Milchprodukte, Duftstoffe et cetera auf die Schnelle antesten, um dann in die Detail-Testung zu gehen, falls man dort fündig wird. Nachdem das Gerät und das Signal bei mir in fast jeder Stoffklasse Amok laufen, verabreden wir einen weiteren Termin für die detaillierte Testung. Deren Ergebnisse sind dann die Grundlage für die Therapie, welche die Löschung der pathologischen Reaktion zum Ziel hat.

Beim nächsten Termin bringe ich zunächst Proben aus meinem Kühlschrank mit. Den üblichen Frühstücksschinken (Stoffklasse Fleisch), Brot (Stoffklasse Getreide/Hefe) sowie Proben aus meinem Badezimmer (Stoffklasse Kosmetika/Duftstoffe). In Summe habe ich locker 50 Proben meines Alltags fein in Frischhaltefolie abgepackt dabei, in der Hoffnung einen Volltreffer als Migräneauslöser zu finden.

Der Meister testet brav alle meine Proben und zusätzlich weit über 200 seiner Muster der unterschiedlichsten Dinge. Das Gerät schlägt nahezu permanent an und signalisiert eine pathologische Katastrophe nach der anderen. Das Ganze betreibt er durchaus engagiert und unermüdlich, ich fühle mich ganz warm umsorgt von so viel Engagement und Fürsorglichkeit.

Nach gut anderthalb Stunden hat er eine lange Liste der zu therapierenden Dinge zusammengestellt, die er seiner Helferin am Empfang zur Terminvereinbarung in die Hand gibt. Eier, Fleisch, Hefe, Milchprodukte, Milcheiweiß, Weizen, Roggen, die Liste ist endlos und mit Dingen bestückt, die man in Summe alle gar nicht vermeiden oder in einem Auslassversuch weglassen könnte. Ich bekomme zunächst einmal 20 Termine verpasst, wochenlang fahre ich jeden Morgen vor dem Büro nach Schwabing. Besser gesagt quäle ich mich im Stau dort hin, umrunde den Block mehrfach großräumig auf der Suche nach einem Parkplatz. Dann sitze ich ca. 20 Minuten mit zwei Elektroden in der Hand und mein Körper bekommt die korrekten Schwingungen all der Dinge zugeführt, die meine Migräne auslösen. Sagt der Arzt.

Nach besagten vier Wochen und 20 Terminen ist ein erneuter Gesprächstermin mit Herrn Doktor angesetzt. Er testet die therapierten Substanzen und ist hocherfreut, dass sich da nun keine Unverträglichkeiten mehr messen und nachweisen lassen. Etwas störend empfindet er lediglich, dass ich äußere, meine Migräne sei aber leider keinen Deut besser geworden. Tja, dann habe er die eigentliche Ursache noch nicht erwischt, aber das sei eben ein Prozess, bei dem man etwas Zeit mitbringen müsse, denn die Dinge seien ja alle miteinander verknüpft und müssten schichtweise beseitigt und umgepolt werden. Vielleicht ist ja auch die Ursache etwas Anderes, und die Unverträglichkeiten basieren alle auf dieser einen Unbekannten. Noch seien wir also nicht beim Kern der Dinge angekommen und müssten unbedingt tiefer in die Analyse einsteigen. In der zweiten Runde testet er alte Impfungen wie beispielsweise seinerzeit mit Lebendimpfstoffen durchgeführte Polio-Impfungen, die seiner Aussage nach im Hirn Unruhe stiften können, vor allem aber Körperpflegemittel, Konservierungsstoffe, Cremes, und wird — sieh mal einer an — bei so ziemlich allem fündig!

So könne das ja nie ausheilen, wenn noch derart viele Dinge Reaktionen hervorriefen, sagt er im Brustton der Überzeugung. Aber wir würden uns an die Ursachen herantasten und er habe schon vielen Patienten helfen können, bei denen es eben einfach ein wenig gedauert habe. Aber wenn dann die Besserung eingetreten sei, dann wüsste man, dass es den Aufwand wert gewesen sei! Sagt er.

Klingt zunächst noch plausibel, denn ich weiß, dass einige Migränepatienten unter allergischen Reaktionen auf Inhaltsstoffe von Körperpflegemitteln leiden. Insbesondere die ätherischen Öle aus Parfums, Deos, Cremes et cetera rufen gelegentlich heftige Reaktionen hervor. Auch Konservierungsstoffe, Parabene et cetera können Reaktionen verursachen, sodass zumindest ein sogenannter Auslassversuch inkl. genauer Eigenbeobachtung sinnvoll sein kann. In schlimmen Zeiten, in denen ich verzweifelt nach Auslösern der morgendlichen Migräne suchte, habe ich mich mit Wasser ohne Seife geduscht, teilweise auch lediglich mit Bio-Öko-Kernseife ohne Zusatzstoffe. Als Deodorant habe ich einen parfumfreien Kristall benutzt, zum Eincremen Olivenöl. Habe ich vielleicht etwas übersehen? Trotz mehrerer Tage konsequenten Verzichts auf jede Art konventionelle Körperpflegemittel, hat es mir leider nicht geholfen, aber vielleicht ist Kosmetik bei manch anderem Migränepatienten genau der Auslöser? Einen Versuch ist es wert! Nur braucht man beispielsweise aus einer solchen Test-Serie heraus eine klare Anweisung zum Weglassen bestimmter Stoffe, denn ansonsten ist das Thema zu komplex mit viel zu vielen Varianten im Spiel. Diese konkrete Anweisung erhoffte ich mir also jetzt vom Großmeister der Bioresonanz.

Ich habe nun bereits eine Menge Zeit und Geld investiert. Zuviel, um jetzt einfach abzubrechen. Er vermittelt mir sehr überzeugend das Gefühl, ich hätte einen Großteil der Strecke zurückgelegt und befände mich kurz vor dem Durchbruch. Durchhalten ist nun also angesagt! Die nächsten ca. 25 Termine werden vereinbart und ich verbringe wieder etwa sechs Wochen morgens im Stau, sitze jedes Mal 20 Minuten wie die Prinzessin im „Froschkönig" mit den goldenen Kugeln in der Hand brav meine Zeit und meine Umpolung ab und hoffe auf Besserung. Nachdem mir zudem der pyramidale Aufbau solcher Fehlreaktionen erklärt worden ist, scheint es überzeugend, dass man zunächst einmal an die Ursachen gelangen muss, bevor Besserung oder gar Heilung eintritt. Doch vorher muss ich nochmals zur Nachtestung, die wieder ganz ähnlich wie das erste Mal verläuft: Theoretisch sind keine nachweisbaren Reaktionen mehr zu vermelden, aber leider auch keine Verbesserung meiner Schmerzsituation. Ich habe weiterhin fast jeden Tag mehr oder weniger schlimme Migräne. Was der Herr Mediziner als störende, aber unbedeutende, vollkommen überbewertete Randerscheinung erachtet.

Bei verschärftem Nachdenken kommt der Meister auf eine neue Idee: Er testet auf Pilze, (Darm-)Parasiten, Würmer und wird bei Borrelien fündig, das Gerät schlägt lautstark Alarm. Ob ich denn mal von einer Zecke gebissen worden sei. Ist vermutlich jeder schon mal, kann ich also nicht wirklich verneinen. Das sei eine ganz üble Situation für den Körper, ein unerkanntes Leiden sozusagen mit einer Menge sehr differenzierter Auswirkungen, auch lange nach einem Biss. Eine Borreliose bewirke möglicherweise eine latente Entzündung der Hirnhäute bei mir und lege den Grundstein für eine extreme Bereitschaft, auf alle möglichen Einflüsse zu reagieren. Erst auf dieser Prädisposition bauten meine spezifischen Unverträglichkeiten gegen Milcheiweiß et cetera auf, die Ursache sei aber ganz klar die latente Borreliose. Diese gelte es nun auszumerzen und daraufhin könnten sich Gehirn und die Hirnhäute erholen. „Hurra, es gibt eine Diagnose!" dachte ich da noch optimistisch.

Borrelien sind eine Gruppe relativ großer, schraubenförmiger Bakterien, die auf den Menschen üblicherweise durch Zecken übertragen werden. Es wird unterschieden zwischen einer akuten/aktiven therapiebedürftigen und einer abgeheilten Borreliose. Erstere heilt nach der schnellen und frühzeitigen Gabe von Antibiotika zu 95% folgenlos ab, also eher unkompliziert, wenn man den Zeckenbiss denn merkt! Ein unbemerkter

Zeckenbiss oder eine unbemerkt ablaufende Infektion durch Borrelien durchläuft verschiedene Stadien, die gekennzeichnet sind von einer Reihe unterschiedlicher, eindeutiger Symptome. Daneben kann sich die Borreliose aber zusätzlich durch eine Vielzahl von nicht eindeutigen, weil unspezifischen Beschwerden wie Müdigkeit, Kopfschmerzen, Fieber, Nackensteifigkeit, Sehbeschwerden, Schwindel, Übelkeit und Erbrechen sowie psychische Veränderungen manifestieren. Zunächst unentdeckte Infektionen können langfristig eine Vielzahl von Symptomen hervorrufen, die nicht mehr eindeutig der Ursache zuzuordnen sind. Hierzu gehören Nervenerkrankungen, rheumatische Entzündungen, Migräne und vieles mehr.

Ich google die Auswirkungen einer Infektion mit Borrelien und sehe, dass sich das Krankheitsbild extrem breit gefächert darstellt. Migräne und Kopfschmerzen jeglicher Art sind die häufigsten Vertreter der Symptome, sodass das alles noch durchaus einleuchtend klingt. Eine weitere Behandlungsrunde über mehrere Sitzungen folgt, denn die Hoffnung stirbt bekanntermaßen zuletzt. Zudem hat der Gesunde viele Wünsche, der Kranke hat nur einen! Ich betreibe meine Therapie mit nachhaltiger Konsequenz, absolviere meine Termine pünktlich und zuverlässig und sehe dem Moment meiner Heilung schon fast ins Auge. Ich kann es geradezu fühlen, dass ich ganz nah dran bin! Lediglich meine Migräne sieht das anders.

Nachdem auch das Ausmerzen der Borrelien zu keiner Verbesserung meiner Schmerzsituation geführt hat, gibt es einen letzten Termin, denn ich gebe auf. Bei dieser letzten Audienz eröffnet mir der Bioresonanz-Guru nach abschließender Testung unumwunden, dass er eigentlich schon von Anfang an das Gefühl hatte, mir nicht helfen zu können. Wow, das sitzt!

Nach Abschluss dieser Therapierunde sitze ich nach kaum noch zählbaren 70–80 absolvierten Terminen und um ca. 10.000 Euro ärmer vor dem großen Meister und er wusste das schon vorher? Ich bin fassungslos. Oder sieht er meine Bereitschaft schwinden, mich weiter ausnehmen zu lassen wie eine Weihnachtsgans? Will er sich nur nicht mit zunehmend kritischen, vielleicht sogar verärgerten Patienten auseinandersetzen? Die Durchlaufgeschwindigkeit in seiner Praxis sinkt natürlich mit kritischen Nachfragen, denn sein Konzept basiert auf dem Meister selbst als Multiplikator: Durch seine sparsam eingerichtete Praxis läuft ein schier unerschöpflicher Strom leidender Menschen, denen er Heilung verspricht, nachdem sie diese woanders und schulmedizinisch nicht bekamen.

Er produziert Befunde und Diagnosen, die das Terminierungssystem seiner Praxis befeuern wie Luft das Kaminfeuer. Die teuren, aber technisch simplen Therapiesitzungen hat er auf Helferinnen im Akkord ausgelagert, sodass er sich der diagnostischen Gelddruckmaschine widmen kann. Dass die Damen als ärztliche Leistung abgerechnet werden, schadet der Rentabilität des Systems nicht – im Gegenteil! Der Nimbus des Wunderheilers, der ihn umgibt, kompensiert, dass er selber ziemlich wenig arbeitet, später kommt und dafür früher geht, lange in Schwabinger Cafés Mittagspause hält nach offenbar zutiefst erschöpfender Wunderheilertätigkeit und noch nicht mal einen Bruchteil seiner Rendite für eine schnöden Lesezirkel im schmucklosen Warteräumchen übrig hat, denn hier liegen nur seine angegammelten, privaten Alt-Exemplare geradezu antiker Spiegel-Ausgaben und die eine oder andere Hör-zu.

Aber das stört vermutlich nur oberflächliche Menschen wie mich, die wahren Jünger harren der Heilung in meditativer Gelassenheit auch ohne schnöde Zeitschriften und ertragen ebenso klaglos tägliche Termine mit obskuren Kugeln in der Hand nach endloser Staufahrerei und Parkplatzsuche. Ich auch, aber zumindest ein klitzekleiner Erfolg, vielleicht auch nur in homöopathischer Menge wäre das Ziel gewesen. Doch nach alldem auch noch gesagt zu bekommen, dass es sowieso klar gewesen sei, dass in meinem Fall Bioresonanz nicht helfe, ist nicht nur perfide Halsabschneiderei, sondern höchst unethisch.

Der Meister ist vielleicht kein guter Arzt, aber ein guter Unternehmer! Seine Praxis hat er vergrößern und an einen prominenteren Platz in München verlagern können, wurde mir kürzlich zugetragen. Und vermutlich kann er jetzt noch mehr Patienten durch seinen mittlerweile vervielfachten Stab dienstbarer Helferlein durchschleusen. Dennoch ist es mir ein inneres Blumenpflücken, in der Zeitung zu lesen, dass er wegen Abrechnungsbetruges angezeigt wurde und einem sehr unangenehmen Prozess entgegensehen muss.

Meine Bekannte schwört nach wie vor auf ihn. Ihre drohende Erblindung hat er nach ihrer Aussage ebenso erfolgreich kuriert wie schon so manche Allergie ihrer Kinder. Ob das Prinzip Bioresonanz grundsätzlich hilft, ist schwer einzuschätzen. Die Krankenkassen stehen dem jedenfalls sehr skeptisch gegenüber und verweigern die Kostenübernahme. Einen Versuch ist es vielleicht dennoch wert. Mir hat es trotz meines Durchhaltevermögens und einer Vielzahl unterschiedlicher, aber konsequent abgearbeiteter Ansätze nicht geholfen.

Für Ungeduldige

Hypothese: Bioresonanz ist eine auf physikalischen Prinzipien basierende alternativ-medizinische Heilmethode, die bei vielen Erkrankungen, so auch bei Migräne, angebliche Heilerfolge vorzuweisen hat. Diese Therapieform geht von feinstofflichen Energiefeldern in Form von Schwingungen und Frequenzen im menschlichen Körper aus. Die Belastungsfelder werden durch entsprechende Gegenfelder durch „heilende" Schwingungen/Frequenzen therapiert. Von Erfolgen insbesondere bei Allergien wird immer wieder berichtet. Die Wirksamkeit dieser nicht wissenschaftlich anerkannten Heilmethode ist dennoch höchst umstritten.

Aufwand: Hoch. Eine umfassende Erstanamnese bei einem Therapeuten kann gut zwei Stunden dauern, um möglicherweise 20, 30, 40 problematische Substanzen aufzuspüren. In darauf folgenden 20, 30, 40 jeweils ca. 20 Minuten dauernden Einzel-Therapie-Sitzungen werden die spezifischen Schwingungen verabreicht. Die Wirkung im Körper setzt möglicherweise mit wochen- oder monatelangem Zeitverzug ein – vielleicht aber auch gar nicht. Diese Methode wird von Krankenkassen nicht übernommen und ist daher sehr teuer, vor allem aber sehr zeitaufwändig.

Fazit: Bioresonanz ist ein interessanter, aber sehr umstrittener Ansatz. Da die Kassen die Kosten nicht übernehmen und diese Heilmethode und ihre Anwender vielfach die Grenze zur Esoterik überschreiten, sollte ein Versuch wohlüberlegt sein.

Bioresonanz hat mir nicht geholfen!

Autogenes Training mit Biofeedback

Durch diese frustrierende Erfahrung bin ich erst mal wieder eine lange Zeit therapieabstinent und habe die Nase gestrichen voll. Schicksalsergeben nehme ich zwei lange Jahre die Migräne an, wie sie kommt und geht. Durch die im Folgenden kurz beschriebene Situation ergibt sich jedoch ein weiterer hoffnungsvoller Grashalm, an den ich mich klammere – in Ermangelung besserer Alternativen:

Ich sitze beim Zahnarzt, denn mir ist vermutlich dank nächtlichen Zähneknirschens oder exzessiven Kaugummikauens ein Backenzahn in der Mitte geplatzt. Meine Zähne sind eigentlich gut, also ist das verdammt ärgerlich, schlimmer ist allerdings die Tatsache, dass ich beim Zahnarzt immer eine vollkommen unsinnige und unerklärliche Panik erlebe, die mich an den Rand des Nervenzusammenbruchs führt. Ich habe Schweißausbrüche, eiskalte Hände und Füße und hinterlasse selbst nach einem lächerlich-harmlosen Termin zum Nachschauen eine Schweißpfütze auf dem Zahnarztstuhl. Peinlich, aber wahr.

Der Termin zur Reparatur des geschrotteten Molaren zieht sich über den gesamten Nachmittag, weil Zahnarzt und Zahntechniker meine Phobie kennen und netterweise das gesamte Projekt an einem Termin fertigstellen wollen. Stunde um Stunde sitze ich mit Maulsperre dort, schiebe Panik und bekomme zu allem Überfluss allmählich Besuch meines bestgehassten Feindes: Der Kopfschmerz beginnt. Nach einer weiteren Stunde ist aus dem aufkriechenden Schmerz-Pflänzlein ein ausgewachsenes Monster geworden. Der alte Bekannte Übelkeit gesellt sich hinzu und das Ganze nimmt seinen unvermeidbaren Lauf. Als ich nach sechs Stunden akribischer Zahnreparatur wieder zu Hause eintreffe, werfe ich sofort mein bewährtes Triptan ein, doch erst die dritte Tablette schafft nach weiteren mehr als vier Stunden Erleichterung und in der Folge langsam, aber sicher Schmerzfreiheit.

Ich habe viele Stunden nichts gegessen, eine Lebensmittelunverträglichkeit wie Käse, Schokolade, Rotwein, Hefe im Brot et cetera kann also an diesem Zahnarzt-Nachmittag definitiv nicht Auslöser gewesen sein. Was war an diesem Tag der Trigger? Der Stress? Die Panik? Das Adrenalin?

Ich entscheide, mich mal mit dem Thema Stressabbau durch Autogenes Training zu beschäftigen, denn vielleicht empfindet mein Körper Stress anders als ich, sodass physiologisch Dinge ablaufen, die sich auf's Hirn auswirken, möglicherweise auch ohne dass ich mich sichtbar (außer beim Zahnarzt) gestresst fühle.

Kurz darauf fällt mir durch Zufall ein ManagerMagazin in die Hand, in dem eine Management-Trainerin vorgestellt wird, die Führungskräften Autogenes Training beibringt. Autogenes Training ist eine Entspannungstechnik, die auf der Autosuggestion basiert, also der Selbstbeeinflussung. Diese findet sich ebenfalls in der indischen Yogalehre und der japanischen Zen-Meditation. Nach kurzer Bedenkzeit kontaktiere ich die Dame und erhalte einen Termin in weiter Ferne, da sie offenbar recht gut gebucht ist.

Sie und ihr Trainingsinstitut entpuppen sich als One-(Wo-)Man-Show, die im 70er-Jahre-Zweckbau-Reihenmittelhaus unterhalb der heimischen Wohnung im Kellergeschoss residiert. Das Verlies ist leicht feucht und muffig und verfügt über eine kleine Besprechungskammer und eine Entspannungskammer mit einem in die Jahre gekommenen Fernsehsessel, der schon zu Zeiten seiner Anschaffung zu den hässlichsten Exemplaren seiner Gattung zählte.

Bei unserem ersten Termin stellt sich mir eine dickliche Mittfünfzigerin in einer Bekleidung, die einen beim Rasenmähen vermutlich ganz formidabel kleidet, als die besagte Wundertrainerin vor. Aber da ich mich nicht mit Oberflächlichkeiten vom durchschlagenden Erfolg des Stresstrainings abhalten lassen möchte, konzediere ich zunächst mal, dass man auch in gammeligen Biomüll-braunen Cordhosen aus der Zeit der Schlacht um die Ardennen inhaltlich brillant sein kann.

Mein zukünftiger Coach interviewt mich und wackelt mit den Ohren, als ich ihr von meinem Tagespensum zwischen drei Kleinkindern, Einkaufslisten, Erledigungsfahrten, Haushalt und Beruf erzähle. Klarer Fall von Stress, und dann sei Migräne ja auch kein Wunder. Die üblichen Plattitüden eben. Meine Erwartungshaltung wird abgefragt und ein wenig über Entspannungstechniken, Stresskompensation et cetera referiert. Das klingt alles durchaus vernünftig und interessant, sodass ich mich auf den nächsten Termin freue, denn vielleicht hilft das auch meinem durchaus explosiven Temperament, sich in bestimmten Situationen zu mäßigen. Von der Hoffnung auf eine Reduzierung der Migräneneigung, indem ich durch Autogenes Training nun in kürzester Zeit zum ruhigen und ausgeglichenen Zen-Mönch werde, ganz zu schweigen.

Nach diesem Einstiegsgespräch verabreden wir einen Zehnerpack Termine, in denen das Autogene Training erlernt und angewendet werden soll. Beim nächsten Termin mache ich relativ schnell Bekanntschaft mit dem bereits erwähnten Sesselmonstrum, das trotz ausnehmender Hässlichkeit immerhin akzeptable Bequemlichkeit vorzuweisen hat. Ein mit einem Auto-Feedback verkabelter Kopfhörer wird über meine Ohren gestülpt und nun muss ich die nächsten 45 Minuten vollkommen erfolglos versuchen, meinen Herzschlag zu mäßigen. Die eingespielten Herztöne verändern sich nur unwesentlich und ich fange an, mich durch meine eigene Erfolglosigkeit selbst zu nerven. Nach dieser Sitzung erklärt die diplomierte Management-Trainerin, dass man dafür Zeit und Übung bräuchte und dafür seien ja die nächsten Termine da. Als kleine Zugabe gibt es noch eine Lektion in Küchenpsychologie, die das mittlerweile vollkommen überholte Modell der „ehrgeizigen, perfektionistischen Migränepersönlichkeit" aufwärmt.

Genervt von meiner eigenen Unruhe und der suboptimalen Terminplanung, versuche ich zumindest zum nächsten Termin nicht aus dem Schweinsgalopp des Alltages heraus bei meiner werten Coachin zu erscheinen, aber drei schreiende Kinder im Kindergarten- und Grundschulalter morgens mit Brotdosen und geschnibbelten Äpfeln und Möhrchen auf die Schiene zu setzen, danach selbst ins Kostüm zu springen, ins Büro zu hetzen, um zwischendurch bei einem anderthalbstündigen Zeitfenster im vollen Terminplan seinen eigenen Herzschlag zu reduzieren, ist keine gute Voraussetzung für meditative Ruhe und Kontemplation.

Das Coaching-Business ist ja ohnehin ein undurchdringlicher Sumpf sehr heterogener Leistungsanbieter. Jemandem jedoch einen Kopfhörer auf die Ohren zu setzen und sich dann für die nächsten 45 Minuten vermutlich – der Kleidung nach zu schließen – dem Autowaschen oder der Rasenpflege widmen zu können, gleichzeitig aber ein Stundenhonorar im dreistelligen Bereich zu kassieren, ist ein vollkommen geniales Business-Konzept! Die Erkenntnis, dass hier also Leistung und Gegenleistung in krassem Missverhältnis zueinander standen, wirkte sich nicht besonders positiv auf meinen Herzschlag aus, denn auch nach dieser Sitzung hielten sich Tipps & Tricks zum Autogenen Training oder gar hilfreiche Vorschläge meiner Coachin sehr in Grenzen.

Weder brauchte ich das Gerät und den gammeligen Sessel, noch waren Aussagen wie „Lassen Sie es sich doch mal gut gehen!" oder „Reiben Sie sich nicht so auf mit den ganzen Verpflichtungen!" hilfreich. Daher sah ich davon ab, ein weiteres Mal durch die komplette Innenstadt auf die andere Seite von München zu hetzen, um mich dort Plattitüden auszusetzen, die meinen Herzschlag höchst kontraproduktiv in die Höhe trieben statt ihn zu senken.

Zudem ist Autogenes Training eine Technik, die sich erst mit jahrelanger Praxis wirklich erfolgreich umsetzen lässt und viel Übung und Routine erfordert, die man nach einer kompetenten Einführung meist am besten in einem ruhigen Raum in den eigenen vier Wänden erlangt durch Üben, Üben, Üben.

Aus meiner Sicht ist der Ansatz des Autogenen Trainings, der Meditation et cetera durchaus vernünftig, wenn man jedoch einen schnellen und dynamischen Alltag hat, tut man sich schwer, in den Alpha-Zustand zu schwingen, wenn sich gerade die Flasche mit Orangensaft mit viel, viel Fruchtfleisch auf dem Küchenboden atomisiert hat oder das jüngste Kind den weichen braunen Inhalt seiner Windel mit einem beherzten Griff und viel künstlerischer Raffinesse an der Wohnzimmerwand verschmiert hat. Dafür bräuchte man vermutlich viele hundert Jahre Meditationspraxis und professionelles Yogitum, um hier Adrenalin und Herzschlag im Zaum zu halten.

Ich kann mir vorstellen, dass bestimmte Kopfschmerzarten, die mit Stress und Anspannung zusammenhängen, durch Meditation und Ruhe seltener auftreten. Heute weiß ich: Meine Migräne hat jedoch weder mit herkömmlichem Stress, noch unmittelbar mit Action zu tun, sodass Autogenes Training zumindest für mich nicht der richtige Weg war, zumal die Praktikabilität unter bestimmten Rahmenbedingungen infrage zu stellen ist. Lassen sich doch im richtigen Leben die alltäglichen Stressfaktoren nicht einfach abstellen, eine ruhige Ausgangssituation ist jedoch unabdingbarer Erfolgsfaktor für Meditation, Autogenes Training & Co.

Für Ungeduldige

Hypothese: *Autogenes Training ist eine Entspannungstechnik, die auf der Autosuggestion beziehungsweise der Selbstbeeinflussung basiert, welche sich ebenfalls in der indischen Yogalehre und der japanischen Zen-Meditation wiederfindet. Die Wirksamkeit bei Stress ist unumstritten, auch bei Kopfschmerzen und psychosomatischen Erkrankungen soll es durchaus Erfolge geben.*

Aufwand: *Hoch. Das Erlernen der Technik ist sehr zeitaufwändig, Erfolge treten meist erst nach vielen Jahren ein, sind also bei Erkrankungen nicht zeitnah zu erwarten. Erfahrene Yogi oder Zen-Schüler der asiatischen Meister üben oft jahrzehntelang. Diese Methode wird von Krankenkassen nicht übernommen, gelegentlich jedoch als Kurs angeboten.*

Fazit: *Autogenes Training ist ein interessanter, in seiner medizinischen Wirkung aber sehr umstrittener Ansatz. Als Entspannungstechnik bei Stress sicherlich sinnvoll und eine gute Sache, wenn man es denn irgendwann kann, als Therapie akuter Erkrankungen ungeeignet.*

Autogenes Training hatte bei mir keine Chance!

NAET

Nach einer resignierten Phase der völligen Abstinenz von jeglicher Therapie, verlasse ich mich eine ganze Weile im Falle des höchst unerfreulichen Vollbildes einer ausgewachsenen Migräne lediglich auf meine Medikamente und probiere jeweils im Vorfeld die bis zu einem bestimmten Zustand hilfreichen Hitzemaßnahmen: Infrarot-Lampe, Badewanne und Wärmflasche.

Die bei Kinder-Ohrenschmerzen bewährte Infrarot-Lampe lange und heiß auf die schmerzende Kopfseite gehalten, dämmt den Schmerz auf ein erträgliches Maß ein, leider nur für die Dauer der Anwendung. Wenn ich also einen ganzen Sonntag mit der Lampe auf dem Bett liegen könnte, wäre das durchaus hilfreich. In der Realität sieht mein Tag aber anders aus. Zudem verpasst einem das schon nach zehn Minuten eine rot-weiße Leuchtturmoptik, die schmerzende Seite feuerrot wie nach einem gediegenen Nachmittag am Ballermann mit 5-Liter-Sangria-Eimer in praller Sonne, die andere Seite käseweiß. Eine für einen Arbeitstag nicht unbedingt tageslicht-taugliche Optik.

Auch das Untertauchen mit dem kompletten Kopf bis auf Mund und Nase in der heißen Badewanne macht sich schmerztechnisch sehr positiv bemerkbar, allerdings ist man nach spätestens 50 Minuten dem Kreislaufkollaps nahe. Also kann man diese Maßnahme immer nur temporär nutzen, um nach dem Entsteigen aus der Wanne schnell wieder in den Schmerzmodus zurückzufallen. In die gleiche Kategorie gehören Sauna und Wärmflasche auf dem Kopf. Die Versuche, mit Sport die Betriebstemperatur zu erhöhen, wirken eher ungünstig, da der steigende Blutdruck das Schmerzgeschehen lediglich verschlimmert. Auch Kopfstand zur besseren Durchblutung und gegebenenfalls Weitung der Gefäße bringt keinen Erfolg, und Kaffee ist für viele Menschen sogar höchst kontraproduktiv und verschlimmert den Schmerz nachhaltig.

Letzteres habe ich bereits im Kapitel „Koffein" beschrieben, möchte es aber an dieser Stelle nochmals kurz zusammenfassen, denn nicht jeder liest dieses Buch und seine Kapitel chronologisch und Kaffee ist aus meiner Sicht ein extrem wichtiges Thema. Koffein ist ein sehr potentes Mittel in beide Richtungen: Negativ und schmerzauslösend oder verschlimmernd bei dem einen, positiv und schmerzlindernd bei dem anderen. Somit ist es also entscheidend, zu welchem Koffein-Typ man zählt.

Hierzu ist zu sagen, dass sich die Migränepopulation diesbezüglich in drei große Lager teilt:

Gruppe 1: Migräniker, denen Kaffee hilft, denn Koffein hat eine leicht anregende Wirkung auf das Herz durch eine Erweiterung der Herzkranzgefäße. Auf die Hirngefäße ist eine umgekehrte Wirkung festzustellen. Sie werden verengt, ein Effekt, der bei Migräne oder Kopfschmerzen bestimmter Patienten aufgrund erweiterter Gefäße Linderung herbeiführt. Diesen Migränikern hilft vielfach Kälte in Form eines Eisbeutels oder (mein Geheimtipp!) einer Tüte Tiefkühlerbsen, die sich praktischerweise an jede Kopf- und Gesichtsform anpassen. Diese Leidensgenossen profitieren im Anfall auch manchmal vom wirklich segensreichen Aspirin Complex (nicht normales Aspirin, auch nicht zu Verwechseln mit Aspirin Plus C!). Complex enthält Ephedrin, das ähnlich wirkt wie Koffein und Adrenalin. Wenn also jemand intuitiv zu Kälte greift, weil diese lindert, erzielt er häufig mit starkem Kaffee, einer großen Menge Cola oder auch AspirinComplex ganz erstaunlichen Erfolg – zumindest was die Schmerzlinderung angeht, ursächlich natürlich nicht.

Gruppe 2: Kopfschmerzgeplagte, bei denen sich durch Kaffee nichts ändert und keinerlei Wirkung feststellbar ist, haben oft eine komplett andere Symptomatik. Die Kopfschmerzen kommen hier beispielsweise von der Wirbelsäule, von Verspannungen, den Kiefergelenken, Dehydrierung und was es noch alles für Auslöser diverser Kopfschmerzarten gibt. Diese Menschen reagieren gar nicht auf Kaffee und Koffein, also weder positiv noch negativ.

Gruppe 3: Leidensgenossen, bei denen Koffein nicht hilft, sondern sogar wie bei mir den Schmerz massiv verschlimmert, da die ohnehin schon verengten Gefäße durch Koffein noch enger gestellt werden. Diesen Patienten hilft tendenziell eher Wärme durch Infrarot-Lampe, Badewanne, prasselnde heiße Dusche mitten ins Gesicht, heißes Kirschkernkissen aus der Mikrowelle oder Ähnliches. Die weitestgehende Vermeidung von Kaffee, Cola, starkem schwarzen Tee, was alles die Symptomatik verschlimmert, erklärt sich bei diesen Menschen selbstredend. AspirinComplex mit Ephedrin verursacht diesem Migränetyp ebenfalls Kopfschmerzen und ist aus eigener Erfahrung – beispielsweise bei einer dicken Erkältung – sogar kontraindiziert: Geschwollene Schleimhäute werden frei und Erkältungsschädel geht, dafür kommt die Migräne. Tausche Pest gegen Cholera. Kaffee fällt als Mittel der Wahl für mich also schon mal komplett aus.

Nun ist also Sommer und die Ferien stehen vor der Tür. Wir fliegen nach Sardinien und genießen dort zwei Wochen lang einen wunderbaren, heißen Sommer. Weniger wunderbar ist die Migräne, die ich mittlerweile im Dauer-Abo habe. Komischerweise zeigen die Schmerzen im Urlaub wie schon so häufig – allerdings etwas später als sonst – eine seltsame Auffälligkeit: das Auftreten zu bestimmten Uhrzeiten.

Schon vor dem Urlaub habe ich relativ viel Sport getrieben und bin jeden Tag ein paar Kilometer gejoggt, um nach einem langen Office-Tag einmal kurz durchzuschnaufen, bevor ich mit dem Kinderwahnsinn in die nächste Runde ging. Zudem soll Ausdauersport einigen Studien zufolge angeblich die Migräneneigung abschwächen. Bei mir ist das Gegenteil der Fall. Aber vielleicht musste ich durch eine Umstellungsphase hindurch auf dem Weg zur Besserung?

Da die Kinder noch relativ klein sind und Mittagsschlaf halten, bietet es sich an, währenddessen ein wenig aus dem Ressort heraus durch die Felder zu joggen, begleitet von hochsommerlicher Hitze und dem Duft von Meer und Kräutern. Danach sind zunächst die Beine schlapp und ausgepowert, aber das ist ja der Sinn des Sports. Regelmäßig stellt sich jedoch nach ein bis zwei Stunden das verdächtige Ziehen ein, das sich nach Sport immer besonders rasant in einen brutalen Schmerz verwandelt. Nach ein paar Tagen und täglich kaum auszuhaltender Migräne ist dieser Zusammenhang klar ersichtlich, sodass ich nur noch faul am Strand liege statt zu joggen und abends Fisch vom Grill futtere mit dem einen oder anderen Gläschen Weißwein. Nur leider bessert sich die Situation nicht wesentlich. Offenbar ist der Sport nicht die Ursache, denke ich, zumindest nicht die alleinige. Im Geiste gehe ich den Tagesablauf und die einzelnen Mahlzeiten durch: Vielleicht ärgert mich doch der Weizen im Brot, die Fruktose im Obst, die Laktose im Cappuccino, das Histamin im Wein, das Konservierungsmittel in der Sonnencreme? Eine unüberschaubare Vielfalt von denkbaren Allergenen komplizierte die Ursachenfindung. Außerdem stehe ich mit diesen Überlegungen schon wieder an dem Punkt, an dem ich schon mehrfach war: Welcher verdammte Trigger löst das Elend aus?

Bei einem Essen mit einem älteren Ehepaar, ergibt sich ein neuer Ansatzpunkt. Der weibliche Part des Paares ist Apothekerin und durch ihren Beruf und Ausbildungshintergrund sowie durch die eigene Krankheitsthematik einschlägig medizinisch vorgebildet. Sie litt viele Jahre unter üblen Lebensmittelallergien mit schwerstem Asthma, von denen sie geheilt wurde durch ein sehr interessantes Behandlungskonzept: NAET, Nambudripad's Allergy Elimination Technique.

Deren Erfinderin, Dr. Devi Nambudripad, wurde in Indien geboren und wuchs in Kalifornien auf. Sie litt selbst unter schlimmen Allergien und entwickelte eine grundlegend neue, der Akupunktur beziehungsweise Akupressur entlehnte Methode der Allergiebehandlung, mit der sie unzähligen Patienten helfen konnte. Sie bildete mehrere tausend Therapeuten in aller Welt aus in dieser Technik, die klassische Medizin mit chinesischer Heilkunde, mit Kinesiologie und mit Chiropraktik kombiniert. Eine ihrer Schülerinnen, eine promovierte Humanbiologin, praktiziert in München sehr erfolgreich. Das Prinzip von NAET ist genial, ob es wirkt/hilft muss man vermutlich im Einzelfall entscheiden.

Der Anstoß zu dieser Methodik, die Dr. Devi Nambudripad später verfeinerte und weiterentwickelte, ergab sich beinahe zufällig: Devi war selbst höchst allergisch u.a. auf Karotten und fiel nach dem versehentlichen Verzehr eines Stückchens Karotte kurzzeitig in einen allergischen Schock mit tiefer Bewusstlosigkeit. Ein indischer Heiler behandelte noch in der Bewusstlosigkeit die Meridiane mit speziellen Griffen. Dabei hielt sie das vorher ausgespuckte Karottenstückchen zufällig in der Hand. Nach dem Erwachen aus der Bewusstlosigkeit war die lebensbedrohliche Allergie gegen Karotten verschwunden. So sagt es zumindest die Legende. Die Kombination aus der Exposition mit dem Allergen und der Bearbeitung bestimmter Körperpunkte hatte offenbar eine besondere Wirkung, aus der heraus sie das System NAET entwickelte:

Hier werden Substanzen im Rahmen eines hierarchischen Ordnungssystems innerhalb von zehn klar definierten Stoffklassen (Proteine, Zucker et cetera) überprüft und behandelt. Nach der Diagnostik, die per Kinesiologie prüft, welche Substanzen den Körper schwächen, geht es bei der

Therapie darum, über spezielle Druck- und Akupunkturpunkte sowie -techniken dem Körper und dem Immunsystem die allergene Substanz als neutral zu vermitteln. Die Behandlung erfolgt mit dem Allergen in der Hand (also beispielsweise dem Stück Möhre) bei gleichzeitiger Aktivierung bestimmter Druckpunkte der Meridiane, also den Datenautobahnen des Körpers und seinen Kreuzungen. Der Körper „lernt" die Information neu und erkennt daraufhin die Möhre nicht mehr als „Feind". Die Allergie ist beseitigt. Danach gilt es, das Allergen für eine Zeit von 24 Stunden zu meiden, damit der Körper die neutrale Information verinnerlicht und in der Folge nicht mehr überschießend auf die Substanz reagiert. Klingt abenteuerlich und esoterisch, ist aber durch Quantenphysik und die Theorien von Max Planck erklärbar. Die Methodik NAET hat unzählige Anhänger und angeblich unzählige nachweisbare Erfolge zu vermelden. Somit finde ich es wert, in meiner immer verzweifelteren Situation einen weiteren Versuch zu wagen.

Beim Testen der Substanzen stellt sich heraus, dass ich auf eine ganze Reihe von Substanzen und Stoffklassen reagiere, die es der Reihe nach abzuarbeiten gilt. Nach vielen Terminen zeigt sich, dass sich meine Migräne leider als sehr behandlungsresistent erweist. Möglicherweise funktioniert diese Technik bei mir nicht, da meine Migräne – wie ich bald wissen werde – nicht lebensmittel- oder stoffabhängig ist. Vielleicht funktioniert auch NAET selbst gar nicht, trotz der großen Heilerfolge bei anderen? Ich kann es nicht beantworten, aber dennoch lohnt es sich möglicherweise für einen anderen Migränepatienten, sich diese Art der Behandlung einmal zu Gemüte zu führen, denn bekanntermaßen sind nicht alle Menschen gleich. Weitere Infos hierzu unter http://www.naet-europe.com/

Interessanterweise ist die kinesiologische Diagnose und eine Ferndiagnose, die der weibliche Guru Devi Nampudripad höchstpersönlich aus Los Angeles stellt, genau das, was in der Folge des Rätsels Lösung sein wird. Zum damaligen Zeitpunkt kann ich jedoch mit der Aussage „Das Grundproblem ist der Zucker" nicht viel anfangen, denn ich hasse, Süßigkeiten, Kuchen kommt mir nicht auf den Teller, Cola, Fanta & Co. habe ich gar nicht erst im Haus – also fehlt mir die Identifikation mit dieser merkwürdigen Aussage, die erst Jahre später eine ganz andere Relevanz bekommen wird. Bis dahin aber leide ich zunächst wie gehabt nahezu täglich am mehr oder weniger heftigen Gewitter in meinem Kopf.

Für Ungeduldige

Hypothese: *NAET ist eine auf physikalischen Prinzipien basie-rende alternativ-medizinische Heilmethode, welche insbesondere bei Allergien und Lebensmittelunverträglichkeiten, aber auch bei Kopfschmerzen und Migräne angebliche Heilerfolge vorzuweisen hat. Diese Therapieform spürt mit kinesiologischen Tests Blockaden und Fehlreaktionen des Körpers auf und behandelt diese mit einer Mischung aus Akupressur. Von Erfolgen wird immer wieder berich-tet, die Wirksamkeit dieser nicht wissenschaftlich anerkannten Heilmethode ist dennoch umstritten.*

Aufwand: *Hoch. – Eine umfassende Erstanamnese bei einem Therapeuten kann gut zwei Stunden dauern. Auf das Aufspüren problematischer Substanzen folgen mehrere Behandlungssitzungen, da die Substanzen nur einzeln und innerhalb eines strukturierten, aufeinander aufbauenden Ordnungssystems abgearbeitet werden dürfen. Am Behandlungstag muss die behandelte Substanz für 24 Stunden strikt vermieden werden, was nicht immer so ganz einfach ist und oft einen Kartoffeltag oder Reistag erfodet. Die Wirkung im Körper setzt möglicherweise mit wochen- oder mo-natelangem Zeitverzug ein – vielleicht aber auch gar nicht. Diese Methode wird von Krankenkassen nicht übernommen und ist daher relativ teuer. Zeitaufwändig ist sie außerdem.*

Fazit: *NAET ist ein interessanter, aber sehr umstrittener Ansatz. Da die Kassen die Kosten nicht übernehmen und diese Heilmethode und ihre Anwender vielfach die Grenze zur Esoterik überschreiten, sollte ein Versuch wohlüberlegt sein. Für Allergiker aber möglicher-weise eine gute Sache, bei Migräne aufgrund einer anderen, nicht allergischen Ursache allerdings ziemlich fraglich.*

NAET hat mir nicht geholfen!

TCM
Traditionelle Chinesische Medizin
& Akupunktur

Der erneute, resignierte Vorsatz, mich meinem Migräneschicksal zu ergeben, ist natürlich nicht lange gültig, weil ein Leben mit Dauerschmerz und permanentem unfreiwilligen Besuch der Kachelabteilung mit Essen im Rückwärtsgang nicht lebenswert ist. Mittel- bis langfristig geht der permanente Schmerz zudem mit einer Häufung ernsthaft suizidalen Ich-springe-jetzt-vom-Kirchturm-Gedanken einher. Viele Ärzte leben von verzweifelten Schmerzpatienten und ich möchte gar nicht wissen, wie viele der ca. 10.000 in Deutschland pro Jahr freiwillig aus dem Leben scheidenden Menschen eigentlich schlecht therapierte Schmerzpatienten sind.

Die sehr bemühte NAET-Therapeutin gibt mir nach erfolgloser Behandlung jedoch noch einen Tipp mit auf den Weg, den ich nach der nächsten unerträglichen Schmerzattacke in Angriff nehme, auch wenn ich mir eigentlich geschworen habe, mich meinem Schicksal zu ergeben. Ihre Empfehlung beruht auf Patientenberichten, die auf einen in China zum Akupunkteur ausgebildeten Arzt schwören.

Die Traditionelle Chinesische Medizin (TCM) ist weit mehr als 2000 Jahre alt und umfasst verschiedenste Heilmethoden, unter anderem die Akupunktur. Das Wissen um Akupunkturpunkte, den Verlauf der Meridiane et cetera ist älter als die westliche Medizin, dennoch umstritten und in seiner Wirksamkeit nicht uneingeschränkt anerkannt. Die Meridiane sind in der TCM „Datenautobahnen", in denen die Lebensenergie (Qi) fließt. Im Meridiansystem gibt es zwölf Hauptmeridiane, die jeweils einem Organ beziehungsweise Organsystem zugeordnet sind. Auf den Meridianen liegen die Punkte, die in der Akupressur und der später entwickelten Akupunktur mit Fingerdruck beziehungsweise Nadeln behandelt werden. Ist der Datenfluss auf diesen Datenautobahnen gestört, kommt es zu unterschiedlichen Erkrankungen. So ist beispielsweise Migräne aus Sicht der Traditionellen Chinesischen Medizin ein typisches

Symptom eines gestörten Lebermeridians. Mit dem Zusammenhang zwischen Lebermeridian und Kopfschmerzen hat es folgende Bewandnis: Die Leber ist daran beteiligt, den Blutzuckerspiegel aufrechtzuerhalten und wandelt bei Bedarf Glykogen in Glukose um. Funktioniert dieser Mechanismus nicht, sinkt der Blutzucker extrem ab. Nun schüttet der Körper in höchster Alarmbereitschaft zusätzlich Adrenalin aus, um den gefährlich niedrigen Blutzucker wieder zu normalisieren. Empfindliche Menschen bekommen davon heftige Kopfschmerzen oder gar Migräne. (Auf genau diesen Mechanismus gehe ich ab Kapitel „ Eine erste Spur: Das süße Gift" ein!)

Die „Datenautobahn" des Lebermeridians verläuft grob gesagt von der linken Brust über die Innenseite des linken Beines hinab zum linken großen Zeh. Zudem befindet sich das gesamte Organsystem, somit also auch die Leber, nochmals abgebildet und repräsentiert auf dem Ohr und lässt sich hier unterstützend ebenfalls per Akupunktur „nadeln".

Der mir wärmstens empfohlene TCM-Arzt hat in Deutschland Medizin studiert, in China zusätzlich promoviert (wie sich hinterher herausstellt, lediglich ein Ehrendoktor Honoris causa, Dr. h. c., aber das sind möglicherweise akademische Spitzfindigkeiten) und soll ein Meister seines Fachs sein. Entsprechend lang ist die Warteliste, um die heiligen Hallen zu einem Erstgespräch betreten zu dürfen. Die Koryphäe residiert in einer relativ kleinen 3-Zimmer-Wohnung in einem Wohngebiet in München. Seine holde Gattin wacht als Drachen an einem provisorischen Empfangstresen über Termine, Geld und Patientenstrom. Interessanterweise wird man gleich nach dem Betreten der Praxis vorab zur Barzahlung aufgefordert und bekommt erst dann die Genehmigung, das Wartezimmer oder gar das Behandlungszimmer zu betreten. Nachdem aber die handwerklichen Fähigkeiten des Meisters hoch gelobt wurden und ich dieses Inkasso-Procedere nach langem Auslandsaufenthalt der Nadel-Kapazität in der chinesischen Kultur verankert vermute, lasse ich mich zunächst nicht weiter irritieren von den Alarmglocken in meinem Kopf.

Der Akupunkteur interviewt mich nur wenige Minuten, denn für einen echten Profi ist die Sachlage anscheinend binnen Sekunden klar: der Leber- und Gallenmeridian! Diese beiden Schlingel werden nun in zehn weiteren Sitzungen für je knapp 100 Euro per Vorkasse für ca. 20 Minuten mit Akupunkturnadeln gespickt. Zudem – und das treibt mir heute noch die Tränen in die Augen – gibt es Nadeln in ausgewählte Punkte der Hand, der Fingerspitzen, der Zehenspitzen und der Ohrmuschel sowie im Gesicht. Höchst unangenehm, vor allem aber leider auch höchst wirkungslos.

Der Meister donnert routiniert, aber – nichtsdestotrotz extrem schmerzhaft – die Nadeln in mich rein, eilt in sein zweites Behandlungszimmer zu seinem zweiten Delinquenten, den er parallel nadelt. Daraufhin düst er dann wieder in sein Besprechungszimmer, dem der Hausdrachen währenddessen den nächsten schon abkassierten Kunden zugeführt hat. Genadelte Patienten als Kakteen im Akkord! Eine geniale Gelddruckmaschine unter dem Deckmäntelchen der Chinesischen Heilkunst.

Ein Handtaschenwechsel führt zum abrupten Ende der Behandlungsserie, denn die Xanthippe im Kassenhäuschen verweigert mir nach acht brav vorab cash bezahlten Terminen die Audienz beim Herrn und Meister auf Rechnung. Mein Portemonnaie steckt aber in der verkehrten Handtasche. Und die steht zu Hause.

Vermutlich muss ich auch nicht extra dazusagen, dass ich mittlerweile ohnehin an der Wirksamkeit der Behandlung zweifle, ganz sicher aber nicht an der Geschäftstüchtigkeit dieses Medizinmannes. Es mag Patienten geben, denen Akupunktur hilft, vielleicht tue ich dem Nadel-Gott auch furchtbar unrecht, denn sein guter Ruf muss ja einen Grund haben. Mir hilft Akupunktur aber leider nicht und das abkassierende Drumherum war einer Spielhölle am Hauptbahnhof würdig. Vielleicht sollte man das als aktualisierten Grundsatz in den zeitgenössisch modernisierten Hippokratischen Eid aufnehmen: Zocke keine leidenden Patienten ab!

Für Ungeduldige

Hypothese: *Akupunktur ist eine alternativ-medizinische Heilmethode, die in der Traditionellen Chinesischen Medizin seit mehr als 2000 Jahren erfolgreich eingesetzt wird gegen jede Art der Erkrankung. Auch bei Migräne hat die Akupunktur angebliche Heilerfolge vorzuweisen, sodass diese Art Therapie mittlerweile sogar von Krankenkassen gezahlt wird.*

Aufwand: *Gering bis mittel. – Eine umfassende Erstanamnese bei einem guten Therapeuten geht recht flott, die einzelne Sitzung dauert ca. 20 Minuten. Je nach Schwere der Erkrankung reicht manchmal eine Sitzung mit entsprechend gesetzten Akupunktur-Nadeln, manchmal ist auch ein Block von bis zu zehn Behandlungen im wöchentlichen Abstand notwendig. Die Wirkung im Körper setzt möglicherweise mit wochen- oder monatelangem Zeitverzug ein – vielleicht aber auch gar nicht.*

Fazit: *Akupunktur ist ein interessanter Ansatz. Da die Kassen die Kosten übernehmen und es eine Vielzahl beachtlicher Erfolge gibt, ist es sicher einen Versuch wert, allerdings immer bei einem erfahrenen, gut ausgebildeten Behandler, denn auch in dieser Szene gibt es eine Menge Hokuspokus.*

Akupunktur hat mir nicht geholfen!

Sex

Auch mein Bruder leidet seit seiner Kindheit an extremer Migräne. Ihn erinnere ich in Hunderten von Situationen ebenfalls spuckend über der Schüssel, leichenblass und hundeelend. Noch heute hat er diese Anfälle, aber wenig Elan, dieses Thema von medizinischer Seite anzugehen. Neben Wärme schwört er auf eine brachiale Alternative, die ihm seiner Aussage nach Erleichterung bringe – im doppelten Sinne: Sex!

Er ist der Überzeugung, dass der Schmerz danach geringer und erträglicher ist, vor allem aber verkürzt wird. Vermutlich hat das mit der stärkeren Durchblutung, den ausgeschütteten Endorphinen, vor allem aber mit der gefäßerweiternden Wirkung zu tun.

Es gibt auch ein genau gegenteiliges Phänomen, welches zeigt, dass das Geschehen der sexuellen Erregung durchaus gefäßwirksam ist und schmerzlindernde, aber auch teilweise schmerzfördernde Auswirkungen auf das Gehirn haben kann: nämlich das Phänomen des extremen Kopfschmerzes kurz vor dem Orgasmus. In einem Internet-Forum habe ich neulich eine lange, verzweifelte Diskussion von gar nicht mal so wenigen Betroffenen zu diesem Thema gefunden.

Die Erklärung der starken Kopfschmerzen vor dem Orgasmus ist vermutlich eine relativ naheliegende: Es kommt zum sogenannten „Sex Flush", bei dem das Blut in den Schädel schießt und mit einer Vasokongestion (Blutandrang) einhergeht.

Frauen bekommen besser sichtbar als bei Männern rote Bäckchen und ein gerötetes Dekolleté, weil sie dünnere Haut im Gesicht und im Brustbereich haben. Und auch wenn man Männern gern nachsagt, dass „dabei" das gesamte Blut in sein Werkzeug fließt und fürs Hirn nix mehr da ist, so erleben diese das gleiche Phänomen der „Vasocongestion". Wikipedia sagt dazu „Vasocongestion is the swelling of bodily tissues caused by increased vascular blood flow and a localized increase in blood pressure. Typical causes of vasocongestion in humans includes menstruation, sexual arousal, REM sleep, strong emotions, illnesses and allergic reactions."

Mit der Vasokongestion geht ein steigender Druck im Gesicht und Schädel einher, welcher möglicherweise auf zweierlei Arten für den Schmerz verantwortlich ist: Der steigende Blutdruck in den Gefäßen an sich ist schmerzhaft, wie viele Menschen mit hohem Blutdruck leidvoll erfahren. Diesen Effekt kennen auch Menschen ohne hohen Blutdruck, wenn man aus der Horizontalen plötzlich aufsteht und der Körper sekundenschnell das Blut aus der Waagerechten in die Senkrechte pumpen muss. Da entsteht für wenige Augenblicke ein manchmal als Stich spürbarer Sekundenschmerz im Kopf. Der zweite Schmerzfaktor dürfte die Beeinflussung des Trigeminusnervs sein, der durch die spontane Weitung der Gefäße bei extremer sexueller Erregung in Mitleidenschaft gezogen wird.

Das von allen Betroffenen als extrem quälend beschriebene Stechen hinter dem Auge hat vermutlich mit der Beeinträchtigung dieses Nervs zu tun, der massiv von sich ausdehnenden Gefäßen und einem starken Blutzufluss geärgert wird. Da der Trigeminus, wie bereits im Zusammenhang mit meiner HNO-Therapierfahrung kurz erwähnt, drei Äste hat, kann das auch zu Schmerzen im Augenbereich (1. Ast), zu im Nasenbereich geschwollenen Schleimhäuten und Schnupfensymptomen (2. Ast) führen, manchmal – aber eher selten – auch zu Zahnschmerzen im recht robusten Unterkiefer-/Zahnbereich (3. Ast).

Besonders fies macht es „Aua im Kopp", wenn die Gefäße und das Gewebe etwas Zeit haben anzuschwellen, deshalb taucht dieses Phänomen seltener bei einem „Quickie" auf, sondern eher bei einem ausschweifenden Akt, bei dem die orgasmische Erlösung auf extrem hohem Erregungsniveau (also nicht bei Lustlosigkeit!) herausgezögert wird.

Fakt ist: Sex hat definitiv Auswirkungen auf die Hirngefäße, bei dem einen positiv, bei dem anderen schmerzhaft negativ. Einen Versuch ist es wert, zu überprüfen, ob man zu der Gruppe gehört, bei der Sex eine positive Auswirkung auf die akute Migräne hat. Allerdings habe ich bei meiner Versuchsanordnung nach der Empfehlung meines Bruders ein ganz anderes Problem gehabt. Denn mit Migräne, Übelkeit, Licht- /Geräusch- und Geruchsempfindlichkeit fehlt mir vor allem eins: Lust!

Für Ungeduldige

Hypothese: *Sex ist höchst gefäßwirksam, führt zu besserer Durchblutung im Körper, so auch im Kopf und im Gehirn. Sichtbar sind die Effekte besonders bei Frauen an rosigen Wangen und gerötetem Dekolleté beim sogenannten „Sex flush".*

Aufwand: *Gering. – Ein individueller Versuchsaufbau ist weder zeitaufwändig, noch bedarf es finanzieller Mittel.*

Fazit: *Sex als Mittel gegen Migräne im akuten Anfall ist ein interessanter Ansatz, der absolut einen Versuch wert ist! Sich zum „Lust haben" zu zwingen ist vielleicht nicht ganz einfach mit Übelkeit und Schmerzen im Kopf, aber manch einem mag es vielleicht helfen. Immerhin könnte man so das Angenehme mit dem Nützlichen verbinden.*

Mir hat Sex leider nicht geholfen!

Botox

Gerade klingelt das Telefon und eine Bekannte ist am Apparat. Durch Zufall kommen wir auf das Thema Migräne zu sprechen und sie erzählt mir für mich ganz überraschend, dass sie auch lange Jahre darunter gelitten habe, zuletzt sogar mit zunehmender Häufigkeit. Nachdem sie sich aber kürzlich hat Botox in die Stirn spritzen lassen, um das unansehnliche Waschbrett lahm zu legen, das sich dort mit vielen stirn-runzelnden Sorgenfalten breit gemacht hatte, sei der Schmerz komplett verschwunden.

Diese Erfahrung haben offenbar einige Migräne-Leidtragende gemacht, was die Hoffnung nährt, dass auch Botox eine Erfolg versprechende Option sein kann. Innerhalb einer Sitzung beim entsprechenden Spezialisten wird es an sieben definierten Kopf- und Halsmuskulaturbereichen injiziert, direkt an der Nasenwurzel und etwas oberhalb von dieser, an den Schläfen und am Übergang des Schädelknochens am Hinterkopf. Die Auswahl der Kopfschmerzpatienten und die Definition des Kopfschmerztyps ist jedoch entscheidend für die Wirksamkeit dieser Behandlungsmethode, denn nicht jede Art von Kopfschmerz reagiert auf Botox. Man vermutet, dass bei Spannungskopfschmerzen und neuralgie-ähnliche Schmerzen eher Erfolge zu verzeichnen sind als bei echter Migräne, beides ist aber nicht immer so ganz einfach auseinanderzuhalten.

Die Erklärung für die Wirksamkeit bei den erfolgreichen Fällen wird vermutlich sein, dass der Stirnbereich vom Trigeminusnerv durchzogen wird und dieser sich möglicherweise von Botox besänftigen lässt. Einen Versuch ist es sicherlich wert, zumal sich Botox wieder abbaut und man ohne Probleme wieder auf Los zurückkehren kann, wenngleich man vermutlich keine 4000 Euro bekommt wie bei Monopoly, sondern diese auf Dauer eher zahlt. Lediglich der Verabreicher des Gifts sollte wohlüberlegt sein, habe ich mir sagen lassen, denn das gehört eindeutig in die Hand eines Experten, wenn man nicht sechs Monate wie Karl Dall aussehen will. Ich kann zu diesem Thema keine eigenen Erfahrungen beisteuern, da mir diese Idee nie kam aufgrund meiner netterweise wei-testgehend faltenfreien Stirn. Ich habe anscheinend keine Sorgen, die ein Stirnrunzeln erfordern! Aber praktisch, dass man in diesem Fall wieder das Angenehme mit dem Nützlichen verbinden kann.

Für Ungeduldige

Hypothese: *Botox ist ein Nervengift, mit dem sich ausgewählte Muskulatur beispielsweise im Gesicht gezielt für drei bis sechs Monate lahmlegen lässt. Insbesondere bei Verspannungen lassen sich mit Botox Erfolge in der Schmerztherapie verzeichnen. Auch bei Migräne schwören einige Ärzte genauso wie manche Migränepatienten auf dieses Mittel. Ob es sich hier allerdings um echte Migräne handelt, ist umstritten. Dennoch zahlen sogar mittlerweile die Krankenkassen den Einsatz von Botox in besonders schweren Fällen von Migräne.*

Aufwand: *Gering. – Botox wird in einer Sitzung an sieben definierten Kopf- und Halsmuskulaturbereichen injiziert, direkt an der Nasenwurzel und etwas oberhalb davon, an den Schläfen und am Übergang des Schädelknochens am Hinterkopf. Lediglich Experten sollten diese Injektionen vornehmen, also nicht der unerfahrene Hausarzt oder Dermatologe um die Ecke.*

Fazit: *Botox ist ein interessanter Ansatz. Da die Kassen die Kosten übernehmen, ist diese Methode, die in erster Linie der Prävention dient, durchaus eine Überlegung und einen Versuch wert.*

Botox habe ich nicht versucht, höre aber von Erfolgen im Bekanntenkreis! 😐

Candida

Bei meiner verzweifelten Suche nach Ursachen stolperte ich eine Tages über das Thema Darmpilz, der für alle möglichen Symptome verantwortlich sein kann, mit denen Betroffene sich herumschlagen. Manch eine unerklärliche Symptomatik ist auf eine Infektion mit dem bekanntesten Pilz, dem Hefepilz Candida albicans, zurückzuführen.

Laut Angaben der Deutschen Gesellschaft für Ernährung tragen ca. 75 Prozent aller gesunden Menschen diesen Keim in sich, viele davon, ohne dabei offensichtliche Symptome einer Pilzinfektion zu zeigen. Die Häufigkeit erklärt sich mit dem verstärkten und oft unsinnigen Einsatz von Antibiotika, die viele Ärzte wider besseres Wissen auch gegen Erkältungsviren verschreiben, obwohl Antibiotika hier komplett wirkungslos sind. Nachdem ein Antibiotikum die gesamte Darmflora niedergewalzt, die guten wie die schlechten Bakterien vernichtet hat, haben Pilze oft freie Hand. Das kennen Frauen, die nach jeder Antibiotikum-Behandlung einen nervigen Vaginalpilz bekommen, nur zu gut.

Das Spektrum der Symptome einer Candida-Infektion reicht von offensichtlichen Pilzerkrankungen der Schleimhäute wie beispielsweise beim oben genannten Vaginalpilz oder dem Windelpilz bei Säuglingen bis hin zu versteckten Darmpilzen, deren Stoffwechselabfälle u. a. Fuselalkohole sind und selbst Menschen, die null Alkohol trinken, dennoch schlechte Leberwerte und Säufernasen schenken. Ärzte tippen dann manchmal trotz anders lautender Beteuerungen eher auf heimlichen Alkoholkonsum und geben schlaue Ratschläge, doch mal die Finger von der Flasche zu lassen, erkennen aber nicht die eigentliche Problematik.

Darüber hinaus macht es die Diagnose oft schwierig, dass sowohl die Stoffwechselprodukte des Pilzes selbst als auch die Immunantwort des Wirtes – des befallenen Menschen –, aber auch die erst mittelbar daraus entstehenden Entzündungsreaktionen (beispielsweise der Gelenke oder der Darmschleimhaut) zu höchst unterschiedlichen Reaktionen führen. So bekommt manch einer furchtbare Durchfälle, ein anderer entwickelt unerklärliche allergische Reaktionen, der nächste hat permanenten Heißhunger, andere wieder leiden unter Entzündungen in den Gelenken. Bei allen ist aber möglicherweise die Ursache gleich!

Zudem sind diese Reaktionen stark ernährungsabhängig. Manch ein von Candida befallener Zeitgenosse meint, dass er bestimmte Lebensmittel nicht verträgt. Candida-Pilze lieben Zucker, sodass diese bei Süßigkeiten, Fruchtsäften, Weißmehlprodukten wie Brötchen & Co. zu Hochform auflaufen, an Tagen an denen man nur einen Salat mit Fisch isst, geht es einem dann wieder vermeintlich besser.

Doch was hat all das mit Migräne zu tun? Möglicherweise eine ganze Menge: Candida-Pilze produzieren einen Giftstoff, der für Migräne und Entzündungen, gegebenenfalls also auch im Kopf und in den Hirngefäßen verantwortlich gemacht wird! Auch eine immer wieder zugeschwollene Nase, wie in meinem Fall, kann durchaus mit einer Candida-Infektion in Zusammenhang gebracht werden.

Bei einem Verdacht auf Darmpilze greift die Schulmedizin zu Antipilzmitteln, sogenannten „Antimykotika". Das bekannteste unter ihnen ist „Nystatin". Das ist ein natürliches Antimykotikum, das von einem Bakterium, dem Streptomyces noursei, gebildet wird. Die Behandlung ist simpel und weitgehend nebenwirkungsfrei, erfordert jedoch zusätzlich eine kohlenhydratreduzierte Diät über ein paar Wochen. So sollte man absolut auf Süßigkeiten und Kuchen verzichten, auch Cola und Limo, sowie Alkohol und größere Mengen Brot, Nudeln, Reis und Kartoffeln sollte man sich strikt verkneifen. In der Regel ist dem Pilz relativ schnell der Garaus gemacht, sodass sich Symptome wie Blähbauch und Durchfälle bereits nach ein paar Tagen bessern, wenn diese denn auf einen Candida-Befall zurückzuführen sind. Auch andere Beschwerden und Symptome eines Befalls bessern sich in der Regel rasch, wenn Candida verantwortlich war.

Bei mir ist das leider nicht der Fall, denn meine Migräne tritt weiterhin regelmäßig auf und hat offensichtlich wenig mit Candida zu tun, auch wenn der Verdacht nach der einen oder anderen Behandlung mit einem Antibiotikum naheliegend wäre. Auch muss man etwas Geduld mitbringen, denn bei manchen Patienten verschlechtert sich der Zustand zunächst massiv, um dann in eine Gesundung überzugehen. So sind neurologische Symptome wie Kopfschmerzen und Migräne bei Pilzbefall oft nicht nur Ausdruck einer Freisetzung von Mykotoxinen (Pilzgiften) bestehender Pilze, sondern treten möglicherweise auch in den ersten Tagen der Behandlung mit Pilzmitteln auf, da Mykotoxine und Schwermetalle durch den Zerfall der abgestorbenen Candida erneut freigesetzt werden.

Der durchschlagende Erfolg bleibt bei mir aber leider auch längerfristig aus, trotz vier Wochen strenger Anti-Pilz-Diät und fleißiger Einnahme des Mittels. Candida ist bei mir vermutlich gar nicht vorhanden, und falls doch, ist sie jedenfalls nicht verantwortlich für meine Migräne. Nichts desto trotz ist bei Menschen mit einer Vielzahl von Symptomen auch diese vergleichsweise einfache und nebenwirkungsfreie Behandlung einen Versuch wert.

Für Ungeduldige

Hypothese: *Candida ist ein Pilz, welcher sich im gesamten Körper ansiedeln und ausbreiten kann. Fast jeder Mensch trägt diesen Pilz als Wirt im Körper, nicht bei jedem entwickelt sich jedoch das Vollbild einer Infektion. Nach dem Einsatz eines Antibiotikums kommt es fast immer zu einem massiven Befall. Candida-Pilze produzieren einen Giftstoff, der neben vielen anderen Beschwerden auch für Migräne und Entzündungen, ggfs. also auch im Kopf und in den Hirngefäßen verantwortlich gemacht wird!*

Aufwand: *Gering bis mittel. Pilzmittel gegen Candida-Infektionen wirken schnell, sicher und nebenwirkungsarm. Sie müssen lediglich regelmäßig und für ca. vier Wochen eingenommen werden, um eine endgültige Beseitigung der Pilze sicherzustellen. Begleitend sollte man in dieser Zeit eine Anti-Pilz-Diät einhalten, die streng kohlenhydratarm und deshalb etwas mühsam ist.*

Fazit: *Candida ist ein interessanter Ansatz, weil fast jeder schon mal mit einem Antibiotikum behandelt worden ist und viele Menschen diesen Pilz unwissentlich in sich tragen. Ob sich die Migräne dadurch bessert, ist jedoch fraglich.*

Mir hat die Candida-Behandlung nicht geholfen!

Irisdiagnostik

Nachdem die durch diesen weiteren Misserfolg eingekehrte Frustration wieder einige Monate in Anspruch nahm und sich die Migräne mit alter Heftigkeit in meinem Leben breitmachte, entschließe ich mich aufgrund einer Empfehlung zu einem neuen Therapieversuch. Ein Heilpraktiker, der Irisdiagnostik mit Akupunktur kombiniert, wurde mir wärmstens empfohlen, da er schon unglaubliche Erfolge nachzuweisen hat.

Die Irisdiagnostik geht davon aus, dass anhand von Veränderungen der Farbe und Struktur der Iris (Regenbogenhaut) zahlreiche vor allem innere Krankheiten erkennbar sind. Um die Irisfelder genauer zu lokalisieren, wird die Iris – gleich einer Uhr – in 60 Abschnitte eingeteilt und bestimmten Organen zugeordnet. Die Begründung für den Zusammenhang zwischen Organen und Iris liefern die Nervenschaltkreise des gesamten Körpers: Sie sind alle mit dem Auge verbunden. Der Patient blickt in ein binokulares Spezialmikroskop mit 10- bis 40-facher Vergrößerung, eine sogenannte Spaltlampe. Der Diagnostiker beurteilen die Grundfarbe des Auges, Helligkeitsunterschiede des Irisgewebes, Struktur und Muster der Iris, Pigmentflecken und Farbveränderungen im Augenweiß und vieles mehr.

Das Warten in seiner Praxis, die terminfrei nach dem Prinzip der „offenen Tür" organisiert oder besser: nicht organisiert ist, gestaltet sich langwierig, und wenn an einem Tag 20 Patienten kommen, sitzen eben die 20 Patienten vor einem im Wartezimmer. Da er mir jedoch als eine Mischung aus liebem Gott und Heilsbringer beschrieben wurde, harre ich geduldig aus, bis ich an der Reihe bin.

Er lässt mich in ein Gerät zur Irisdiagnostik blicken und sieht dort anscheinend allerhand wenig Erbauliches, denn in der Folge traktiert er mich mit Akupunkturnadeln für den Lebermeridian, Schröpfgefäßen für die Gallenwege und diversen Schüssler-Salzen. Seine diagnostischen Erkenntnisse erbrachten Defizite in Leber und Galle, welche sich auch im Lebermeridian bemerkbar machten. Später wird sich herausstellen, dass er mit seiner Leberdiagnose nicht komplett im falschen Teich gefischt hat, allerdings anders, als er es meinte, doch dazu komme ich später in Teil 3.

Nun liege ich also wie eine Nacktschnecke, die einen Kaktus hart und herzlich umarmt hat, mit ca. zwanzig recht wahllos und beliebig anmutenden Nadeln gespickt auf seiner eiskalten Liege und werde nach dieser Sitzung aufgefordert, mich genau zu beobachten und in vier Wochen nochmals vorzusprechen, um die Veränderungen zu reportieren. Da sich leider null Komma nichts ändert und die Heftigkeit und Häufigkeit meiner Migräneanfälle in keiner Weise variiert, verzichte ich des Weiteren sowohl auf die Kakteen-Optik mit zwei Händen voll Akupunkturnadeln auf meinen werten Meridianen als auch auf eine weitere Audienz beim Großmeister der Irisdiagnostik. Dennoch ist das möglicherweise durchaus einen Versuch wert, denn es gibt immer wieder ganz erstaunliche Erfolge, die sich vielleicht nur in meinem Fall – aus welchen Gründen auch immer – nicht einstellen. Grundsätzlich liegt der Herr der Nadeln aber nicht ganz daneben, nur die Interpretation des ominösen diagnostizierten „Ungleichgewichts im Lebermeridian" wird noch eine Weile auf sich warten lassen, wie sich später zeigen wird.

Für Ungeduldige

Hypothese: *Die Irisdiagnostik geht davon aus, dass anhand von Veränderungen der Farbe und Struktur der Iris (Regenbogenhaut) zahlreiche Krankheiten erkennbar sind. Die Begründung für den Zusammenhang zwischen Organen und Iris: Die Nervenschaltkreise des Körpers sind alle mit dem Auge verbunden. Diese Methodik wird vor allem zur Diagnostik eingesetzt und häufig wie in meinem Fall anschließend mit der Akupunktur als Therapie verknüpft. Bei Migräne hat die Akupunktur angebliche Heilerfolge vorzuweisen.*

Aufwand: *Gering bis mittel. Die Erstanamnese bei einem Therapeuten beziehungsweise Heilpraktiker geht recht flott, meist schaut man nur ein paar Minuten in ein Spezialmikroskop zur Irisdiagnostik. Die manchmal folgende Akupunkturbehandlung dauert ca. 20 Minuten. Je nach Schwere der Erkrankung reicht eine Sitzung mit entsprechend gesetzten Akupunkturnadeln, manchmal sind aber mehr nötig. Die Wirkung im Körper setzt möglicherweise mit wochen- oder monatelangem Zeitverzug ein – vielleicht aber auch gar nicht.*

Fazit: *Irisdiagnostik ist wissenschaftlich umstritten, liegt aber möglicherweise manchmal richtig. Die darauf folgenden therapeutischen Anwendungen wie Akupunktur, Schüssler-Salze et cetera sind bei einem erfahrenen, gut ausgebildeten Behandler einen Versuch wert.*

Irisdiagnostik kombiniert mit Akupunktur hat mir nicht geholfen!

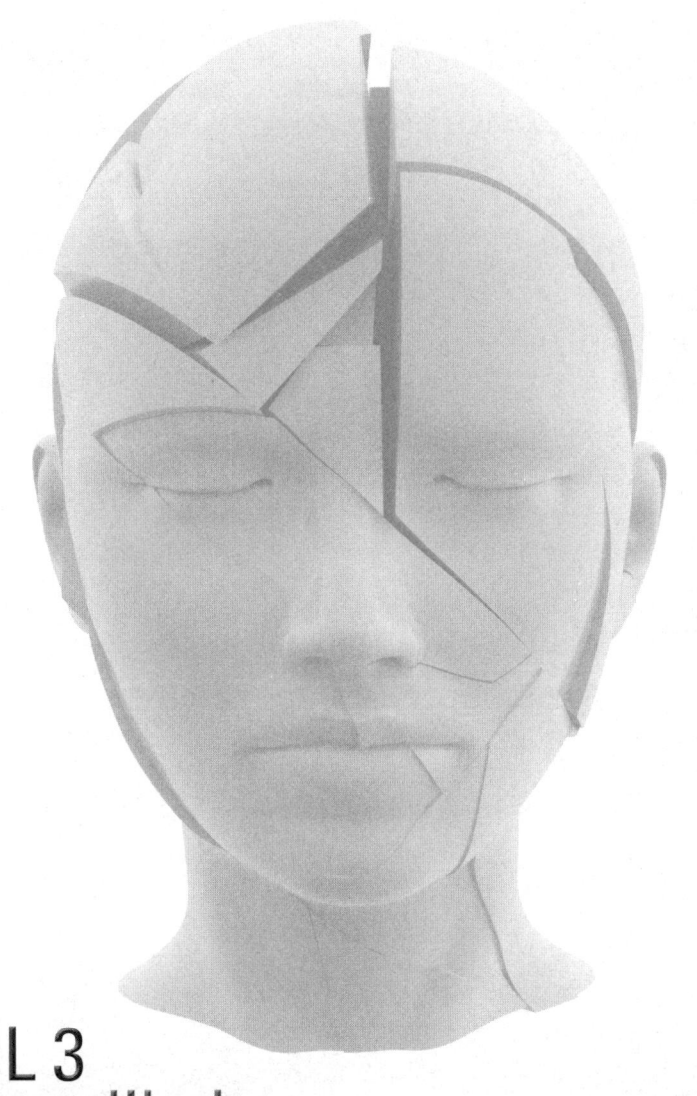

TEIL 3
Die radikale
Migräne-Diät

Eine erste Spur: Das süße Gift

Es ist das Jahr 2004. Mein mittlerer Sohn geht mittlerweile ebenfalls in die Schule. Da es jeden Tag „Working-Mom-Katastrophen" wie Hitzefrei und sonstigen Unterrichtsausfall zu vermelden gibt, besucht er die Mittagsbetreuung, um die Zeiten mit dem Arbeitstag einer berufstätigen Mutter kompatibel zu gestalten. In der Theorie sollte das Kind dort simple, aber ausgewogene Mittagskost bekommen, danach Hausaufgaben unter Aufsicht erledigen, um danach nachmittags satt, glücklich und frei von weiteren Verpflichtungen von seiner hart arbeitenden Mutter abgeholt zu werden. Theoretisch.

Praktisch hat das Kind neuerdings fast jeden Nachmittag Kopfschmerzen, ist komplett zappelig, unruhig und aggressiv und kann in diesem Zustand weder stillsitzen noch Hausaufgaben machen und bricht meist auch noch in Tränen aus, wenn die genervte Mutter ihn wie gefordert zwingt, die gesamten Autokennzeichen der EU für den Sachkunde-Test am nächsten Tag auswendig zu lernen.

So geht das eine Weile, bis die täglichen Kopfschmerzen eine Regelmäßigkeit erreichen, aufgrund derer ich etwas unternehmen muss. Die lapidaren „Schulstress-Erklärungen" überzeugen mich nicht, damit will ich mich nicht abspeisen lassen und zufriedengeben. Die darauf folgende Kinderarzt-/Neurologen-/Heilpraktiker-Arie möchte ich jetzt gar nicht im Detail ausbreiten, denn das gleicht meiner eigenen Geschichte weitestgehend, wenn auch im Schnelldurchlauf. Nachdem mein Sohn dann also durch alle Wartezimmer durchgereicht worden ist, weiterhin nahezu täglich Kopfschmerzen hat und auch sonst einige Probleme mit Hummeln im Hintern, landet er bei einem renommierten Kinderpsychiater, der sich auf ADHS spezialisiert hat.

Dieser macht eine Menge teure und zeitaufwändige Tests, stellt bereits vorher schon die Diagnose ADHS in den Raum, bestätigt diese Sichselbst-erfüllende-Prophezeiung und entlässt mich wie – viele tausend andere seiner Patienten auch – mit dem unvermeidlichen Ritalin-Rezept für das unruhige Bübchen. Allerdings erst nachdem ich mir noch ein heisses Wortgefecht mit ihm über die wenig kreative Lösung des höchst fragwürdig diagnostizierten vermeintlichen Problems geliefert habe: ADHS.

Mit diesem Thema kenne ich mich bestens aus, habe zu diesem Zeitpunkt bereits viele Fachbücher darüber gelesen, medizinische, biochemische, psychiatrische und wenn eins klar ist, dann, dass mein Sohn kein typisches ADHS-Kind ist. Diese Kinder gibt es – keine Frage! Aber die Symptomatik erkenne ich zehn Meter gegen den Wind bei dem einen oder anderen Kumpel meiner Kinder, aber mein Sohn tickt anders, denn da ist ein anderer, nur temporär wirksamer Mechanismus im Gange. Kurz darauf kommt der Durchbruch, auch für mich.

Besagter Sohn leidet unter Brechdurchfall und durch das viele Spucken wird er bewusstlos. Eine beängstigende Situation, denn er wacht nicht mehr auf! Der Notarzt kommt und hängt den Patienten an den Tropf, leider ohne vorher den Blutzucker zu messen. Eine besorgte Mutter wird mit ihren Vorschlägen und Verdachtsmomenten ohnehin nicht ernst genommen. Mein Hinweis, massiver Unterzucker sei vermutlich Schuld an seinem Kollaps, da er die mehrfach verabreichte Glukose- und Elektrolylösung zu schnell wieder ausgebrochen hätte, geht bedauerlicherweise im allgemeinen Chaos unter.

Daraufhin gerät er in die Mühlen der modernen Privatpatienten-Medizin mit den schrecklichsten Verdachtsmomenten und einem unglaublichen analytisch-diagnostischen Rundumschlag: Das arme Kind wird in der Kinderklinik von rechts nach links gekrempelt, um den Verdacht auf Hirntumor, Herpesbefall im Gehirn, Meningitis, Epilepsie und vieles mehr auzuschließen. Als wir nach einer Woche stationären Aufenthaltes und einem genervten, aber seit Tagen ziemlich agilen, wenig kranken Kind endlich dem Klinikwahnsinn entkommen, ist meine erste Amtshandlung, ein Blutzucker-Messgerät für Diabetiker zu erwerben. Ich pieke meinen Herrn Sohn zu seiner unermesslichen Freude mehrmals am Tag an und erstelle akribisch ein Glukose-Tagesprofil. Vor dem Essen, kurz nach dem Essen, eine halbe Stunde nach dem Essen, eine Stunde nach dem Essen, zwei Stunden nach dem Essen, morgens nüchtern, nach einer Tüte Gummibärchen und so weiter.

Mein ursprünglicher, aber von den Herren Medizinern geflissentlich ignorierter Verdacht wird bestätigt: Das Kind reagiert extrem auf jede Art von Zucker und Kohlenhydraten! Sein Zuckerspiegel steigt steil an, um kurz darauf steil abzusinken, weit unter den Ausgangswert. Und ab da spielt der Kerl regelmäßig verrückt. Im Unterzucker ist er unkonzentriert, aggressiv, unruhig, weinerlich, nervtötend, hyperaktiv – vermeintlich das komplette ADHS-Vollbild! Wenn er jedoch satt ist, insbesondere wenn er wenig Kohlenhydrate isst, oder wenn man diese in Fett versteckt wie beispielsweise in Pommes, dann ist er lieb, ausgeglichen und kann problemlos stillsitzen und lernen. Fazit: Das Kind darf nicht in den Hungermodus mit Unterzucker kommen! Noch heute führen wir anstrengende pubertäre Diskussionen nicht vor dem Essen, denn da vernebelt der Hunger sein Hirn und macht ihn unzugänglich für gute Argumente. Welche biochemische Reaktionskette hier mit welchen Effekten verantwortlich ist, schildere ich gleich ein paar Seiten weiter im Detail.

Nachdem ich in dem nun dringend notwendigen Gespräch mit der Mittagsbetreuung herausgefunden habe, dass es dort überwiegend Zucker-Mist, neudeutsch Cerealien gibt, melde ich den jungen Mann schleunigst ab. Ich erstelle einen ausgeklügelten Speiseplan, der null Zucker, wenig Kohlenhydrate und einen relativ hohen Fettanteil vorsieht. Wenn es beispielsweise Nudeln gibt, dann immer mit viel Butter, Sahne, Olivenöl oder Kräuterbutter, wenn er ein Stück Baguette isst, dann mit viel Butter und ganz viel Salami drauf. Schlagartig sind die Kopfschmerzen weg und das Kind hat Ruhe vor seinem „Pseudo-ADHS". Einen ganz hervorragenden Ansatz bietet hier die leckere Atkins-Diät, die in unserem Falle nicht zur Gewichtsreduzierung gedacht ist und auch nicht akribisch verfolgt werden muss, aber die Denkansätze sind identisch und insbesondere das alte Buch aus den 70er Jahren (für wenige Cent gebraucht und vergilbt bei Amazon erhältlich) hat eine Unmenge leckerer Rezepte, die diesem Konzept entsprechen. Zusammenfassend kann man sagen, Atkins tauscht Kohlenhydrate gegen Eiweiß und Fett, sodass beispielsweise dick Kräuterbutter oder die leckere fette Sahnesauce auf dem Steak landet, aber keine Kartoffeln erlaubt sind. Dieses kohlenhydratfreie Grundprinzip braucht man bei einem Kind nicht in dieser Radikalität zu leben, es soll aber an dieser Stelle nur kurz den Denkansatz skizzieren, da dieser auch in Bezug auf Migräne eine wichtige Rolle spielt.

Aber warum funktioniert das? Was läuft im Hungermodus im Körper ab? Die Beschäftigung mit diesem Thema ergibt eine relativ simple Erklärung: Sobald der Blutzucker in den Keller geht, schüttet der Körper Adrenalin, Cortisol et cetera aus, denn das ermöglicht die sogenannte Fight-or-Flight-Reaktion. Das ist eine sinnvolle Errungenschaft der Evolution des Menschen als wichtige Überlebensstrategie und stammt aus

Zeiten, in denen man vor dem Säbelzahntiger flüchten oder das Mammut bekämpfen musste. Auch heute verhilft ein mächtiger Schuss Adrenalin beispielsweise bei einem Beinahe-Unfall zur schnellstmöglichen Aktivierung von Körper und Hirn, reduziert die Reaktionszeit und schärft die Aufmerksamkeit in Bruchteilen von Sekunden. Die Zucker- bzw. Glukosereserven des Körpers werden in solchen Alarmsituationen aktiviert und stehen in Sekundenschnelle als Energie zur Verfügung. Grundsätzlich also eine ganz vernünftige Einrichtung der Natur.

Leider bedeutet Adrenalin jedoch auch Stress, insbesondere fürs Gehirn, vor allem wenn man eben nicht dem Säbelzahntiger hinterher rennt und somit das Adrenalin nur sehr langsam wieder abgebaut wird. Solch ein hoher Adrenalinspiegel kann sich in der Folge auf unterschiedliche Arten auswirken, und oft hat der unglückliche Delinquent dann nicht nur Unterzucker, Unruhe und Aggressivität, sondern kurze Zeit später auch noch ordentliche Kopfschmerzen, denn Adrenalin ist höchst gefäßwirksam.

Die extremen Auswirkungen, die Adrenalin auf die Gefäße haben kann, kennt man vom Schock: Nach einem Unfall steigt der unverletzte, aber zu Tode erschrockene Fahrer aus dem Auto. Zum Glück ist nicht viel passiert, er ist mit dem Schrecken davon gekommen. Die Helfer kümmern sich um den Unfallgegner und plötzlich sackt der unverletzte Fahrer in sich zusammen und wird bewusstlos. Was ist passiert? Das Adrenalin hat im Schreckmoment die Gefäße eng gestellt, um alle Energien, das Gehirn und die Muskeln zu aktivieren, Blut in die Muskeln zu pumpen. Da das kein Dauerzustand ist, folgt die Gegenreaktion einige Zeit später: Die Gefäße werden weit gestellt, alles Blut sackt in Beine und man kippt um, denn fürs Gehirn ist nun zu wenig Blut da.

Nach kurzer Zeit dämmert es mir: Moment mal! Hunger? Adrenalin? Unterzucker? Kopfschmerzen? Da war doch was?

Dem Unterzucker auf der Spur

Ich wusste von diversen Bluttests, dass mein Blutzucker extrem niedrig ist. Dem hatten weder die Ärzte noch ich jemals besondere Beachtung geschenkt, nachdem es sich ja hier auch immer nur um eine Momentaufnahme handelt. Aber wie stellt sich dieser Befund im Verlauf dar?

Ich beginne mich selber anzustechen und den Blutzucker zu messen, viele Male am Tag: nüchtern vor dem Frühstück, morgens nach dem Frühstück, eine Stunde vor dem Mittagessen im Leerlauf, eine Stunde nach dem Mittagessen, zwei Stunden nach dem Mittagessen, nachmittags, abends. Das volle Programm, das sich bei meinem Sohn als inhaltlich erfolgreich und erhellend erwiesen hat. Und siehe da, der Apfel fiel nicht weit vom Stamm. Ich habe nach wie vor einen sehr niedrigen Blutzucker. Aber mit meinem kleinen, fiesen Nadelgerät kann ich genau verfolgen, was wirklich passiert:

Ich habe selbst nach Süßigkeiten, die ich lediglich zu Testzwecken esse, nur einen relativ geringen Blutzuckeranstieg, also keinerlei Diabetes-Gefahr. Und hier endet die ärztliche Diagnostik meist mit einem zufriedenen „ohne Befund". Der Ausschlag nach oben ist in der ärztlichen Welt die allein entscheidende Frage, denn bei fast 8 Mio. Diabetikern (10% der deutschen Bevölkerung – mit steigender Tendenz!!!) ist das die ständig schrillende Alarmglocke eines jeden Internisten. Unterzucker wird jedoch sträflich vernachlässigt, wie meine eigene Erfahrung und viele Gespräche mit Ärzten zeigen. Denn obwohl man sich mordsmäßig elend fühlen kann mit Unterzucker, ist das in keiner Weise auf dem Radar der Medizin, außer der Intensivmedizin, aber Letzteres ist ein anderes Thema.

Doch zurück zu meinem Test: Nach dem Verzehr von Süßigkeiten ist der Zuckeranstieg recht moderat auf 120 mg/dl – soweit also alles im grünen Bereich. Auch kehrt dieser Wert schnell wieder auf die als normal und gesund angesehenen 80 mg/dl zurück. Aber hier stoppt er leider nicht, um sich dort einzupendeln und zu stabilisieren. Nein, das Gegenteil passiert: Mein Blutzucker befindet sich im freien Fall und bricht in weniger als 20 Minuten überproportional ein, vermutlich durch eine überschäumende Insulinantwort auf jede Nudel, jedes Glas Wein, jeden Teller Reis und jede Scheibe Baguette. Dieser Absturz in die Tiefe macht mir zitterige Hände, Klingeln auf den Ohren und kalte Schweiß-ausbrüche. Kurz darauf springt unter anderem besagtes Adrenalin in die Bresche, das diese unangenehmen Begleiterscheinungen beseitigt – weshalb ich das nie sonderlich beachtet habe. Dass aber jedes Mal nach diesem kurzen Ausflug in die Niederungen des Blutzuckers zwei bis fünf Stunden später der Kopfschmerz beginnt, ist eine sensationelle Erkenntnis, die ich vorher nie in diesen Zusammenhang gesetzt hatte.

Wenn ich nun zurückblicke auf alle beschriebenen Situationen, war kein einzelnes Lebensmittel der Auslöser, daher war es auch unmöglich, den Schuldigen monokausal und als alleinigen Täter zu identifizieren. Es waren immer verschiedene Auslöser, die jedoch eins gemeinsam hatten: Der Blutzucker ging in den Keller. Mal war es ein oder mehrere Gläser Wein, mal ein Teller Nudeln mit Tomatensauce, mal ein Stück lecker knuspriges Baguette, mal eine Handvoll Kekse in einer nicht en-den wollenden Besprechung. Die Folge des Kohlenhydratkonsums war offensichtlich immer eine extreme Insulinausschüttung, die wiederum bei extrem niedrigem Blutzucker das Adrenalin auf den Plan rief. Letzteres ist auch die Erklärung für die Migräne-Situationen, in denen Essen gar keine Rolle spielte: nach dem Sport, mit „Schiss und Hosen voll" beim Zahnarzt, in Bürosituationen, in denen ich den ganzen Tag nicht zum Es-sen gekommen bin, oder bei Langstreckenflügen, auf denen ich als Prä-ventivmaßnahme das Essen habe zurückgehen lassen, um nur ja kein Risiko einzugehen. Oder der stark gesüßte Tee nach der Entbindung, der in einem seit 24 Stunden leeren System ein wahres Zucker-Insulin-Adrenalin-Inferno angerichtet haben muss!

Hunger bedeutet Stress im chemisch-stofflichen Sinne für den Körper und fürs Gehirn, sodass der Körper über Adrenalin versucht, den Blut-zucker zu stabilisieren. Eine sehr richtige und weise Reaktion, die sich wie gesagt im Laufe der Evolution als sinnvolle Überlebensstrategie erwiesen hat. Nur leider verträgt nicht jeder die Gefäßwirkung dieses Adrenalin-Pushs, sodass manch einer in der Folge leidet wie ein Hund. Insbeson-dere Migräniker sind offenbar mit sehr Adrenalin-sensiblen Bauteilen im Gehirn ausgestattet. Das zu wissen, ist ein erster Schritt in die richtige Richtung!

Unterzucker als Hilfeschrei des Körpers

Die Lösung erscheint nun zum Greifen nahe: Keinen Hunger mehr aufkommen zu lassen. „Regelmäßiges Essen" wird von jedem Migräneexperten empfohlen, also alle zwei Stunden einen kleinen Happen und keine Mahlzeiten ausfallen lassen. Diese Empfehlung klingt zunächst sinnvoll, wenngleich sie sich im Leben eines modernen Menschen manchmal nur schwerlich umsetzen lässt, denn oft sitzt man in Meetings oder steht im Stau oder hockt bei einem ewig dauernden Elterabend herum, sodass sich das nicht immer entsprechend gestalten lässt. Aber diese Mühe würde jeder Migräniker mit Freuden auf sich nehmen, wenn es denn hülfe. An der Praktikabilität sollte es also nicht scheitern.

Dagegen spricht jedoch etwas anderes: Klar kann man das ja tagsüber noch irgendwie hinbekommen, indem man sich das Leberwurstbrot für das zweite Frühstück in die Handtasche steckt oder immer eine Tüte Studentenfutter mit sich führt. Aber was macht das geplagte Hirn nachts? Ich stehe eher selten nachts alle zwei Stunden auf, um eine Banane zu essen. Bei acht Stunden Schlaf also vier Bananen pro Nacht? Unrealistisch. Was ist dann die Folge, wenn man nachts – wie die meisten Menschen – Nahrungskarenz betreibt und einfach frech durchschläft? Man wacht am Morgen mit beginnenden Kopfschmerzen oder vielleicht sogar schon mit einer ausgewachsenen Migräne auf! Das ist der Grund für nächtliche und frühmorgendliche Migräneattacken, denn das System dreht sich im Leerlauf, ist aber entsprechenden Nachschub im Zwei-bis-drei-Stunden-Rhythmus gewohnt und entsprechend abhängig davon. Nicht nur das starke Absinken (!), auch der rasche Anstieg (!) des Blutzuckers verursacht manch einem empfindlichen Zeitgenossen Migräne, wenn beispielsweise ein stark gezuckerter Tee oder Kaffee und ein Marmeladentoast auf das komplett leere System treffen!

Mal ganz abgesehen davon, dass dieses permanente Essen auf Dauer dick und rund macht und man auch seiner Bauchspeicheldrüse damit keinen Gefallen tut. Als nettes kleines Tauschgeschäft gegen den niedlichen, kleinen Unterzucker bekommt man auf diesem Wege dann irgendwann den bösen, großen Bruder des Unterzuckers: eine Insulin-Resistenz und in der Folge zu hohen Blutzucker. Kurz: die Volksseuche des Diabetes mellitus Typ 2, der sich durch eine von kohlenhydratreicher Ernährung überbeanspruchten und irgendwann erschöpften Bauchspeicheldrüse entwickelt. Kurz und brutal gesagt: Der Diabetes mellitus 2 ist angefressen! Kaum ein Internist sagt seinem Patienten mit erhöhtem Blutzucker, dass er das Ruder durch Low-Carb oder sogar No-Carb herumreißen könnte. Auch könnten damit viele Diabetiker vom Typ 2, insbesondere diejenigen, welche Insulin zunächst noch in Tablettenform nehmen können, weitestgehend ohne Medikation auskommen, wenn sie kohlenhydratfrei leben würden. Aber Diabetes ist ein Milliardengeschäft und auch die Ärzte profitieren von Diabetikern Typ 2 durch Dauerkonsultationen und Dauermedikationen für den Rest ihres Lebens. Und glücklicherweise stellen die Diabetiker vom Typ 2 auch noch 90 % aller Diabetiker, ein nachwachsender Rohstoff sozusagen mit nie versiegender Einnahmequelle.

Allein die fünf größten Hersteller von Diabetespräparaten – Sanofi, Merck & Co., Novo Nordik, Nesina und Human Insulin Devices – machten im Jahr 2011 mit ihren acht Blockbuster-Medikamenten (darunter Lantus, Januvia, Novo Rapid et cetera) 18,2 Milliarden Umsatz weltweit. Sieben Jahre später sieht die Planung im Jahr 2017 bereits 27,3 Milliarden Umsatz vor, eine Steigerung von fast 50% innerhalb weniger Jahre! Die Researchfirma Evalute Pharma schätzt den Gesamtmarkt für Diabetesprodukte momentan auf ca. 35 Milliarden Dollar. Er könnte bis 2018 auf ca. 60 Milliarden Dollar anwachsen, wenn die riesigen Länder wie Indien und China nicht drastische Gegenmaßnahmen bei der zunehmend verwestlichten Ernährung ihrer Bevölkerung ergreifen. Momentan liegen dank McPommes & Co. die USA noch weit vorn.

Das Konzept des regelmäßigen Essens funktioniert also nicht nur NICHT, sondern ist aus verschiedenen Gründen auch kontraproduktiv! Der Migräniker bewirkt damit das Gegenteil dessen, was er eigentlich erreichen will: Der wichtigste Grund ist, dass man mit diesem Essverhalten eine Abhängigkeit schafft, die sich bitter rächt und bei empfindlichen Menschen zu Migräne in der Nacht und am frühen Morgen führt. Das regelmäßige Essen, was jeder Arzt seinem Migränepatienten empfiehlt, was man tausendfach in Migränebüchern, im Internet in einschlägigen Foren als Empfehlung nachlesen kann, ist meiner eigenen, höchst schmerzhaften Erfahrung nach nicht nur grundfalsch, sondern die Wurzel des Übels!

Man hält den Körper, und damit auch das Gehirn, in einem verhängnisvollen Status der Sucht nach und in Abhängigkeit von Kohlenhydraten. Man füttert das Monster alle zwei Stunden. Und dieses schlägt bei Nahrungskarenz, insbesondere in der Nacht, mit aller Macht zurück. Ziel sollte es also eher sein, das Monstrum zu töten, statt es weiter zu füttern! Verzicht oder starke Einschränkung des Kohlenhydratanteils in der Nahrung unterbricht die unselige Reaktionskette aus Kohlenhydraten, Insulin und Adrenalin, die vielen Menschen – Übergewichtigen wie Migräniker – schwer zu schaffen macht. Aber was passiert da genau?

Der Kohlenhydrat- und Hungerstoffwechsel

Kohlenhydrate – auch versteckte zum Beispiel als Milchzucker in der Milch des Latte macchiato – schwimmen zunächst im Blut und lassen den Blutzucker steigen. Die Glukoserezeptoren prüfen immer wieder den Zuckergehalt des Blutes und weisen bei Bedarf die Bauchspeicheldrüse an, Insulin als Gegenmittel auszuschütten. Insulin schließt als Schlüssel die Zellen auf, sodass die Kohlenhydrate beziehungsweise die daraus entstandene Glukose in die Zellen wandern kann, um dort als Energie bereitzustehen.

Nach einem ordentlichen Frühstück mit Milchkaffee und Zucker, Baguette mit Erdbeermarmelade und Honigbrötchen, einem Glas Orangensaft und einer Schüssel gezuckerter Cornflakes schwimmen Unmengen Kohlenhydrate in Form von Glukose im Blut herum. Eilig schüttet der Körper ganz viel Insulin aus, denn a) benötigen die Zellen Energie und b) schädigt die Blutglukose den Körper massiv. Langfristig drohen Gefäßschäden mit amputierten Gliedmaßen bis hin zur Blindheit, wie man bei nicht oder schlecht eingestellten Diabetikern nach einigen Jahren sehen kann.

Das Insulin wird jedoch besonders bei Diabetikern, Übergewichtigen, Migränikern und fälschlich ADHS-verdächtigen Kindern, aber auch im Wachstum bei Pubertierenden nicht immer in der exakt benötigten Menge ausgeschüttet. Bei Diabetikern Typ 2 ist die Bauchspeicheldrüse erschöpft und schüttet zu wenig aus, sodass weiterhin viel Glukose im Blut schwimmt und die Gefäße schädigt. Daher müssen Zuckerkranke medikamentös nachhelfen und Insulin in Tablettenform oder per Spritze zuführen, immer an die Ernährung angepasst: Viel Kuchen erfordert viel Insulin, Gemüse und Fleisch mit wenig Kohlenhydraten braucht wenig oder gar kein Insulin.

Bei Migränikern, Übergewichtigen und Pseudo-ADHS-Betroffenen passiert genau das Gegenteil: Hier ist die Bauchspeicheldrüse hyperaktiv und meint es zu gut. Sie schießt weit über das Ziel hinaus und schüttet viel zu viel Insulin aus, das in kürzester Zeit die gesamte im Blut schwimmende Glukose in die Zellen verfrachtet. Der Blutzucker sinkt nun innerhalb von 15 bis 20 Minuten wunderbar zurück auf ein gesundes Maß, was jeden Arzt zufrieden stimmt. Doch tückischerweise stoppt der Prozess hier nicht, was dann aber meist keiner mehr beobachtet, denn der Wert hat sich ja schnell normalisiert! Das Zuviel an Insulin führt aber dazu, dass noch viel mehr Glukose abtransportiert wird und das Blut nach weiteren 10 Minuten komplett leer gefegt ist. Messbar ist das per Blutzucker-analyse, bei der man sich nicht mit der Beobachtung des Normalwerts zufriedengeben sollte: Denn ein bis zwei weitere Piekse nach zehn und nach 20 Minuten zeigen, dass es ganz brutal weiter bergab geht.

Die Körperzellen sind rammelvoll mit Glukose, bauen diese aus Ver-zweiflung in Fett um, damit sie als stille Reserve für Notzeiten irgend-wann mal zur Verfügung stehen. Das Blut aber ist komplett ratzkahl leer. Das Gehirn kann jedoch, anders als Muskelzellen, keine Glukose und kein Fett speichern und befindet sich jetzt im Leerlauf und wenig später in höchster Not. Empfindliche Menschen, die sich selbst gut beobach-ten, kennen das Gefühl, dass es nun leicht nebelig wird im Kopf, man bekommt schlechte Laune und ist schnell genervt, das Denken wird unklar, es rauscht möglicherweise auf den Ohren und im schlimmsten Falle kippt man um.

Bevor das passiert, schlägt der Körper jedoch Alarm und versucht, Glu-kose aus einer anderen Quelle zu aktivieren, nämlich indem u. a. die „Alarmsirenen" Adrenalin, Kortisol und Glucagon aktiviert werden. Die Leber kann sich die dringend benötigte Glukose nämlich – nun durch Adrenalin stimuliert – auch selber zusammenbasteln. Dieser Vorgang wird Glukoneogenese genannt. Aber auch hier gibt es nicht immer eine Punktlandung, sondern wieder schießt der Körper über das Ziel hinaus und aktiviert zuviel Adrenalin und selbiges schubst wiederum eben leider nicht nur die Leber an. Das Adrenalin hat nämlich ein paar Nebeneffek-te, die – seinerzeit durchaus sinnvoll – in Fluchtsituationen zum Beispiel vor dem Säbelzahntiger das Überleben sicherten: Adrenalin bereitet den Flucht-oder Kampfreflex vor und verengt dabei die Gefäße, steigert den Herzschlag et cetera, führt aber auch zu kalten Schweißausbrühen, Un-ruhe, Herzklopfen, manchmal sogar den einer Panikattacke nicht unähn-lichen Symptomen. Vor allem aber ist es höchst gefäßwirksam und bald darauf beginnt beim Migräniker das Gewitter im Kopf!

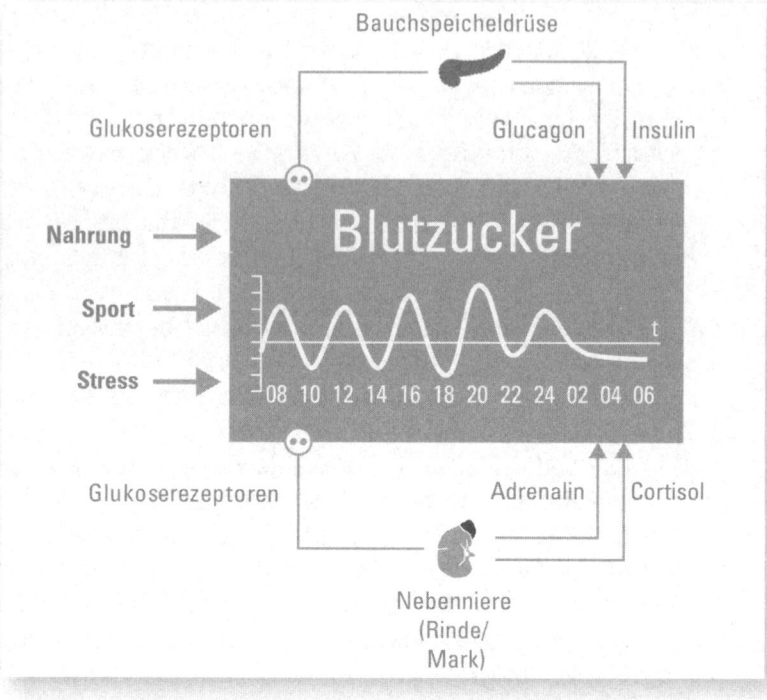

Man stelle sich bildhaft ein Konzert im Stadion vor. 30.000 Fans warten vor der Tür auf Einlass. Beim Diabetiker wird nur ein einzelnes Türchen des großen Haupteingangs geöffnet und die Menschen stauen sich stundenlang bei der Kartenkontrolle. Beim gesunden Menschen öffnet die Security alle Flügeltüren des Haupteingangs und die Musikliebhaber verteilen sich nach der schnellen Sichtung der Tickets zügig im Stadion. Beim Migräniker mit überschießender Insulinantwort öffnet die Security nicht nur die normalen Eingänge, sondern auch die Nord-/Süd-/Ost-/Westeingänge. Auch alle Notausgänge werden zu Eingängen und die Lieferantenzugänge. Keiner kann mehr die Tickets kontrollieren, es kommen auch Fans, die gar keine Tickets haben, draußen stauen sich keine wartenden Gäste, dafür platzt das Stadion drinnen aus allen Nähten, die Zäune biegen sich schon nach außen vor lauter Menschen. Die Security versucht verzweifelt, das in den Griff zu bekommen, aktiviert ganze Hundertschaften der Polizei, aber trotzdem kommt es zur Katastrophe.

Um bei der Metapher zu bleiben: Das Zuviel an Menschen im Stadion ist die in die Zellen geschleuste Glukose, die nun als Energie zur Verfügung steht. Betätigt man sich nun nicht zeitnah körperlich durch Sport, anstrengenden Hausputz oder harte Arbeit im Steinbruch, hat der Körper nur eine Möglichkeit, diese Energie zu speichern, nämlich in Form von Fett. Kohlenhydrate machen also fett, und gemeinerweise verhindert der permanente Nachschub und der damit verbundene hohe Insulinspiegel auch noch, dass der Körper auf dieses Fett zurückgreift als Reserve, denn es steht ja immer die einfache und schnelle Glukose in den Zellen zur Verfügung.

Gesundheitsbewusste, übergewichtige Menschen, die trotz fettreduzierter Ernährung und viel Sport nicht abnehmen, scheitern an Kohlenhydraten und Insulin, also genau an diesem Effekt. Zudem versuchen die in Hungersituationen ausgeschütteten Stresshormone Adrenalin und Cortisol lediglich, den Glukosespiegel zu stabilisieren, blockieren aber dummerweise den Fettabbau und verhindern den Zugriff auf die Fettreserven, solange sie im Blut schwimmen. Hinzu kommt, dass der Körper verlernt hat, auf seine eigenen Fettreserven zurückzugreifen. Daher bekommen viele Migräniker bei Esspausen von zwei bis drei Stunden Kopfschmerzen, denn dann ist die Glukose weg aus den Zellen.

Viele Übergewichtige, die trotz eingeschränkter Ernährung zunehmen und trotz Diät kein Gramm abnehmen, leiden also ursächlich an einem ähnlichen Geschehen wie Migräniker, wenn auch ohne Kopfschmerzen. Was haben viele übergewichtige Menschen, die sich zum Beispiel mit viel Obst vermeintlich vernünftig ernähren, und Migräniker gemeinsam? Eine erhöhte Insulinantwort und einen fehlgesteuerten Hungerstoffwechsel! Beides hat sich vielfach über die Jahre entwickelt, ist möglicherweise aber auch genetisch bedingt: Der Münchner Ernährungsmediziner Prof. Dietmar Daichendt sagt in einem Interview zum Thema Genetik: „Etwa 40% der Menschen neigen dazu, Kohlenhydrate schnell in Fett umzuwandeln. Sie sollten sich kohlenhydratarm ernähren." Ist ein Großteil der Migräniker also von einer Genkombination betroffen, die eine spezielle Disposition im Körper schafft? Die einzig sinnvolle Konsequenz daraus ist in jedem Falle dieselbe, sowohl für dicke Menschen als auch für Migräniker, und egal ob genetisch bedingt oder erworben: Der Körper muss wieder lernen, im Hungerstoffwechsel auf seine Fettreserven zurückzugreifen und sich und sein Gehirn damit autark zu versorgen.

Aber: Erst wenn dem Körper die Kohlenhydrate komplett ausgehen und damit der Insulinspiegel auf Null sinken kann, beginnt er, sich an seinen Fettreserven zu bedienen. Diese Umstellung kann Tage dauern und erfordert bei vielen Menschen eine spezielle Radikaldiät! Ob man zu diesen Menschen gehört, erkennt man unschwer an folgender Situation:

Wer kennt sie nicht, die lästigen drei Kilo, die man mit ein bis zwei Diätwochen schnell abnehmen wollte vor der Bikini-Saison, doch trotz Fasten mit Brigitte-Diät tut sich nichts auf der Waage. Nach 14 Tagen Diät hat man lediglich zwei Wochen verloren, aber kein einziges Gramm. Der Körper verharrt eisern in seinem Glukose-Modus, man wird schlapp, energielos, hat Hunger und Kopfschmerzen, aber man nimmt kein einziges Gramm Fett ab. Lediglich Verschiebungen des Wasserhaushaltes gaukeln einem Pseudo-Erfolge auf der Waage vor, der Schwimmring um die Hüften bleibt jedoch formschön erhalten.

Mir geht es jedenfalls so. Zudem ist es wirklich erstaunlich, dass ich bei dauernder Migräne, mit wenig Essen und an Migränetagen mit noch weniger Essen, das im Körper verbleibt und nicht in der Kloschüssel landet, überhaupt diese lästigen drei Kilo ansetze. Mein Körper leidet definitiv Mangel und trotzdem legt er sich nahezu unangreifbare Fettdepots zu? Und im Falle der Nahrungskarenz zum Beispiel bei einer Diät geht sofort der Alarm im Gehirn los, obwohl genug Energie im kleinen Fettröllchen auf der Hüfte zur Verfügung stehen würde? Da stimmt doch etwas nicht!

Was haben viele Übergewichtige und viele Migräniker also gemeinsam? Wie gesagt, zwei Dinge: eine überschießende Insulinantwort des Körpers auf Kohlenhydrate – im Extrem „Hyperinsulinismus" genannt –, und eine zumindest stark verzögerte Fähigkeit, im Hungerzustand auf körpereigene Reserven zurückzugreifen. Auch ist die Adrenalinantwort auf den Unterzucker möglicherweise zu stark, was sich jedoch schwer messen lässt, denn Adrenalin ist sehr flüchtig und situationsbezogen, also immer nur eine Momentaufnahme. Kommen zum Hungerzustand, der definitiv Stress fürs Gehirn bedeutet, noch andere Stressfaktoren hinzu (Sport, Ärger, Wut, Schreckmoment beim Beinahe-Unfall) hat das Gehirn mit einem Übermaß an gefäßaktiven Substanzen zu kämpfen.

Aber was macht man nun mit dieser Erkenntnis? Da sich Adrenalin nicht willkürlich steuern lässt, gilt es am Anfang der Kaskade anzusetzen und die Ausgangssubstanz, die Kohlenhydrate, zu vermeiden! Wenig oder keine Kohlenhydrate erfordern kaum oder kein Insulin, der Blutzucker bleibt niedrig stabil und ruft kein Adrenalin auf den Plan. Doch wie sieht die Realität aus?

Ernährungskatastrophe High-Carb

Die Ernährungsempfehlungen gehen in eine komplett andere Richtung: Nicht nur Migränikern wird empfohlen, regelmäßig zu essen. Viele kleine Mahlzeiten und Zwischensnacks gelten als gesünder als drei große. Diäten sind zunehmend fettreduziert und kohlenhydratreich! Auch außerhalb von Diäten steigt der Anteil der als gesund empfohlenen Menge Obst permanent. Gleichzeitig hat sich in den vergangenen Jahren eine wahre Fett-Phobie entwickelt.

Die Korrelation zwischen der Anzahl der fett- und kalorienreduzierten, aber kohlenhydratreichen Diäten beziehungsweise Diät-Produkte und dem Anstieg der Fettsucht sowie der Anzahl von Diabetikern ist kein Zufall. Einen Body-Mass-Index von mehr als 30 (das wären bei einer 30 Jahre alten Frau bei einer Körpergröße von 170 cm alles oberhalb von 90 Kilo!) weisen in Deutschland mittlerweile 22,5% der Einwohner auf, das heißt beinahe jeder Vierte ist wirklich dick! In Amerika sind es bereits 46,3%, im relativ traditionell ernährten China hingegen nur 3,8% der Bevölkerung!

Parallel dazu leiden weltweit immer mehr Menschen unter Migräne: Schätzungen der Weltgesundheitsorganisation zufolge sind es 10–15% aller Erwachsenen weltweit. Alleine in Deutschland sind etwa sechs Millionen Menschen betroffen, die Grauzone ist vermutlich noch einmal so groß.

Der Anteil an Kohlenhydraten in der Nahrung steigt ständig. Allein der jährliche Zuckerverbrauch hat sich beispielsweise in Deutschland seit den 50er Jahren von 28,1 Kilo pro Person auf 43,6 Kilo im Jahr 2010 fast verdoppelt. Katjes Gummis werden mit „0 % Fett" als gesund beworben, Joghurts, Eiscreme et cetera wird der Geschmacksträger Fett entzogen und durch Zucker ersetzt und unser Steinzeitkörper, der Kohlenhydrate und Zucker nur im Herbst in Form reifer Beeren als Delikatesse kannte, soll das verarbeiten? Viele Menschen vertragen das zunächst ohne größere Blessuren. Ein Großteil der Migräniker aber nicht!

Permanenter Nachschub an Kohlenhydraten, jeden Tag und rund um die Uhr ist die Realität: Honey-Popps-Cerealien und Marmelade zum

Frühstück, ein „Knoppers" als „kleines Frühstück zwischendurch", mittags einen Teller Nudeln, nachmittags ein Teilchen, Krapfen oder Erdbeerkuchen vom Bäcker und abends ein Glas Wein zum Entspannen und einen edlen Cognac nach dem fulminanten Schoko-Dessert. Verteilt über den Tag gibt es bei vielen Zeitgenossen eine Vielzahl von Tassen Kaffee mit Zucker, neuerdings auch – durch Starbucks & Co. vermarktet – jede Art von Kaffee-Milch-Mischungen mit klebrig-süßen Aroma-Sirups in Form von Karamell-Lattes et cetera Auch die vermeintlich gesunden Fruchtsäfte, selbst bei bester Qualität und ohne Zuckerzusatz, sind Kohlenhydrate pur!

Fruktose, der Fruchtzucker im Saft, wurde immer als gesund gepriesen. In „gesunden" Diät-Produkten wurde Zucker gegen Fruktose ausgetauscht. Auf den ersten Blick verspricht Fruktose durch den Effekt der insulinunabhängigen Aufnahme positive Eigenschaften. Leider werden hier aber zwei Aussagen vermischt: Der Körper benötigt kein Insulin, um Fruktose abzubauen. Das ist sicherlich richtig und hat beim Diabetiker, dessen Bauchspeicheldrüse gar kein Insulin mehr produzieren kann, viele Vorteile. Beim Nicht-Diabetiker, dessen Bauchspeicheldrüse gut oder vielleicht sogar zu gut arbeitet, passiert aber etwas sehr Unangenehmes: Die Fruktose lockt trotzdem das verhängnisvolle Insulin, weil sie süß und ein Zucker ist! Auch wenn das Insulin bei Fruktose nicht zum Abbau und zum Transport in die Zellen benötigt wird, so wird es vom Nicht-Diabetiker dennoch ausgeschüttet und lässt in der Folge den Blutzucker in den Keller stürzen. Somit ist es aufgrund der eben erklärten Mechanismen absolut nicht zielführend und sogar kontraproduktiv, wenn bei einer Abspeckdiät Diabetiker-Produkte verwendet werden. Für den schmerzgeplagten Migräniker, für den ADHS-verdächtigen Zappelphilipp und für den Adipösen mit Abnehmwunsch ist Fruktose und sind damit alle vermeintlichen „Diät-Produkte" mit Fruktose, aber auch Obst und Obstsäfte pures Gift! Ein knurrender Magen 20 Minuten nach einem Glas Fruchtsaft bester Qualität, ohne Zuckerzusatz, zeigt, dass der Körper in den Hungermodus fällt, und nichts anderes ist Unterzucker! Permanentes Gähnen ist ein weiteres Indiz. Aus eigener Erfahrung kann ich sagen: Obst und Obstsäfte sind teuflisch für Menschen mit Migräne und Pseudo-ADHS-Kinder!

Wer als Migräniker daran zweifelt, esse doch einfach mal, wenn das gemeine schlaffe und müde Nachmittagsloch kommt, nämlich zwei bis drei Stunden nach der mittäglichen Spaghetti-Kohlenhydratbombe eine gute

Handvoll Weintrauben. Spätestens eine Stunde später knurrt der Magen vom Unterzucker, das Hirn ist benebelt und wenn man es in der Folge schafft, trotz den Hungers nichts zu essen, beginnt die Migräne spätestes um 18.30 Uhr. Ausgelöst durch „gesundes" Obst! Dieser Effekt ist übrigens auch bei bestimmten Süßstoffen nachweisbar, die durch stark absinkenden Blutzucker massiv Ärger machen können.

Neue Studien zeigen zudem, dass Fruktose in hohen Mengen die allgemeine Insulinempfindlichkeit senkt, das heißt es ist mit der Zeit immer mehr Insulin nötig, um Nährstoffe in die Zelle zu drücken. Somit schwimmt also permanent zuviel Insulin im Blut, drückt den Zuckerspiegel in die tiefsten Niederungen und verhindert den Zugriff des Körpers auf die Fettreserven. Das erklärt auch die rasante Zunahme der unfassbar fetten Menschen beispielsweise in Amerika und den beängstigenden Anstieg des Diabetes: Fruktose ist billig und nicht nur in Amerika in Form von Maissirup in so ziemlich jedes verarbeitete Nahrungsmittel gemischt. Zudem hat Fruktose eine deutlich höhere Süßkraft als Glukose. Durch Verminderung des Glukoseanteils bei gleichzeitiger Vergrößerung des Fruktoseanteiles kann die Süßkraft einer Speise ohne Änderung des Substanzgehaltes deutlich gesteigert werden. Deshalb ist es also auch ökonomisch attraktiv, da eine vergleichbare Süßkraft mit geringerer Materialmenge erreicht wird.

Ökonomisch unattraktiv wird das in wenigen Jahren jedoch für das Krankenkassensystem, welches die Folgeerkrankungen zu schultern hat in unseren überalterten westlichen Gesellschaften, in denen sich schon Kinder einen Diabetes mellitus Typ 2 anfressen und für die nächsten 60 bis 70 Jahre mit medikamentösem Insulinersatz rechnen müssen. Dabei wäre die Lösung relativ simpel, und darauf basieren auch die unglaublichen Erfolge der Atkins-Diät und ihrer modernen Derivate wie die Steinzeit-Diät, die Keto-Diät et cetera: Keine Kohlenhydrate bedeutet kein Insulin und das wiederum kein Speck an Hüften und Bauch, obwohl die vermeintlichen Todsünden Butter, Öl, Sahne et cetera in großen Mengen erlaubt und sogar erwünscht sind!

Low-Carb & No-Carb

Klingt alles ganz logisch und nachvollziehbar. Also lege ich los mit der weitgehenden Vermeidung von Kohlenhydraten, denn das Prinzip ist jetzt klar, wenn auch für mich als schlanken Menschen etwas abgewandelt und auf die Migräneproblematik bezogen. Die Kausalkette lautet also grob zusammengefasst: keine Kohlenhydrate, kein Insulin, kein Unterzucker, kein Adrenalin, keine Migräne! Das trifft vermutlich auf die meisten Menschen zu, mit oder ohne Migräne. Einige hartnäckige Einzelfälle indes, zu denen auch ich zähle, benötigen jedoch ein viel radikaleres Vorgehen. Für diese Erkenntnis wird es leider noch einer Weile bedürfen und einer Vielzahl weiterer, frustrierender Migräneanfälle.

Vor ein paar Jahren war es noch nicht so angesagt, auf Kohlenhydrate zu verzichten, also musste ich mir eine Menge Rezepte ausdenken. Mittlerweile gibt es Tausende Bücher, Rezeptseiten, Low-Carb-, No-Carb-, Keto-, Atkins-, Metabolic-Balance-, Steinzeitdiät-Foren im Internet und sogar Gerichte in Restaurants, die überwiegend auf Diäten und Abnehmwillige sowie auf Sportler ausgerichtet sind.

Leider verbergen sich extrem viele Kohlenhydrate in Form unterschiedlicher Zucker in vielen Gerichten und Zutaten, sodass man wirklich genau aufs Etikett schauen muss, um nicht doch in die Falle zu laufen. So ist alles, was mit „-ose" endet, eine Form des Zuckers. Beispiele für Bezeichnungen, hinter denen sich Zucker verstecken, sind:

Dextrose – anderer Name für Glukose,
Galaktose – Bestandteil des Milchzuckers,
Glukose – Traubenzucker,
Hexosen – Oberbegriff für Glukose, Fruktose und Galaktose,
Laktose – Milchzucker,
Maltose – Malzzucker,
Palatinose – in Honig und Zuckerrohrextrakt,
Saccharose – der gemeine Haushaltszucker und vieles mehr.

Wenn man also eine Bratensauce oder eine Spargelsuppe aus der Tüte zubereitet, sollte man einen unauffälligen Blick auf die Zutatenliste werfen und man wird sein blaues Zuckerwunder erleben, wie bei so vielen anderen Lebensmitteln, von den ach so gesunden Cornflakes und dem Ketchup aus sonnenverwöhnten Tomaten ganz zu schweigen. Dass Nutella 56 % und Schwartau Erdbeermarmelade über 59 % Zucker enthalten, ist vermutlich noch jedem klar. Dass Ketchup 30 % enthält, ahnt man oder es hat sich herum gesprochen, aber das nimmt man ja auch eher in kleinen Mengen zu sich. Dass sich in einem Beutel Knorr Chilicon-carne-Würzmischung jedoch ebenfalls 32 % Zucker verstecken, ist ziemlich überraschend, genauso wie die Tatsache, dass „ungesunde" Cola 10 %, „gesunder" Hohes-C-Orangensaft ohne Zuckerzusatz aber mit 9 % fast genauso viel Zucker enthält. Auch sollte sich jeder bewusst sein, dass sich in der morgendlichen Schoko-Müsli-Schüssel eine Süßigkeit befindet, kein gesundes, ernährungsphysiologisch wertvolles Frühstück!

Darüber hinaus lauern die bösen Kohlenhydrate natürlich in den Klassikern Kartoffeln, Nudeln, Brot, Reis und Kartoffeln. Auch in Gemüsen stecken unterschiedliche Mengen: So haben Karotte und Mais einen relativ hohen Zuckeranteil, eine Gurke eher weniger. Von jeder Art von Alkohol (Bier, Sekt, Wein, Cocktails et cetera), den der Körper mühelos und in Schallgeschwindigkeit in Glukose umwandelt, will ich erst gar nicht anfangen ... Pures Gift für jeden Zuckerspiegel!

Nun beginne ich also, all diese Dinge zu meiden wie der Teufel das Weihwasser, was schon schwierig genug ist. Man bekommt an jeder Tankstelle eine Brezel, eine Semmel, Mars, Snickers & Co. sowieso, aber ein Stück Lachs mit Kräuterbutter? Da guckt der Tankwart schon schräg aus der Wäsche. Auch bei Einladungen ist man nicht mehr gern gesehen, denn das Gemäkel auf dem Teller ist nicht sonderlich sympathisch. Und der komplette Verzicht auf Alkohol führt nicht nur dazu, dass man zu vorgerückter Stunde die Pointen der Witze der gut abgefüllten Kumpels nicht mehr versteht, es macht auch nicht besonders gesellig.

Ich esse also weitestgehend kohlenhydratfrei, quäle mich morgens durch Rührei ohne Frühstücksbrötchen, vertilge Fisch und Fleisch ohne Kartoffel-/Reis-/ Nudelbeilagen, soweit es irgend geht. Immer wieder mal gibt es ein halbes Vollkornbrot zum Ei oder fünf mickrige Nudeln zum Gulasch, aber über weite Strecken ist das, was ich da betreibe, No-Carb oder wie in vielen Büchern empfohlen zumindest Low-Carb. Und was passiert? Die Migräne wird so schlimm wie noch nie in meinem Leben!

Schon vorher hatte ich immer mal diese Idee gehabt, tageweise auf Kohlenhydrate zu verzichten, aber immer dieselbe enttäuschende Erfahrung gemacht. Dadurch hatte ich diesen Ansatz immer wieder als erfolglos verworfen. Dieses Mal denke ich, ich müsse einfach nur durchhalten, vielleicht die Umstellungsphase irgendwie überleben und dann würde sich das geben. Pustekuchen! Ich schleppe mich durch den Tag, halte durch, habe Migräne ohne Ende. Ich kotze mir die Seele aus dem Leib in den Pausen zwischen Meetings oder renne gelegentlich mitten im Gespräch aus dem Raum. Meine Gesprächspartner stellen sich vermutlich des Öfteren selbst infrage, denn so zum Erbrechen schlecht sind die Antworten beispielsweise der Kandidaten im Bewerbungsgespräch doch gar nicht, dass ich mich umgehend übergeben müsste. Doch selbst nach Wochen wird es nicht besser. Ich gebe auf, esse wieder normal und bin vollkommen verzweifelt.

Da es meinem Sohn mit der eher moderaten, weit von No-Carb entfernten Umstellung seiner Ernährung bestens geht, die Noten gut sind, die Hausaufgaben mit einer altersgemäßen Selbstständigkeit erledigt werden und auch sonst keine Klagen mehr an mich heran getragen werden, weiß ich, dass ich bei ihm auf dem richtigen Weg bin. Es gibt Wissenschaftler, die rechnen ADHS, Migräne und Epilepsie demselben Formenkreis zu, der sich leider auch entsprechend vererbt. Also liegt meine Problematik vermutlich nicht so weit weg von der meines Sohnes. Aber welcher Schritt fehlt bei mir? Ist bei mir durch die paar Lebensjahre mehr auf dem Buckel alles etwas eingerostet? Brauche ich einfach länger? Noch radikaler? Reagiert sein junger Körper oder seine noch fast fabrikneue Bauchspeicheldrüse schneller auf die Umstellung?

Ich verschlinge manisch Bücher über Biochemie, Hirnstoffwechsel, Glukoneogenese in der Leber, Adrenalin, den Zitratzyklus, Ketonkörper und die Ketose. Ich recherchiere Tage, Nächte, Wochen und Monate. Ich bekomme immer wieder heftige Migräneanfälle, beim anstrengenden stundenlangen Über-Kopf-Heckeschneiden (viel Adrenalin!) genauso wie beim Auf-dem-Sofa-Liegen und Lesen (null Adrenalin!). Ich bekomme Migräne mit Essen und ohne. Mit Kohlenhydraten und ohne. Es ist zum Verrücktwerden.

Der Körper als Hybridmotor

Eigentlich hätte es doch funktionieren müssen, was ich mir da so schlau zusammengereimt hatte, denn der Körper ist ein Hybridmotor. Es gibt zwei Antriebsoptionen, die dem Körper alternativ zur Verfügung stehen:

Erstens: Der Körper kann jede Art von Kohlenhydraten (Zucker, Alkohol, Vollkornbrot, Reis, Kuchen, Kartoffeln, Nudeln u. v. m.) zu Glukose umbauen und verbrennen, was ihm leichtfällt und biochemisch wenig Aufwand bedeutet, zumal Kohlenhydrate durch unseren Ernährungsstil auch immer und überall zur Verfügung stehen.

Oder zweitens: Der Stoffwechsel kann auf Eiweiß und Fett und die daraus synthetisierten Ketonkörper zugreifen, die der Körper allerdings erst mal selbst zusammenbauen muss, dann aber als alternative Energiequelle statt Glukose verwenden kann. Ketone werden allerdings nur bei strikter Abwesenheit von Kohlenhydraten gebildet. Voraussetzung ist entweder ein länger andauernder Hungerzustand, etwa beim Fasten, oder eine länger anhaltend niedrige Zufuhr von Kohlenhydraten von unter 50 Gramm pro Tag beim Erwachsenen – zumindest beim gesunden Erwachsenen!

Beim Migräniker ist das anders, wie ich leider höchst schmerzhaft erfahren muss! Bei Nahrung weitgehend ohne Kohlenhydrate erfolgt bei gesunden Kindern und Jugendlichen nach ein paar Stunden, bei gesunden Erwachsenen spätestens nach einem bis drei Tagen in der Leber der erhöhte Abbau von Fettsäuren zu Ketonkörpern als Alternative zur Bereitstellung von Traubenzucker aus dem Abbau von Kohlenhydraten. (Achtung: Ketonkörper beziehungsweise Ketose ist nicht zu verwechseln mit dem gefährlichen Zustand der Ketoazidose, die besonders Mediziner noch aus dem Hauptstudium und dem Praktikum in der Intensivmedizin erinnern und gern durcheinander werfen!)

Den oben beschriebenen Effekt schildert auch der US-amerikanische Internist und Hormonexperte Dr. Michael Platt in seinem Buch: „Ungefähr drei Tage, nachdem man aufgehört hat, dem Körper Zucker oder andere Kohlenhydrate zuzuführen, fängt er an, Fett zu verbrennen. So lange dauert es, bis das ganze Glykogen (Zucker) aus den Muskeln verschwunden ist. Entzieht man den Muskeln das Glykogen, also ihre normale Energiequelle, dann hat der Körper keine andere Wahl mehr und muss Fett verbrennen."

Die Ketonkörper werden von allen Geweben, aber insbesondere von der Muskulatur und dem Gehirn als Energielieferant verwendet. Das ist eine sensationelle, wenn auch absolut logische und nicht ganz neue Erkenntnis! Das Gehirn kann nicht nur Glukose, sondern auch Ketonkörper verwerten und diese können problemlos die Blut-Hirn-Schranke überwinden!

Da hat die Natur eine ziemlich sinnvolle Einrichtung geschaffen. Man stelle sich vor: Unsere Vorfahren, die Steinzeit-Ötzis, erlegen ein Mammut und futtern tagelang fettes Fleisch und Innereien, also Fett und Eiweiß pur! Ab und zu klaute Ötzi vermutlich dem Nachfolger des Archaeopteryx ein paar Eier (ebenfalls Fett und Eiweiß!) aus dem Nest, aber anders als bei unserer Ernährung gab es damals kein leckeres knuspriges Baguette dazu, keine Nudeln als Beilage und kein Dessert. Im Herbst gab es gelegentlich reife Beeren als rare Delikatesse, das Leben war ansonsten ziemlich fleisch- und eierlastig, bestand also aus Proteinen und Fett und war weitgehend frei von Kohlenhydraten. Auch wenn Gegner des Steinzeit-Diät-Prinzips immer wieder entgegnen, dass die Menschen der Vorzeit sehr unterschiedliche Lebensräume besiedelt hatten: Die unterschiedlichen Lebensbedingungen und Ressourcen prägten die sich daraus entwickelnden wiederum sehr unterschiedlichen Ernährungsstile. Das stimmt durchaus! Doch egal, welcher Lebensstil, es gab zu dieser Zeit definitiv low-carb, teilweise sogar no-carb, auf dem prähistorischen Teller. Damit ist der Körper wunderbar zurechtgekommen, denn Diabetes und Fettsucht kamen damals genauso wenig vor wie bei den heutigen Inuit (Eskimos), die sich traditionell von extrem viel fettem Fisch und verschwindend geringem Anteil Kohlenhydraten ernähren. Der Körper kann diese Ernährung bestens vertragen, denn der Hybridmotor ist genau dafür da!

Gemeinerweise ist unser Körper aber ein ziemlich fauler Geselle, der auf Dauer die Fähigkeit zur Ketonbildung vergisst, verlernt und verliert, wenn diese lange nicht genutzt wurde. Babys und Kleinkinder können meist noch mühelos Hin- und Herwechseln zwischen diesen beiden Verbrennungsmotoren. Mit zunehmendem Alter gewöhnt sich der Körper jedoch an die bequeme Verfügbarkeit von Kohlenhydraten aus Brot, Nudeln, Kartoffeln, Cola, Kuchen, Eis et cetera Ein ziemlich treffsicherer Indikator für einen Verlust dieser Fähigkeit sind die lästigen, manchmal tagelangen Kopfschmerzen, die fast jeden plagen, der eine Fastenkur beginnt. Auch die Tatsache, dass mancher beispielsweise beim disziplinierten Saftfasten kein Gramm abnimmt, zeigt, dass der Körper sich weigert, in den alternativen Modus umzuschalten und Fett als Energiequelle zu nutzen, solange Kohlenhydrate verfügbar sind.

Die Aussage, dass manche Menschen sich nach mehreren Tagen Fasten wie neugeboren, energiegeladen und schwungvoll fühlen, hört man immer wieder. Die Tatsache ist nicht nur auf Entgiftung und sonstiges teilweise esoterisch angehauchtes Leib-und-Seelen-Detox zurückzuführen, sondern genau auf den Hybridmotor, der normalerweise nach ein paar Tagen anspringt, weil ihm nix anderes übrig bleibt. Und dann geht es einem wirklich gut – bis zum nächsten Brötchen, Kuchenstück, zur nächsten Karamell-Latte-Macchiato und bis zu den nächsten Choco-Crossies. Denn dann ist unser Junkie-Körper wieder voll abhängig von den süchtig machenden Carbs, weil er sofort aus dem Fettverbrennungsmodus wieder in den leichteren Kohlenhydratverbrennungsmodus zurückschaltet.

Der Steinzeitmensch in uns

Der Mensch ist ausgestattet mit einem viele Millionen Jahre alten, evolutionsgetesteten, hervorragend funktionierenden Hochleistungsmotor. Die heutige Ernährung ist jedoch ziemlich neu und ungewohnt, in Relation zur zig Millionen Jahre umfassenden Historie des Menschen. Die Auswirkungen dieser „neuen" Ernährung bekommen die Menschen zunehmend zu spüren.

Im Jahr 1675, gerade mal vor etwas mehr als 300 Jahren, erlebte Westeuropa seinen ersten Zuckerboom. Kurz darauf notierte der Arzt Thomas Willis, dass der Urin der von Diabetes betroffenen Menschen süß wie Zucker schmecke. Das Probieren des Urins war tatsächlich seinerzeit die einzige Möglichkeit, diese Erkrankung zu diagnostizieren. 1925 konstatierte ein Wissenschaftler an der Haven Emerson Universität in Columbia erstmals eine bemerkenswerte Korrelation zwischen der Todesrate bei Diabetikern und dem extremen Anstieg des Zuckerkonsums. 1960 führten britische Ernährungswissenschaftler an Menschen und Tieren eine Studie durch, die zum Ergebnis hatte, dass ein hoher Zuckeranteil in der Ernährung mit einem hohen Fett- und Insulingehalt im Blut einhergehe.

Leider führte diese Aussage nicht zu den gewünschten Maßnahmen, denn andere Wissenschaftler machten für die grassierende Fettleibigkeit und Herzinfarktrate das Cholesterol verantwortlich. In der Folge gab es eine beispiellose Welle der Fett-Phobie in Amerika. Die Anzahl der fettfreien Produkte ist mittlerweile unfassbar riesig, die Amerikaner aber werden statt schlanker immer dicker. Daran ist in erster Linie der Zucker schuld, darin sind sich die meisten Experten außerhalb der Lebensmittelindustrie mittlerweile einig.

Normaler Haushaltszucker besteht ungefähr hälftig aus Glukose und Fruktose. Obst und Obstsäfte enthalten große Mengen reiner Fruktose, insbesondere Softdrinks wie Cola & Co. enthalten den besonders konzentrierten und süßen HFCS, High Fructose Corn Sirup. Glukose wird durch Insulin in die Zellen des gesamten Körpers geschleust und benötigt somit einen funktionierenden Insulin-Stoffwechsel. HFCS erfordert kein Insulin, lockt dieses aber dennoch beim Nicht-Diabetiker. Der

Fruktosestoffwechsel findet auch nicht im gesamten Körper und in allen Zellen statt, sondern überwiegend in der Leber. Wenn die Menge der Fruktose die eines Apfels oder Ähnliches überschreitet, weil man Süßigkeiten nascht oder einen großen Becher Cola trinkt, zerlegt die Leber die Fruktose, um sie speichern zu können, in Fett.

Die Leber wird so über die Jahre zur sogenannten Fettleber, was häufig mit starkem Alkoholkonsum in Verbindung gebracht wird. Nachdem Alkohol Kohlenhydrate pur ist, erstaunt das in keiner Weise. Über eine veritable Fettleber verfügen aber mittlerweile auch unzählige Nicht-Alkoholiker, nämlich genau die Menschen, die einen hohen Kohlenhydrat-, Zucker- und Fruktosegehalt in der Ernährung aufweisen.

Die Leber entlässt zudem nach verzweifelten Lagerungsversuchen das Zuviel an Fett in Form von Triglyceriden ins Blut, die dort als erhöhte Blutfett-/Trigylceridwerte messbar sind und somit einen Indikator für einen zu hohen, nicht mehr zu verarbeitenden Anteil Zucker-/Kohlenhydraten in der Nahrung darstellen. Im Blut verrichten diese Blutfette noch ein weiteres, unheilvolles Werk: Sie lagern sich mit der Zeit in den Arterien ab und bilden dort eine zähe Masse, die den Durchfluss des Blutes erschwert und den Blutdruck steigen lässt. Nachdem das ein schleichender, schmerzloser Prozess ist, der langfristig aber katastrophale Konsequenzen hat, können der Migräniker und der Adipöse mit unantastbarem Speck ihrem Körper fast dankbar sein, denn Schmerz und starkes Übergewicht signalisieren, dass etwas nicht stimmt! Die steigende Anzahl von Schlaganfällen, Herzinfarkten, Bluthochdruck und Diabetes mellitus zeigt, dass der Körper langfristig massiv geschädigt wird.

Unser prähistorisches Stoffwechselerbe

Warum der Mensch die heutigen Mengen an Kohlenhydraten, Obst und Zuckern gar nicht vertragen kann, andererseits aber jede Art von „süß" liebt, erklärt sich aus der Historie des Menschen. Die ersten Lebewesen bevölkerten die Erde vor ca. 3,5 Milliarden Jahren. Daraus entwickelten sich vor ca. 22 Millionen Jahre die ersten Affen, die in den afrikanischen Regenwäldern der damaligen Erde durch die Früchte der Bäume ein wahrhaft paradiesisches Leben führten und tagein tagaus von natürlich süßen Früchten naschten. Nachdem sich etwa fünf Millionen Jahre später die Lebensbedingungen durch den Wandel des Klimas verschärft hatten, flüchteten die Primaten durch ein abgebrochenes Stückchen Land auf den eurasischen Kontinent mit seinen Regenwäldern. Aber der Klimawandel dauerte an und ersetzte die tropischen Regenwälder mit ihrer früchtetragender Vegetation durch normale Wälder. Deren Bäume brachten nun kaum noch Früchte hervor und warfen zudem im Herbst und Winter ihre Blätter ab. Eine Hungersnot folgte, die den größten Teil der Primaten das Leben kostete.

Zu diesem Zeitpunkt fand eine Mutation statt: Sie machte den Affen zu einem höchst effizienten Prozessor von Fruktose, die am Ende des Sommers in den wenigen verfügbaren Früchten zu finden war. Selbst kleine Mengen an Fruktose wurden sofort als Fett angelagert, das im folgenden Herbst und Winter als Energiedepot zur Verfügung stand. Diese genetische Mutation – die Lust auf Süßes und die Umsetzung der Fruktose in Fett – ist noch heute in allen Affen und seinen Abkömmlingen, dem Menschen, zu finden. Schließlich war sie in Zeiten der raren Verfügbarkeit von Zucker beziehungsweise Fruktose ein absoluter Überlebensvorteil im Sinne Darwins „Survival of the Fittest"! Denn der frühe Mensch, der sich über viele Millionen Jahren als Jäger und Sammler überwiegend von Fleisch, Nüssen und Blättern ernährte, fand nur im Spätsommer als exklusive Delikatesse vereinzelt Früchte und Beeren.

Die Erfindung des Ackerbaus mit Weizen, Kartoffeln, Reis und anderen stärke-/kohlenhydrathaltigen Lebensmitteln liegt ca. 100.000 Jahre zurück. Das erscheint uns heutigen Menschen eine ewig lange Zeit, de facto ist das für unseren Millionen Jahre alten Körper wie „vorgestern". Die moderne Ernährung mit dem ersten Anstieg des Zuckerkonsums im 17. Jahrhundert, vor allem aber die Verfügbarkeit von stark gezuckerten Getränken, Müsliriegeln, Gummibärchen, Tütensuppen, Ketchup seit den 20er Jahren des vergangenen Jahrhunderts fordert unserem Körper eine Veränderung ab, die möglicherweise als weitere Mutation in einer Million Jahren stattfinden wird. Heute ist unser uraltes Organsystem jedoch (noch?) nicht in der Lage, Nahrung adäquat zu verarbeiten, die es aus Sicht der Evolution erst „seit Kurzem" gibt.

Der Sättigungsmechanismus von Dinosauriern, Fischen, Vögeln, Affen und des Menschen ist gesteuert durch den Blutzuckerspiegel. Bei der ursprünglichen Ernährung mit Fleisch, Fett, Blättern und Kräutern gab er aber lange nicht das Signal der Sättigung, denn im Verhältnis zu Fett oder Eiweiß war der Kohlenhydratanteil in der Nahrung konstant gering. Dadurch war der Anstieg des Zuckerspiegels im Blut ein ziemlich genauer Indikator für die gegessene Menge an Kalorien – und viele Kalorien und ein voller Magen waren ein mächtiger Überlebensvorteil.

Diese sorgfältig balancierte und über viele Millionen Jahre entwickelte und erprobte Antwort des Köpers wird allerdings massiv irritiert, wenn keine Antilope erlegt und gefuttert wird, sondern ein Big Mac Meal bei McDonalds & Co. Hier signalisiert der Zuckeranteil, dass der hungrige Esser des 1000-Kalorien-Mahls mindestens 10.000 Kalorien „natürlicher Nahrung", nämlich einen Riesenberg Fleisch, Fett, Proteine von einer Antilope gegessen hat.

Demzufolge werden nun große Mengen für die Verdauung notwendiger Stoffe bereitgestellt, also sehr viel Insulin, Magensäure und Gallensaft, denn aus Sicht des evolutionsgeprägten Körpers wurde gerade ein großes Tier erlegt und verzehrt. Blöderweise hat man aber leider kein Mammut im Magen, sondern nur einen Big Mac mit Pommes und Cola. Der Blutzucker steigt also stark an, weil der Körper eine Riesenmenge Insulin ausschüttet. Da die Nahrung aber überwiegend aus leicht beweglichen Kohlenhydraten statt aus Proteinen und Fett besteht, schafft das Insulin den Zucker in Höchstgeschwindigkeit in die Zellen und der Blutzucker fällt ins Bodenlose. Man kann das daran erkennen, dass sich der Hunger nach kurzer Zeit wieder meldet, obwohl man aufgrund der Menge und der Kalorien eigentlich satt sein müsste. Nun tritt bekanntermaßen zusätzlich Adrenalin auf den Plan, um den niedrigen Blutzucker wieder zu erhöhen, denn Hunger bedeutete seinerzeit: Steinzeit-Ötzi muss sich schleunigst auf die Jagd nach dem nächsten Viech begeben, und dafür braucht er zur Aktivierung Adrenalin & Co.

Was liest unser armer Steinzeitkörper also heraus aus einem Big-Mac-Meal, einem Liter Cola, einer Schwarwälder-Kirsch-Torte, einem gezuckerten Müsli mit süßem Cappuccino am Morgen? Er ist vollkommen verwirrt von dem Wechsel zwischen Völlerei und Hunger, denn beides fand so in dieser schnellen Abfolge von wenigen Stunden und mehrmals am Tag – signalisiert durch die Zuckerflut – nicht statt in den letzten Millionen Jahren. Diese Zucker- und Kohlenhydratflut hat in der Natur keine Parallele, denn eine einzelne Dose Cola hat mehr Zucker als zweieinhalb Kilo Wildfleisch. Und auf Letzteres ist unser Körper eingestellt!

Übergewicht und Migräne als Signal

Unser evolutionsgestählter Körper ist eine perfekte Maschine, alle Menschen funktionieren gleich, was das Thema Zucker und Kohlenhydrate angeht. Dafür sprechen die Zahlen der Diabetiker, der Herzinfarkte et cetera in den Industrieländern. Dafür sprechen aber auch die Gesunden in Ländern mit ursprünglicher Ernährung wie beispielsweise im vielfach noch traditionellen ländlichen Japan oder China oder bei den Inuit. Aber auch hier zeigt sich, dass Menschen, die aus traditionell ernährten Gesellschaften beispielweise Richtung USA auswandern, schnell an den gleichen Zivilisationserkrankungen – wie etwa Diabetes mellitus – leiden, sobald sie beginnen, sich „westlich modern" zu ernähren. Im Jahr 1980 gab es weltweit 153 Millionen Menschen mit Diabetes mellitus, heute sind es bereits 347 Millionen – und die Dunkelziffer der unerkannten Zuckererkrankungen ist vermutlich riesig.

Der stark Übergewichtige erhält aber ein unübersehbares Signal seines Körpers, allerdings etwas offensichtlicher als das Signal beim Migräniker. Beide reagieren auf ihre Weise auf die unfassbare Kohlenhydratflut der heutigen Ernährung, und beide haben einen fehlgesteuerten Hungermodus durch eine höchst reaktive Bauchspeicheldrüse, die noch immer auf die Verdauung einer Antilope eingestellt ist, aber stattdessen einen McFlury mit einer Drei-Jahres-Ration Zucker bekommt.

Die Reaktion vieler Migräniker ist also möglicherweise dankenswerterweise ein lauter Hilferuf des Körpers, der zusätzlich zur unguten Reaktion auf Zucker und Kohlenhydrate dummerweise einfach eine besonders unangenehm heftige Gefäßreaktion im Kopf aufweist. Diesen schmerzhaften Hinweis des Körpers sollte man dankend aufnehmen und für den Rest des Lebens beherzigen. Das Buch „Younger every day" von dem US-amerikanischen Arzt Henry S. Lodge und seinem Patienten Chris Crowley war der Bestseller des Jahres 2012 in Amerika. Dort wird ganz ähnlich argumentiert und erklärt, was unser heutiger, fauler und bequemer Lifestyle und unsere „moderne" Ernährung unserem urzeitlich geprägten Körper signalisiert und warum man die Situation unbedingt ändern sollte. Der Körper des Migränikers fordert das laut und schmerzhaft ein.

Das stellt aber eine Chance dar, denn manch einer bleibt bei Änderung der Ernährung und der Lebensweise möglicherweise von Schlimmerem verschont. Kaum ein alter Mensch hat heute keinen Alters-Diabetes. Die Summe aller Herzinfarkttoten weltweit ist höher als die aller Krebstoten und aller Krebsarten zusammen. Schlaganfälle, Herzinfarkte, hoher Blutdruck, Diabetes, die teuflischen Vier im Rahmen des sogenannten metabolischen Syndroms sind in traditionell ernährten Gesellschaften ein Fremdwort. Das Dickwerden ab 50 Jahren schieben Frauen der Umstellung des Hormonsystems ab einem gewissen Alter in die Schuhe, allgemein sieht man die Gewichtszunahme als typisch für die Menopause. Die traditionell ernährten Japanerinnen haben nicht nur diese Probleme nicht, auch kennt die japanische Sprache kein Wort für die Menopause und ihre angeblich unvermeidlichen Nebenkriegsschauplätze. Das sollte einem zu denken geben. Auch der Fettring um die Hüfte und die Love Handles, die manchmal bei schlanken Menschen hartnäckig und diät-resistent festsitzen, genauso wie der dauernde Kampf vieler Frauen gegen jedes einzelne Gramm, sobald sie sich „normal" ernähren, ist auf unsere kohlenhydratreiche Ernährung zurückzuführen, die manch einer schlecht und ein anderer gar nicht verträgt, und nicht auf die eigentliche Kalorienzahl. Kohlenhydrate sind die neuen Kalorien!

Auch schlanke Menschen leiden zunehmend an Herzinfarkten und Schlaganfällen. Migräne nimmt als weltweites Phänomen ständig zu, genauso wie der Anteil der heftig Adipösen. Kohlenhydrate bringen das System in Unordnung und führen zu Symptomen und Krankheiten, die es mit weniger Kohlenhydraten nicht gäbe: Allen voran ist hier Diabetes mellitus Typ 2 zu nennen, der „angefressen" ist. Hier gibt die von jahrelanger Ernährung mit zu viel Kohlenhydraten und Zucker vollkommen erschöpfte Bauchspeicheldrüse den Geist auf. Dass das mittlerweile bereits bei Zwölfjährigen passiert, sagt alles!

Ich sitze gerade in unserem diesjährigen Sommer-Ferienhäuschen in Florida und schreibe das letzte Drittel dieses Buches. Unsere junge, wirklich dicke Putzfee Maria aus Südamerika ist ein geschmeidiger Zweitonner, der sich nach eigener Aussage von allem ernährt, was ungesund ist: Cola in Litermengen statt Wasser, Eis im 5-Liter-Obi-Eimer, Pommes und natürlich jede Menge Frittiertes, wie es in Nord- und Südamerika üblich ist: von Chickenfingers über frittierte Süßkartoffeln bis hin zu fritterten Bananen. Unmengen von Kohlenhydraten rund um die Uhr! Soweit normal für diesen Kontinent. Ihre Schwester sei schlank, erzählt sie, nur sie selber hätte Pech mit der Figur, sei wohl das falsche Erbe. Sie fragt nach, was ich denn die ganze Zeit so wild in meinen Computer tippte. Ich erzähle ihr, dass ich ein Buch über Migräne schreibe. „Oh really? That's interesting, because my sister ...!" Und nun darf drei Mal geraten werden, worunter ihre schlanke Schwester, die viel weniger isst als sie, seit vielen Jahren aber furchtbar leidet?! Denn Migräne und massivem Übergewicht liegt, wie bereits erklärt, eine sehr ähnliche Problematik zugrunde.

Migräne und Übergewicht – die teuflischen Zwillinge

Aber wie hängt das Migränegeschehen im Kopf des einen mit dem Übergewicht des anderen zusammen? Ernährung ist in der Regel ein systemisches Familiengeschehen, insbesondere kleine Kinder essen üblicherweise, was auf den Tisch kommt. Auch lernen sie zu Hause, was „man" so isst, und behalten das für den Rest ihres Lebens bei. Nicht nur in Amerika bedeutet das zum Frühstück beispielsweise weißes Toast, Bohnen mit gezuckerter Ketchup-Tomaten-Matsche und mit Sirup gesüßter Starbucks-Coffee oder noch schlimmer: Vermeintlich gesunde Cerealien, die bei den Inhaltsstoffen an den ersten fünf Positionen lediglich diverse Zucker wie Haushaltszucker, Glukose, High Fructose Corn Sirup, Maltose, Laktose aufweisen. Mittagessen, Abendessen und natürlich alle Snacks zwischendurch sehen nicht anders aus. Alle Mitglieder einer Familie ernähren sich üblicherweise ähnlich. Befinden sich in Einkaufswagen und Kühlschrank Cola & Co. statt Wasser, so trinken vermutlich alle Softdrinks.

Hier treffen nun familiäre Gewohnheiten auf genetische Gemeinsamkeiten: Die gleichen Ernährungsansätze, die gleiche falsche Reaktion des Körpers – nämlich eine überschießende Insulinantwort –, aber eventuell mit anderen Ausprägungen innerhalb einer Familie. Nehmen Menschen mit dieser möglicherweise genetischen Prädisposition Kohlenhydrate zu sich, insbesondere Zucker, reagiert der Körper mit unterschiedlichen Symptomen, die Ursache ist aber gleich. Eine familiäre Häufung Übergewichtiger kombiniert mit anderen Familienmitgliedern, die chronisch mit Kopfschmerzen kämpfen, ist gar nicht selten. Gern findet man diese Kombination auch noch in Verbindung mit einem Kind, das unter körperlicher Unruhe leidet – bis hin zu ADHS-Vermutungen. Übergewichtige Menschen, insbesondere die, die sich durchaus gesund ernähren und die nicht abnehmen durch herkömmliche Diäten, haben meist lediglich eine höhere Nahrungsaufnahme und daher keine Kopfschmerzen. Aus dünnen Kindern und dünnen Erwachsenen mit Kopfschmerzen werden oft Dicke ohne Kopfschmerzen, wenn sie dem Rat der Mediziner und dem ständigen Ruf ihres unterzuckergetriebenen Hungers folgen, mehr und regelmäßiger zu essen. Beides ist natürlich nicht sinnvoll! Eine Senkung des Kohlenhydratanteils in der Nahrung wäre das erstrebenswertere Ziel.

Kranke Menschen durch „gesunde" Lebensmittel

Die Senkung des Kohlenhydratanteils oder gar der höchst ambitionierte komplette Verzicht auf selbigen ist ein nicht ganz so einfaches Unterfangen, das ein fundiertes Wissen über Lebensmittel, Nährwerte, Kohlenhydratmengen et cetera voraussetzt. Nicht nur in Deutschland lässt die Lebensmittelindustrie den Verbraucher gern in dem Glauben, dass er sich mit Nutella Gesundheit und Kraft aufs Brot schmiert und dass „Knoppers" ein gesundes Frühstückchen ist. In den USA ist es noch schwieriger, denn dort hat sich die Lebensmittelindustrie bislang durchsetzen können mit der Verwirrungstaktik, dass die Nährstoffangaben nicht auf 100 g angegeben und somit vergleichbar sein müssen. So findet man also akzeptable 15 Kalorien und nur 1 Gramm Fett auf der Chips-Packung. Klingt gesund! Aber: Alles rechnet sich „per Serving" und das ist dann leider pro Naschattacke mit nur 15 klitzekleinen Kalorien die vollkommen unrealistische Konsumeinheit von nur einem halben Chip! Eine Cappuccino-Mischung weist dreisterweise „No Sugar" auf dem Etikett aus, hat aber vier verschiedene Zucker versteckt hinter „Maltodextrin, High Fructose Sirup, Succralose, Lactose". Die den Verbraucher täuschende Nährstoffangabe rechnet sich mit „1 Tablespoon per serving" künstlich schön. Die Verzehrempfehlung auf der Rückseite der Dose sagt: „Man nehme 4 Teelöffel pro Tasse".

So ist es selbst dem gebildeten und interessierten Menschen oft kaum möglich, den Nährstoff-, Fett-, Kalorien-, Proteingehalt, vor allem aber den der Kohlenhydrate und Zucker einzelner Lebensmittel zu erfassen, ohne erst mit äußerst krummen Basiszahlen den Dreisatz zu bemühen. Auf grauenvoll ungesunden Süßigkeiten prangt in den USA das Schild „Fatfree" dick und knallig und assoziiert gesunde Ernährung. Auch in Deutschland gibt es eine Menge Mogelpackungen, wie beispielsweise das gesunde, dunkle Vollkornbrot, das vielfach mit Zucker-Couleur oder Zuckerrübensirup dunkel eingefärbt ist und mit Vollkorn und Gesundheit wenig zu tun hat. Stattdessen weist es den Zuckergehalt einer Süßigkeit oder eines Kuchens auf! Ein verschärfter Blick auf die Packung und die jeweiligen Nährwertangaben lohnt sich immer, denn manchmal erlebt man da sein blaues Wunder! Vor allem aber sollte man die meist eher sträflich vernachlässigten Kohlenhydratmenge der Lebensmittel genauestens inspizieren, die meisten ernährungsbewussten Menschen schauen jedoch vor allem auf die Kalorien und den Fettgehalt.

Der deutsche Bundestag hat gerade das lang diskutierte und bis auf Einzelfälle für absolut sinnvoll erachtete Ampelsystem auf Druck der Lebensmittelindustrie wieder gekippt. Aber selbst bei der Einführung ist das dahinter liegende Wertesystem nach wie vor ein komplett veraltetes, auf Kalorien fokussiertes System, vor allem aber „pro Kohlenhydrate" und „contra Fett". Dabei sollten Kohlenhydrate die neuen Kalorien sein! Sie sollten im Mittelpunkt eines jeden Ernährungskonzepts und unter strengster Beobachtung stehen! Stattdessen bleibt alles beim Alten. Dass sich das bitter rächen wird in Form eines Millionenheeres von mittlerweile zunehmend jungen Diabetikern ist absehbar.

Maria, stellvertretend für die vielen Millionen übergewichtiger Menschen in mittlerweile allen westlichen Ländern, isst seit vielen Jahren sehr amerikanisch, mit Kohlenhydraten in konzentrierter Form, und hat sich so mühelos an ca. 150 Kilo Lebendgewicht herangearbeitet. Noch ist sie jung und ohne Symptome, bis auf die Tatsache, dass sie massiv dick ist. Sie bemüht sich − gelegentlich −, Fett zu vermeiden, und kauft immer wieder mal als fettfrei beworbene Produkte ein, nimmt aber null ab und gibt nach ein paar Tagen frustriert wieder auf. Ihre Schwester ist schlank, weil sie kleinere Portionen isst und möglicherweise einen Job hat, bei dem sie nicht ständig futtern kann. Vielleicht ist sie auch sonst eitler und achtet disziplinierter mit fettarmer Ernährung auf ihre Figur. Was passiert nachts, wenn die schlanke Schwester nur einen normalen Teller Spaghetti gegessen hat statt Double-Cheese-Pizza? Was passiert, wenn sie statt Heavy-Cream-Vanilla-Ice aus dem 5-Liter-Eimer ein Töpfchen Low-Fat-Frozen Yoghurt ist, der − nachdem man das böse Fett entsorgt hat − als Geschmacksträger doppelt so viel Zucker enthält? Richtig: Sie fällt in Unterzucker und bekommt rasende Kopfschmerzen. Maria isst permanent und lecker sahnig-fettig, somit kommt der Körper nicht in diese Situation. Denn selbst die Nacht übersteht Maria ohne Nahrungskarenz, denn die Käse-Nachos, die fette Pizza mit Double Cheese und der Chocolate Cake zum Nachtisch versorgen das Gehirn bis in die Morgenstunden. Der Preis ist dennoch hoch: Sie ist mehr als dick und hat die besten Voraussetzungen für einen Diabetes und eine kaputte Bauchspeicheldrüse mit ca. 30 Jahren. Dennoch geht es Menschen mit diesem Essverhalten zumindest auf den ersten Blick besser als denen, die ihr Gehirn in Situationen der Nahrungskarenz immer wieder in eine Hungerkrise stürzen und in der Folge entsetzlich unter Migräne leiden.

Mit mehr und regelmäßig essen lassen sich die Symptome des Unterzuckers, die Adrenalinausschüttung und die unheilvolle Verkettung des Hungerstoffwechsels vermeiden beziehungsweise unterdrücken. Eine ursächliche Besserung der Situation tritt dadurch jedoch nicht ein. Mehr, regelmäßiger und fettiger essen ist auch der Grund dafür, dass es vielen weiblichen Migränikern in Schwangerschaften besser geht, und es tritt zumindest temporär Ruhe an der Migränefront ein. Mir ging es deshalb ebenfalls in den Schwangerschaften ziemlich gut, ansonsten wäre ich kreislauftechnisch umgekippt, denn mein damals noch unentdeckter Unterzucker war in Schwangerschaften noch labiler als sonst und forderte permanent Nachschub. Zudem habe ich mit wachsendem Bauch den Sport eingeschränkt und schließlich eingestellt, sodass auch hier keine sportbedingten Unterzuckersituationen entstehen konnten. Die vermeintliche Besserung war also keine wirkliche Genesung, sondern auf die Vermeidung der hungerinduzierten Stoffwechselkrise zurückzuführen. Und auch die vermeintliche Besserung in der Menopause beziehungsweise auch bei Männern im Alter ist vielfach darauf zurückzuführen, dass die einst normale oder sogar hyperaktive Bauchspeicheldrüse mit ihrer überschießenden Insulinantwort mit den Jahren nachlässt und sich immer mehr in die Untätigkeit verabschiedet. Mit weniger Insulin haben Migräniker seltener Unterzucker und somit weniger gefäßaktives Adrenalin im Blut, welches wiederum die Migräne auslöst. Mit einer Gesundung von Migräne hat das wenig zu tun, sondern eher mit einer zunehmend zerstörten Bauchspeicheldrüse!

Der radikale Entzug

Nun ist also grundsätzlich die Sachlage klar: Kohlenhydrate gilt es zu vermeiden, wo es nur geht, möglicherweise auch mit den unangenehmen Begleiterscheinungen einiger weniger Tage zu Beginn, die eine Umstellung des Körpers signalisieren. Wenn das also in der Theorie alles so simpel und logisch ist, warum verdammt dröhnt mein Schädel weiterhin jeden Tag und auch die Kloschüssel bekommt weiterhin täglich recyceltes Frühstück, Mittag- und Abendessen. Wo liegt der Denkfehler?

Im Jahr 2012 gibt es plötzlich einen Hype in der Diät-Szene namens „HCG-Diät". Ich stolpere darüber in einer der diversen Frauenzeitschriften, die ab Ostern und vor der sommerlichen Bikinisaison alle voll sind mit obskuren Diätvorschlägen. Zitronen-Chili-Diät, Kartoffeldiät, Eierdiät et cetera Was hat man nicht alles schon gesehen. Diese HCG-Diät weckt mein medizinisches Interesse. Zum einen, weil selbst in hartnäckigsten Fällen eine schnelle und sichere Gewichtsabnahme Standard zu sein scheint, und zum anderen, weil mit einem Stoff gearbeitet wird, der in der Schwangerschaft produziert wird, insofern also eher ein ungewöhnlicher Denkansatz. Erfinder der Methode war in den 50er Jahren Albert T. Simeons, der seinen Patienten seinerzeit das HCG täglich spritzte. Hierzu gibt es mittlerweile unzählige Bücher und Internet-Foren, die diese Diät unter anderem auch mit dem Einsatz homöopathischen HCG statt täglicher Spritzen beschreiben! Vor allem die spezielle Art der begleitenden Ernährung macht mich neugierig, denn offenbar bewegt sich dadurch etwas im Körper.

Das Buch von Matthias Jünemann „Die Adipositas-Kur: Die einzige Methode, die an der Ursache für Fettsucht und Übergewicht ansetzt und diese für immer beseitigt" zeigt eindrucksvoll das Funktionieren des HCG-Diätkonzepts. Herr Jünnemann, in den Foren von seinen Jüngern Guru-ähnlich als „Matze" gefeiert und verehrt, hat diese Adipositas-Bibel geschrieben und überzeugend sowie höchst uneitel mit seinen eigenen Fotos bebildert. Die Grundidee dieser auf adipöse, also extrem dicke Menschen zugeschnittene Diät ist, den Körper zur Fettverbrennung zu zwingen

1. mithilfe der „Information" HCG
2. unter Totalverzicht auf Kohlenhydrate
3. unter Totalverzicht auf Fett

Die Fettverbrennung tritt bei dicken Menschen – wie bereits mehrfach erwähnt – aufgrund der Insulinthematik oft nicht ein, sodass diese hungern und Sport treiben und dennoch kein Gramm abnehmen. Diesen Effekt kennen aber auch normalgewichtige Menschen insbesondere jenseits der 40, die sich tage- und wochenlang kasteien, um drei lästige Kilos am Bauch loszuwerden, ohne dass sich die Anzeige der Waage auch nur um ein Gramm bewegt. Auch Diabetiker vom Typ 1, denen eine Laune der Natur die Bauchspeicheldrüse früh vernichtet hat, quälen sich trotz gesunder Ernährung oft mit ihrem Gewicht und haben meist keine Chance abzunehmen, da sie Insulin spritzen müssen. Denn solange Insulin im Blut schwimmt, passiert da gar nichts!

Aufgrund der bereits beschriebenen Überschneidung der Insulinthematik adipöser Menschen mit derjenigen von Migränikern schaue ich mir die Diät etwas genauer an.

Ich sehe das als meinen letzten Versuch an, meine Migräne mit einer nochmals modifizierten, radikal kohlenhydratfreien Ernährungsumstellung zu besiegen oder zumindest etwas zu bewegen, denn vom Übel der Kohlenhydrate bin ich überzeugt. Allerdings war der Entzug selbiger aus unerklärlichen Gründen bislang nicht gerade von Erfolg gekrönt. Vielleicht muss ich es nur noch radikaler, länger und konsequenter durchführen?

Die HCG-Diät inspiriert mich, ein alternatives Programm maßgeschneidert auf Migräne und den dafür notwendigen Kohlenhydratentzug zu entwickeln. Die Idee hinter der HCG-Diät entspricht meiner Überzeugung, dass Kohlenhydrate komplett verschwinden müssen, bevor der Körper sich umstellen und in der Folge gesunden und heilen kann. Wie radikal die Kohlenhydrate eliminiert werden müssen, ist mir leider zehn lange Tage nicht klar, denn so lange hält die Migräne an, bis ich die entscheidende Idee habe ...

Ich will also meinen Körper in Abwandlung des eigentlichen HCG-Diät-Konzepts zur Fettverbrennung zwingen

1. ohne HCG,
2. unter Totalverzicht auf Kohlenhydrate,
3. unter Totalverzicht auf Fett.

Meine kleinen, lästigen, vollkommen diätresistenten drei Kilo sind für mich in erster Linie ein Indikator dafür, dass der Körper endlich auf seine eigenen Reserven zugreift. Solange diese sich wie bei anderen Diäten als unantastbar erweisen, läuft der Hybridmotor noch immer im Glukose-/ Kohlenhydratmodus und die nächste Krise im Gehirn steht schon vor der Tür.

Ziel ist jedoch wie gesagt weniger, die Fettverbrennung zur Reduktion des Gewichts als vielmehr die Fettverbrennung als alternativen Brennstoff im Hirn zu nutzen, was sich lediglich als angenehme Begleiterscheinung auch auf der Waage zeigt.

Die Adipositas-Diät kündigt zudem ein ganz interessantes Ereignis an nach genau 21 Tagen, nämlich den „Reset" des Körpers. Das kann man sich bildlich vorstellen wie den Neustart eines Computers, nachdem dieser sich „aufgehängt" hat und in einem „rien-ne-vas-plus-Status" verharrt, egal was man macht. Deshalb sollte man also diese Diät, egal aus welchem Grund man sie macht, in jedem Fall konsequent über diesen Zeitraum betreiben. Interessanterweise gibt auch die komplett gegenteilig gestrickte, kohlenhydrat-dominierte F.X.Mayer-Diät genau diese 21 Tage vor. Also akzeptiere ich diese Vorgabe einfach als gegeben.

Ich bin wirklich neugierig, was passiert, habe jedoch Mühsal und Plage dieser Ernährung total unterschätzt: Die Diät sieht in der Originalversion zwei Mal am Tag 100 g absolut fettfreies Fleisch vor (Hähnchen, Rind et cetera), mit jeweils einer Handvoll weitestgehend kohlenhydratfreiem Gemüse wie beispielsweise gedünsteten Chinakohl, also keinen Mais, keine Karotten oder ähnliches „süßes" Gemüse! Gestattet sind zusätzlich 1 Apfel und 3 Grissini pro Tag. Erlaubt sind kohlenhydratfreie Getränke wie Wasser, ungesüßter Tee, verboten ist selbstredend alles andere, wie zum Beispiel Wein, Säfte, Cola et cetera In Summe liegt man damit bei maximal 500 Kilokalorien, was vermutlich auch ohne das ominöse HCG zu einem Abnahmeerfolg führt, wie Kritiker immer wieder anmerken. Fett ist absolut verboten, sogar als Körpercreme, sodass der Körper aus Verzweiflung und Mangel endlich sein eigenes Reservoir angreift – soweit die Theorie.

Das muss man sich mal vorstellen: Eine Diät über mindestens 21 Tage, bei der die Kalorien auf 500 kcal am Tag runtergefahren werden (das ist echt verdammt wenig ...!) und man komplett auf Fett und Kohlenhydrate verzichtet. Es liegt dann also zwei Mal am Tag ein 100-g-Schnitzelchen Hähnchenbrust in Wasser gedünstet auf dem Teller. Das ist gerade mal ein halbes normales Schnitzel! Da kommt richtig Freude auf, insbesondere für Menschen, die jeden Tag groß für ihre Familie aufkochen, selbst gern essen und Weinchen trinken. Lebensfreude sieht anders aus.

In meiner modifizierten Diät verzichte ich auf das homöopathische HCG, aber nach ein paar Tagen nicht auf die eigentlich verbotene Körpercreme. Den Apfel lasse ich weg, da ich migränebedingt Abstand halte von Obst aller Art aufgrund des darin enthaltenen Fruchtzuckers. Auch beschränke ich die Mahlzeiten nicht auf zwei am Tag, sondern esse Hähnchenbrust zum Frühstück, zum Mittagessen und zum Abendessen. Zudem halte ich mich nicht so ganz an die 100 g pro Mahlzeit, aber dennoch ist es wirklich hart.

Die ersten zehn Tage habe ich – wie bereits angedeutet – brutale Migräne, die mich phasenweise komplett lahmlegt, zumal ich vollkommen schlapp und energielos bin. Ob das „nur" der Kohlenhydratentzug ist oder die Umstellung auf Ketonkörper, spielt eigentlich fast keine Rolle, denn es ist unfassbar schmerzhaft. Nach zehn Tagen sind zudem Motivation, Durchhaltevermögen und die Leidensfähigkeit weitestgehend erschöpft. Irgendwann habe ich jedoch die Eingebung, dass mir die paar wenigen Kohlenhydrate der drei Grissini zusätzlich Ärger machen, und lasse sie weg. Das ist der Durchbruch und danach geht es sofort aufwärts! Hurra! Ich kann es kaum fassen! ICH BIN ERSTMALIG SEIT VIELEN JAHREN SCHMERZFREI!!! Unglaublich! Ich hatte ganz vergessen, wie sich das überhaupt anfühlt, ohne Kopfschmerz! Ich kann gar nicht so viele Ausrufezeichen schreiben, wie ich hier eigentlich machen müsste, um die Bedeutsamkeit dieses epochalen Moments zu betonen!

Diese mickrigen kleinen Kohlenhydrate der drei Grissini pro Tag sollen über den Tag verteilt in der ursprünglichen HCG-Diät den Zuckerspiegel konstant halten, haben bei mir aber offenbar eine extreme Insulinantwort mit danach abfallendem Zuckerspiegel verursacht, sodass ein zehn Tage andauernder Migräneanfall die Strafe war. Heute weiß ich: Die hundsgemeine Grissini-Falle hatte zugeschlagen! Der Körper hatte keine Chance, komplett zu kapitulieren, und sah wegen des Nachschubs durch die Grissini keine Veranlassung, den Hybridmotor auf alternative

Brennstoffversorgung umzuschalten. Gibt es einen besseren Beweis dafür, dass Migräniker falsch auf Kohlenhydrate reagieren? Und hier geht es weniger um die wenigen Gramm Kohlenhydrate als vielmehr darum, dass die paar Carbs den Körper weiter im Kohlenhydratmodus halten und verhindern, dass der Hybridmotor auf Ketonkörper umschaltet. Jeder meiner bisherigen Low-Carb- oder sogar No-Carb-Versuche war also zum Scheitern verurteilt, weil selbst die sogenannten No-Carb-Diäten nicht komplett kohlenhydratfrei sind, sondern mit unterschiedlichen Grenzwerten von Kohlenhydraten operieren, unterhalb derer sie als No-Carb gelten. Mein Körper brauchte aber nachhaltige und absolute Radikalität, um den anderen Verbrennungsmotor endlich wiederzufinden. Genau diese radikale Diät ist durch einen zunächst schmerzhaften Selbstversuch entstanden!

Menschen, die unter zuviel Insulin leiden, die Mehrheit der Übergewichtigen und sicherlich viele Migräniker, müssen den Kohlenhydratentzug offenbar ganz radikal betreiben. Der amerikanische Hormonexperte Dr.Platt beschreibt aus seiner langen Erfahrung mit diesen Patienten, dass bereits eine kleine Tasse Erbsensuppe pro Tag ausreichend war, die Umstellung auf eine alternative Energieversorgung des Körpers zu blockieren. „Bei manchen Menschen kann eine Scheibe Brot, eine kleine Karotte oder eine Süßkartoffel die Fettverbrennung für drei Tage ausschalten." Und hier geht es wie gesagt weniger um die Fettverbrennung im Sinne der Gewichtsabnahme, sondern um den Rückgriff des Körpers auf Fett als alternativen Brennstoff!

Zumindest in diesem Stadium meiner Migräneerkrankung verhalten sich Kohlenhydrate im Körper eben offenbar nicht relativ in dem Sinne, dass viele Kohlenhydrate eben viel Ärger machen und wenig Kohlenhydrate demzufolge wenig. Selbst eine winzige Menge führt zu unfassbaren Kopfschmerzen. Ich musste schmerzhaft über zehn Tage lernen, dass es hier um ein digitales „An" oder „Aus" geht! Der Körper ist in seiner Abhängigkeit von Kohlenhydraten wie ein trotziges Kind, bei dem man ganz konsequent beim NEIN bleiben muss, auch wenn es quengelt, herzzerreißend heult und sich vor der Eistruhe im Supermarkt schreiend auf den Boden schmeißt. Nachzugeben und sich nur ein einziges kleines Grissini zwischendurch zu genehmigen bedeutet, verloren zu haben! Ich sage bewusst „in diesem Stadium", denn diese Radikalität der Ernährung ist keineswegs auf Dauer erforderlich, doch diese drei Wochen müssen konsequent, ohne Selbstbetrug durchgehalten werden. Der Erfolg belohnt einen jedoch fürstlich.

Heute merke ich, dass mein Körper innerhalb einer Entzugsnacht beim gelegentlichen Zu-Bett-Gehen ohne Abendessen problemlos den Schalter umlegen kann. Das Umschalten des Hybridmotors in den alternativen Verbrennungsmotor bei Erstanwendung der radikalen 21-Tage-Diät hätte ohne den Grissini-Fehler vermutlich nach spätestens drei Tagen stattgefunden, bei manch einem Leidensgenossen vielleicht schon nach 24 Stunden. Dann lässt auch der Hunger nach, weil die Ketone den Körper gut versorgen. Somit ist das Hungergefühl also ein guter Indikator, solange man Hunger von Appetit unterscheiden kann. Denn Letzterer bleibt leider und die Lust auf etwas anderes als Hähnchenbrust zum Frühstück, zum Mittag- und Abendessen. Das ist die schlechte Nachricht. Die gute Nachricht ist: Auch diese Zeit geht vorüber und die 21 Tage sind schneller um, als man meint, vor allem, wenn sich das wunderbare Gefühl der absoluten Schmerzfreiheit einstellt, das ich schon gar nicht mehr kannte. Ich hatte vergessen, wie es sich anfühlt, einen komplett freien Kopf zu haben!

Ab dem 21. Tag, nach dem Reset von Körper und Gehirn, kann man in die Stabilisierungsphase mit leicht angereicherter Kost übergehen. Diese Zeit davor sollte man allerdings unbedingt ohne Unterbrechung und mit dem radikalen Hardcore-Programm absolvieren, da der Körper innerhalb dieser 21. Tage „lernt", nicht nur von zugeführten Kohlenhydraten zu leben, sondern wieder auf Fettstoffwechsel umzustellen, wenn der Hunger kommt. So wie das bei „normal funktionierenden" Menschen immer der Fall ist, nur eben nicht bei Migränikern und bei Übergewichtigen! Und bei zappeligen, aggressiven, nervigen Pseudo-ADHS-Kindern.

Denn – wie bereits zuvor beschrieben – was haben diese Menschen gemeinsam? Zwei Dinge: eine unkontrollierte, überschießende Insulinantwort des Körpers auf Kohlenhydrate und eine stark verzögerte Fähigkeit, im Hungerzustand in den alternativen Brennstoffmodus zu schalten und auf körpereigene Reserven zurückzugreifen, was dann eben zu den bekannten Folgen führt: Beim Migräniker zu den unerträglichen Kopfschmerzen, beim Übergewichtigen zum Schwabbelbauch und beim vermeintlichen ADHS-Kind zur motorischen Unruhe und Aggressivität. Schuld sind Kohlenhydrate, das darauf hin ausgeschüttete Insulin, das zu

Unterzucker und Adrenalinausstoß führt. Da der Körper seinen alternativen Brennstoffmodus verlernt und vergessen hat, muss man ihn sehr unsanft daran erinnern: mit der radikalen 21-Tage-Diät.

Phase 1:
Die 21-Tage-Diät im Detail

Die Diät besteht aus drei Teilen, die recht unterschiedlich aufgebaut sind. Die eigentliche Diät umfasst 21 Tage in Phase 1 plus weitere 7 entspannte Tage mit einer angereicherten, aber noch immer kohlenhydratfreien Kost in Phase 2. Phase 3 ist eigentlich gar keine Phase im Sinne einer Diät mehr, sondern vielmehr eine Umstellung der Ernährung unter Beachtung einiger weniger, aber für Migräniker entscheidender Regeln. Insofern ist also die eigentliche Diät zeitlich recht überschaubar und die darauf folgende lebenslange Phase als eine Art Trainingskonzept für den sensiblen Körper und das empfindliche Gehirn des Migränikers zu sehen. Auch sei den Kritikern, Zweiflern und Skeptikern der eigentlichen Diät gesagt, dass ein handtellergroßes Hähnchenschnitzelchen pro Mahlzeit per Definition nicht den Anspruch erhebt, abwechslungsreich, ausgewogen und nahrhaft zu sein. Im Gegenteil! Hier geht es auch nicht darum, auf gesunde Art und Weise ein paar Kilos abzunehmen, denn das ist hier keine Brigitte-Diät! Auf Dauer ist diese Diät auch nicht ausgelegt. Hier geht es um schwer schmerzkranke Menschen, für die diese radikale 21-Tage-Diät eine Therapie darstellt. Die Nebenwirkungen sind gering und absolut befristet. Therapien anderer Erkrankungen haben mehr und schlimmere Nebenwirkungen als Hunger!

Um es ganz ehrlich und ungeschönt zu sagen: Tag 1 bis Tag 3 sind extrem schwierig, denn jeder Gedanke dreht sich um Essen und um den Hunger. Aber aus eigener Erfahrung kann ich tröstend sagen: Das lässt nach! Genauso wie die Migräne, die sich garantiert einstellt. Aber auch hier habe ich einfach mein Medikament (in meinem Falle Maxalt) genommen und durchgehalten, denn auch das geht vorbei! Der Hunger lässt nach, sobald die Ketone in Schwung kommen, bei manch einem mag das nach 24 Stunden der Fall sein, bei den meisten muss erst die Rest-Glukose aus den Muskeln verschwunden sein, bevor der Körper in den Leerlauf gerät. Dieser Zeitpunkt und die Umschaltung des Stoffwechsels auf Ketone erfolgt bei den meisten Menschen nach spätestens drei Tagen. Beschleunigen lässt sich das durch Sport, was aber bei Migränikern vermutlich zu einem Mega-Migräneanfall führen wird. Das muss aber jeder Betroffene für sich selbst erproben und abwägen.

Nachdem die Diät für 21 Tage nicht sonderlich abwechslungsreich ist, gibt es auch wenig vorzubereiten oder einzukaufen. Man benötigt lediglich ca. 300 g Bio-Hähnchenbrust am Tag, Leitungswasser oder stilles Wasser in unbegrenzter Menge, ungesüßten Tee und einige ausgewählte Gemüse. Bio-Hähnchenbrust reduziert das Risiko, mit unerwünschten Nebenwirkungen auf Medikamentenreste im normalen Huhn zu reagieren. Hähnchenbrustfilet hat den Vorteil, dass es nahezu fettfrei und kohlenyhdratfrei ist, denn es weist auf 100 g lediglich 0,5 g Kohlenhydrate und nur 1,5 g Fett auf bei gleichzeitig 23 g Eiweiß.

Die nicht sonderlich umfangreiche Einkaufsliste sieht also Folgendes vor:

300–400 g Bio-Hähnchenbrust pro Tag
(auf das Gramm kommt es nicht an!)
3 Liter stilles Wasser pro Tag
(Wasser mit Kohlensäure macht Hunger!)
Pfefferminztee, Melissentee, Kamillentee nach Wunsch
(ohne Koffein!)
300–400 g Zucchini oder Champignons oder
Chinakohl pro Tag
Salz, Pfeffer
Schnittlauch, Dill, Petersilie, Oregano pur
Vitamin-C-Pulver als reine Ascorbinsäure
(Drogeriemarkt, Apotheke)

Diese wenigen Zutaten verteilt auf drei Mahlzeiten am Tag ergeben folgenden simplen Plan für die Tage 1 – 21:

Frühstück Tag 1–21	Mittagessen Tag 1–21	Abendessen Tag 1–21
ca. 100 g Hähnchenbrust in Wasser gedünstet	ca. 100 g Hähnchenbrust in Wasser gedünstet	ca. 100 g Hähnchenbrust in Wasser gedünstet
ca. 100 g o. g. Gemüse, im Fleischsud gedünstet	ca. 100 g o. g. Gemüse, im Fleischsud gedünstet	ca. 100 g o. g. Gemüse, im Fleischsud gedünstet
Wasser ggf. mit Messerspitze Vitamin-C-Pulver, ungesüßter Tee	Wasser ggf. mit Messerspitze Vitamin-C-Pulver, ungesüßter Tee	Wasser ggf. mit Messerspitze Vitamin-C-Pulver, ungesüßter Tee

Absolut verboten ist alles, was nicht auf der 21-Tage-Liste steht! Und um alle restlichen Zweifel zu beseitigen, weise ich nochmals auf das explizite Verbot der folgenden Dinge hin:

- Fett (weder zum Braten noch zum Gemüse für den Geschmack)
- Schwarzer/grüner Tee (Koffein!)
- Kaffee (Koffein)
- Light-Getränke (weder Cola Light noch sonstiges)
- Milch (auch nicht den kleinsten Schluck im Kaffee, wegen Milchzucker!)
- Jede Art von Süßstoffen (kein Natreen, kein Stevia, kein Canderell)
- Kaugummis (weder mit Zucker noch mit Süßstoff)
- Würzmischungen, Kräutermischungen, Brühe
- Vitamintabletten
- Sprudeltabletten
- alle verzichtbaren Tabletten (eventuell Absprache mit dem Arzt)
- Obst und Obstsäfte
- Apfelschorle oder Ähnliches

Soweit möglich sollte ein kompletter Verzicht auf Tabletten erfolgen, denn diese sind meist mit einer Zuckerschicht ummantelt. Ich habe meine notwendigen Schilddrüsenhormone morgens genommen, jede andere Tablette aber, so zum Beispiel die abendliche Baldrian-Pille oder Sport-Mineralien wie Magnesium, habe ich gemieden wie die Pest, um nur ja keine unerwünschten Zucker oder Süßstoffe aufzunehmen. Auch Kaugummis sind in dieser Zeit Gift, denn sie gaukeln dem Körper Essen und Süße vor, auf die er mit einer Insulinausschüttung reagiert. Zudem können selbst kleinste Mengen Zucker, wie zum Beispiel die Beschichtung von Tabletten, in dieser sehr labilen Leerlaufsituation des Organismus üble Migräne verursachen. Genauso wie jede Art von Vitamintabletten, die den Körper offenbar überfordern. Aus eigener Erfahrung beispielsweise mit einem Multivitaminpräparat, das mir ebenfalls eine schlimme Attacke einbrachte, kann ich nur raten: Finger weg! Der Körper ist momentan genug gefordert. Weniger ist in diesem Falle mehr! Selbst das Abschmecken der Gerichte, die ich in diesen drei Wochen für meine Familie gekochte hatte, habe ich vermieden oder einem anderen überlassen. Insgesamt ist also höchste Achtsamkeit angesagt, um nicht durch kleine, aber entscheidende Fehler den Erfolg zu gefährden! Ich bin extrem konsequent gewesen in diesen 21 Tagen, denn ich wusste, diese Zeit ist überschaubar und geht vorüber. Ein einziger Ausrutscher jedoch durch eine Unachtsamkeit bedeutet, alles ist vergeblich gewesen und ich kann wieder von vorn beginnen.

Über die 21 Tage sollten täglich zwei bis drei Liter Flüssigkeit getrunken werden, denn erstens macht Flüssigkeit satt, zweitens erfolgt durch Trinken eine gewisse orale Befriedigung, die bei der geringen Nahrungsmenge ansonsten komplett auf der Strecke bleibt, und drittens erhält der Körper so die Möglichkeit, Stoffwechselstoffe auszuspülen. Anfangs habe ich morgens heißes Wasser getrunken, nach ein paar Tagen dann ungesüßten Tee, aber ehrlich gesagt ist beides alles andere als lustvoll. Ein wenig Abwechslung bringt eine Messerspitze Vitamin-C-Pulver im Wasser, denn so schmeckt es leicht säuerlich und vermittelt die Illusion einer Zitronenscheibe, ohne durch deren Fruktose den Migräne-Diät-Erfolg zu riskieren. Über Zucchini gestreut sowie auch im abgekühlten Tee macht sich die Ascorbinsäure geschmacklich nicht schlecht, in heißem Tee ist das temperaturempfindliche Vitamin C jedoch sofort zerstört.

Ein gedünstetes Hähnchenbrustfilet ist ebenfalls keine kulinarische Offenbarung, aber auch das geht vorüber. Man nehme eine halbwegs neue, beschichtete Pfanne, erhitze diese mit etwa 1 cm Wasser und lege das bereits vor mindestens einer halben Stunde aus dem Kühlschrank entnommene Hähnchenbrustfilet gut gesalzen und gepfeffert in das sprudelnd kochende Wasser. Dann drehe man die Hähnchenbrust nach ein paar Minuten um und treibe das Gleiche auf der anderen Seite. Nachdem das Wasser verkocht ist, werfe man 100 g geschnittenes Gemüse (siehe oben: Zucchini, Chinakohl oder Champignons) in die Pfanne und lasse das Gemüse unter entspanntem Wenden ein wenig bräunen. Auch hier simulieren ein bisschen Salz und Pfeffer etwas Ähnliches wie Geschmack und Aroma. Aber Sterneküche wird daraus dennoch nicht.

Die Hähnchenbrust kann man auch in kleine Streifen schneiden und dann andünsten. Es empfiehlt sich jedoch, das Gemüse erst hinzuzufügen, wenn das Wasser weitestgehend verkocht ist, da sonst lappiges, matschiges Wassergemüse übrig bleibt. Pilze, klein geschnitten und in einer gut erhitzten Pfanne angebraten, verleihen einen akzeptablen Geschmack, ins Wasser hinein gegeben bleibt vom Aroma nichts mehr übrig. Dem Ganzen darf man nach Belieben eine kleine Menge purer Kräuter (frisch oder getrocknet) wie beispielsweise Schnittlauch, Petersilie, Oregano oder Dill beimischen. Hier empfiehlt es sich, sie erst ganz zum Schluss hinzuzufügen, da sich die ätherischen Öle der Kräuter bei Hitze verflüchtigen und der Geschmack verschwindet, wenn sie mitgekocht werden. In keinem Falle darf statt Salz und Pfeffer oder puristischen Kräutern (Schnittlauch, Dill, Oregano) eine Kräutermischung oder gar Brühe zum Würzen genommen werden, da diese oft Zucker in allen möglichen Formen enthalten. Auch Asia-Chili-Saucen, Ketchup, Maggi oder Ähnliches sind aus dem gleichen Grund strikt verboten!

Phase 2:
Reichhaltiges No-Carb & Rezepte

Ich absolviere also diese 21 Tage mühsam, aber dennoch brav und genieße den Erfolg der Schmerzfreiheit. Danach modifiziere ich die Kost ein wenig, aber höchst angenehm und sättigend: Ich füge gute Fette (Olivenöl, Kräuterbutter) in diese auch weiterhin sehr puristische Art der Ernährung ein und erhöhe die Fleischration auf normale Schnitzelgröße (200–250 g), sodass ich wirklich gut satt werde. Auch ein Multivitaminpräparat und Vitamin C nehme ich zusätzlich. Mit einem Steak mit ordentlich Kräuterbutter drauf, einer großen Pfanne Rührei mit Butter-Spargel lässt es sich eigentlich ganz prima leben. Klar, auf Dauer fehlen einem das knusprige Brötchen am Morgen und auch das Glas Wein am Abend, aber temporär ist das alles machbar!

Nun fragt sich vielleicht manch einer, warum denn während dieser 21 Tage Fett strikt verboten ist, nun aber im Rahmen des folgenden Ernährungskonzeptes sogar empfohlen und erwünscht ist. Außerdem: Was bitteschön ist mit „guten" Fetten gemeint? Hier eine kurze Erklärung: Innerhalb der 21 Tage soll der Körper durch diesen radikalen Entzug von Kohlenhydraten und Fett gezwungen werden, an seine eigenen Reserven zu gehen und die bestehen nach wenigen Tagen der Umstellung vor allem aus Fett. Körperfett und die Blutfette könnte der Körper zur Herstellung der Ketone nutzen. Genau dieses hat der Körper des Migränekranken, aber auch des durchaus gesund ernährten Übergewichtigen jedoch verlernt. Der komplette Entzug der Nahrungsfette lässt dem Stoffwechsel indes keine Wahl! Nach diesen harten 21 Tagen hat der Metabolismus gelernt, in Hungersituationen zügig umzuschalten auf die Verbrennung von Körperfetten und nutzt diese nun endlich zur Herstellung von Ketonen.

Der niedrige Kohlenhydratanteil in der Nahrung wird ab Tag 22 ausgeglichen durch Eiweiß und gute Fette, sonst wäre man ja dauerhaft auf Diät und würde stetig abnehmen. In Literatur und Wissenschaft finden sich viele widersprüchliche Untersuchungen, Ergebnisse und Empfehlungen zu guten und schlechten Fetten. Die Konzepte gehen überwiegend von gesättigten und ungesättigten Fetten aus, die angeblich gute und schlechte Effekte im Körper haben. Diese unterschiedlichen Effekte lassen sich jedoch selbst in Langzeit-Untersuchungen nicht wirklich nachweisen. Deshalb beschränke ich mich mit meiner Empfehlung lediglich auf eine ziemlich unbestrittene Kernaussage: Frittierfett und Margarine enthalten speziell umgebaute Fettstrukturen, sogenannte Transfette, die sich katastrophal auf den Körper auswirken, und sollten daher vermieden werden. Diese beiden künstlich von der Lebensmittelindustrie zusammengebastelten Fette gehören definitiv auf die Liste der „schlechten Fette", wenngleich eine Tüte Pommes ab und zu natürlich lecker und absolut unkritisch ist. Ob nun aber Olivenöl besser, Butter dagegen schlechter ist, ist höchst umstritten. Unterschiede bei Risikofaktoren und Gefäßerkrankungen konnten beispielsweise bei neueren Untersuchungen aus den USA nicht gefunden werden. Insofern also: Kräuterbutter rauf auf Fisch und Steak, ordentlich Olivenöl auf den Salat, aber bitte nicht täglich die Fritteuse anwerfen!

Eine weitere Woche dieser strikt kohlenhydratfreien, aber nun lecker angereicherten Kost von Tag 22 bis Tag 30 dient dazu, dem Körper nun in steigendem Maße Fett und Eiweiß zur Verfügung zu stellen, ohne ihn aus dem No-Carb-Modus zu entlassen. Die folgenden Rezepte sind selbst erprobt und schmecken nach 21 Tagen Hardcore-Diät einfach zum Niederknien!

Frühstück Tag 21–30	Mittagessen Tag 21–30	Abendessen Tag 21–30
3-Eier-Omelette mit grünem Spargel in Butter gebraten	Gebratener/gedünsteter Seeteufel mit Zucchini und Migräne-Pesto oder Kräuterbutter	Rindfleischstreifen angebraten mit Chinakohl, Frühlingszwiebeln und Sojasauce
3-Eier-Rührei mit 2 Schuss Sprudel statt Milch mit Champignons in Butter gebraten	Rinderfilet mit Champignons und Migräne-Pesto oder Kräuterbutter	Spargel nach Belieben mit geschmolzener Butter oder Migräne-Diät-Béarnaise in beliebiger Menge
3-Eier-Omelette mit Räucherlachs eingewickelt	Eisbergsalat mit Hähnchenstreifen und gekochten Eiern mit Migräne-Diät-Vinaigrette	Putengeschnetzeltes angebraten mit Austernpilzen, Frühlingszwiebeln und Pesto nach Belieben

Frühstück Tag 21–30	Mittagessen Tag 21–30	Abendessen Tag 21–30
3 Eier hartgekocht mit Räucherlachs nach Belieben, dazu Vinaigrette oder Pesto	Romanasalat mit hart gekochten Eiern und einer Dose Thunfisch, Salatgurke und Migräne-Diät-Vinaigrette	Hähnchengeschnetzeltes mit gebratenem Weißkohl, Kümmel und Migräne-Diät-Pesto
Migräne-Diät-Pseudo-Müsli mit Sahne-Milch	Seeteufel und Spargel in Butter gebraten mit Pesto oder Vinaigrette	3-Eier-Omelette mit Party-Gambas und Dill
2-3-Eier-Omelette mit gekochtem Schinken und geschmolzenem Gouda gefüllt, zusammengerollt	Fein geschnittener Weißkohl als Salat oder gedünstete mit Vinaigrette oder Migräne-Diät-Mayonnaise und Migräne-Diät-Frikadellen	Schweinekotelette/ Schweinefilet mit in Butter gebratenem Wirsing und Migräne-Diät-Béarnaise

Alle Speisen dürfen beliebig getauscht, ausgelassen oder in der Menge verändert werden. Auch dürfen die drei unten stehenden Saucen – Pesto, Vinaigrette, Béarnaise/Hollandaise – nach Wunsch getauscht werden, sodass unendliche viele Variationen denkbar sind! So kann Kräuterbutter über das Schinken-Käseomelette gegeben werden, genauso wie die Béarnaise über den Salat darf. Alles nach Belieben und wie es am besten schmeckt. Strikt verboten sind an Tag 22 bis Tag 30 sowie an den folgenden wöchentlichen Entzugs- und Trainingstagen jedoch Gemüse mit einem hohen Kohlenhydratgehalt. So dürfen Champignons oder Zucchini keinesfalls gegen die teuflischen Vier – Möhren, Mais, Erbsen und Kichererbsen – ausgetauscht werden. Auch Linsen sind voll mit Kohlenhydraten, also für Migräne-Diät-Tage nicht geeignet! Dass Reis, Nudeln, Kartoffeln, Brot, Alkohol, Schokolade, Gummibärchen et cetera an solchen Tagen ein absolutes No-Go sind brauche ich nun nicht mehr extra zu erwähnen.

Auch fertige Saucen für Salate oder Fleisch sind in Phase 2 und an den „Trainings-Tagen" nicht sinnvoll, denn eine Standardzutat ist immer Zucker! Aber dafür dürfen auf Salate beliebige Mengen leckerer selbstgemachter Migräne-Diät-Vinaigrette aus Essig, Öl, Salz und Pfeffer oder einer selbstgemachten Migräne-Diät-Mayonnaise. Beide Rezepte verzichten auf kohlenhydrathaltigen Essig und Zucker. Nicht einmal flüssiger

Süßstoff oder Zitronensaft werden verwendet, da beide ebenfalls Fruktose enthalten. Stattdessen ist Essigessenz für alle Saucen und Gerichte eine prima Zutat, denn sie ist hochkonzentriert, macht Saucen et cetera nicht wässerig, enthält aber vor allem definitiv keinen Zucker, keinen Wein und somit keine Kohlenhydrate! Auf jede Art von Weinessig, Apfelessig, aber auch auf Zitronensaft sollte aus oben genanntem Grund unbedingt verzichtet werden an Entzugstagen beziehungsweise an Tagen, an denen man kohlenhydratfrei essen möchte. Für diese Tage eignen sich die folgenden kohlenhydratfreien Rezepte:

Spezial-Migräne-Diät-Leinsamen-Müsli

250 ml Wasser mit Zimt und Stevia nach Geschmack würzen und süßen. 500 g Leinsamen über Nacht in dieser Mischung einweichen. Die gequollene Masse am nächsten Tag ca. 1 cm dick bröselig auf ein mit Backpapier ausgelegtes Bachblech streichen und im vorgeheizten Backofen bei 125°C 60 Minuten trocknen. Nach dem Abkühlen in kleine Stücke brechen in der Größe von Cornflakes. Diesen kohlenhydratfreien Müsli-Ersatz kann man mit der kohlenhydratfreien Sahne-Wasser-„Milch" löffeln an den Tagen, an denen man komplett No-Carb betreiben will. Schmeckt zum Frühstück statt Eier oder zwischendurch. Zudem bringt es die Verdauung in Schwung, die bei den meisten Menschen ziemlich leidet, wenn die Nahrung aus Eiern und Fleisch besteht. Auch kann man dieses knusprige Pseudo-Granola bei Lust auf Süßes mal trocken futtern und sich aufgrund des leicht nussigen Geschmacks zumindest vorübergehend einreden, es schmecke wie Knuspermüsli.

Sahne-Wasser-Milch

Für No-Carb-Zwecke eignet sich Milch nicht, egal mit welcher Fettstufe oder in welcher Konstellation. Sahne hat für Migräniker eine Menge Vorteile und taugt in einer der Milch entsprechend verdünnten Form sogar an No-Carb-Tagen für das Spezial-Müsli! Im Folgenden ein kurzer Vergleich der Nährwerte, aus dem das Prinzip ersichtlich wird, das hinter der Sahne-Idee steckt:

(auf je 100ml)	Milch (3,5%)	Sahne (30%)
Kohlenhydrate	4,7 g	3,3 g
Eiweiß	3,4 g	2,4 g
Fett	3,5 g	30 g

Grundsätzlich hat Sahne schon mal etwas weniger Kohlenhydrate als Milch, zudem sind diese noch in Fett „versteckt". Um nun die fette Sahne auf Milch-Niveau zu strecken, könnte man sie mit bis zu zehn Teilen Wasser verdünnen, sodass am Ende noch 0,3 g Kohlenhydrate auf 100 ml übrig blieben. Nun schmeckt diese wässerige Lösung nicht mehr richtig prächtig, vermittelt im Migräne-Müsli aber dennoch eine Illusion des „normalen" Geschmacks, ebenso wie in Kaffee und Tee. Besteht Bedarf nach einer geschmacklich vollmundigeren Version, kann man die Verdünnung nach Belieben anfertigen, denn selbst bei einem Verhältnis von 1:5 ist der KH-Anteil verschwindend gering und viel besser als Milch. Zudem reagieren Allergiker bei Sahne grundsätzlich weniger auf Milcheiweiß und/oder Milchzucker und der höhere Fettgehalt macht satt und zufrieden. Vollkommen unsinnig ist fettreduzierte Milch, die die gleichen Kohlenhydrate, die gleiche Menge Milchzucker und Milcheiweiß enthält. Lediglich das Fett wurde mehr als halbiert, das dem Migräniker aber sogar noch erlauben würde, die Kohlenhydrate des Milchzuckers zu „verstecken"! Also Finger weg von fettreduzierter Milch und anderen fettreduzierten (Milch-)Produkten. Auch in der lebenslangen Phase 3 gibt man lieber mal einen fetten Klecks aufgeschlagene Sahne in den Kaffee statt die 1,5%-Milch-Plörre!

Salatdressing/Vinaigrette
ohne Zucker, ohne Zitrone, ohne Senf

Bei der klassischen Vinaigrette handelt es sich um ein Salatdressing aus Essig und Öl, meist im Verhältnis 1:2. Üblicherweise enthält diese einen kleinen Klecks Senf, da dieser als Emulgator wirkt und die Verbindung aus Flüssigkeiten und Öl stabil zusammenhält. Leider versteckt sich im Senf meist viel Zucker, deshalb enthält dieses Rezept keinen Senf. Wenn man die Vinaigrette jedoch sofort über den Salat gibt, trennt sie sich nicht, nur lange Vorbereitsungszeiten oder stehenlassen einer größeren Menge für mehrere Tage überlebt sie nicht. Die Vinaigrette muss, wenn man sie im Kühlschrank aufbewahrt, einfach jedes Mal aufs Neue feste verschüttelt werden. Praktisch zum Anrichten ist ein altes Schraubglas, zum Beispiel Marmeladenglas. Bitte keinen flüssigen Süßstoff verwenden, da dieser oft zur Hälfte aus Fruktose besteht. Die folgenden Mengen reichen für einen Salat für 4 Personen.

1 – 2 Süßstofftabletten in ein paar Tropfen
heißem Wasser auflösen
1 EL Essigessenz
1 TL Salz, Pfeffer
50 ml Wasser (bisschen mehr als
ein doppeltes Schnapsglas)

Diese vier Komponenten verschütteln und auflösen.
Dann mit 100 ml Öl 10 – 15 Sekunden feste verschütteln.
Mit Kräutern nach Bedarf zusätzlich „pimpen" zu einer Kräuter-Vinaig-
rette, mit Dill abgewandelt zur Dill-Vinaigrette, ist köstlich zum Beispiel
zu Fisch. Schnittlauch und Petersilie im Dressing bringen Abwechslung
auf den Salatteller.

Migräne-Diät-Mayonnaise
ohne Zucker, ohne Zitrone/Weinessig, ohne Senf

Achtung, jede Art von Eierprodukt gehört in den Kühlschrank und sollte
bald verzehrt werden wegen der frischen Eier!

1 Eigelb (zimmerwarm)
1/2 Teelöffel Essigessenz
1 – 2 Süßstofftabletten in ein paar Tropfen
heißem Wasser auflösen
150 – 200 ml Pflanzenöl
Etwas Senf
Salz, Pfeffer

Wichtig: Alle Zutaten sollten zimmerwarm sein, damit die Mayonnaise
gelingt.

Eigelb und Eiweiß trennen, für die Mayonnaise benötigt man nur das
Eigelb. Das Eigelb und den Essig im Mixer oder mit dem elektrischen
Handrührer miteinander verquirlen, bis das Eigelb ein klein wenig heller
geworden ist. Dann das Öl tropfenweise hinzufügen und weiterrühren,
bis kein Öl mehr sichtbar ist, erst dann tropfenweise nachschütten. Fertig
ist die Mayonnaise, wenn sie sich von der Wand der Schale löst. Mit
Senf, Salz und Pfeffer nach Belieben würzen, mit Kräutern zur Remoulade erweitern und mit Knoblauch zur Aioli.

Auf Fleisch und Fisch kann man eine wunderbare, etwas modifizierte Sauce Béarnaise/Hollandaise geben:

Migräne-Diät-Hollandaise/Béarnaise
ohne Wein, ohne Zitronensaft, ohne Zucker

3 Eier, Eigelb vom Eiweiß getrennt
1 Teelöffel Essigessenz
125 g Butter
Salz, Pfeffer

3 Eigelb trennen vom Eiweiß. Eigelb in einer Edelstahl-Rührschüssel mit dem Schneebesen schaumig schlagen. Schüssel langsam erhitzen (zum Beispiel im Wasserbad oder auf kleiner Flamme auf dem Gasherd) und tropfenweise 125 ml kochend heißes, mit einem Teelöffel Essigessenz gemischtes Wasser langsam hinzugeben und fleißig weiter Schaum schlagen. Die Butter in der Mikrowelle schmelzen. Die sehr heiße, geschmolzene Butter tropfenweise in die schaumige Eigelb-Essigwasser-Mischung rühren. Salz und Pfeffer, sowie nach Lust und Laune fein geschnittene Kräuter hinzugeben. Kräftig weiterschlagen, bis eine wundervolle, cremig-dicke Masse entstanden ist. Nicht zu stark erhitzen oder gar kochen, da die Hollandaise sonst flockig wird! Mit Estragon gewürzt wird aus der Hollandaise eine Béarnaise.

Auch das folgende Pesto eignet sich ganz hervorragend für Fisch, Fleisch, Gemüse und Salat und ist komplett kohlenhydratfrei:

Migräne-Diät-Kräuter-Pesto

Ein Bund Schnittlauch
ein Bund Petersilie
ein Bund Dill
eine große Handvoll
grüne Enden von Frühlingszwiebeln
200 ml Olivenöl
Salz, Pfeffer
1 Spritzer Essigessenz
100 g Pinienkerne (geröstet)
100 g Parmesan (gehobelt)

Die Kräuter und Frühlingszwiebeln grob hacken und in den Mixer geben. Ein großes Glas Olivenöl hinzufügen, ordentlich Salz und Pfeffer sowie Essigessenz hinzugeben. Kräftig pürieren, bis eine homogene, cremige Masse entstanden ist. Im Kühlschrank ist diese viele Wochen haltbar. Dieses Pesto kann auch mit gerösteten Pinienkernen und Parmesan verfeinert werden. Beides kann in der Masse mit püriert werden. Es eignet sich wunderbar für Fleisch und Fisch, aber auch zu Gemüse wie Zucchini, Austernpilze et cetera und es kann in unbegrenzter Menge gegessen werden. So darf ein tolles Rinderfilet also gern mit fünf dicken Esslöffeln dieses Pestos statt Sauce ergänzt werden. Das ist lecker und macht gut satt, sodass ein „Entzugstag/Trainingstag" alles andere als spartanisch ist!

Migräne-Diät-Kräuterbutter

250 g Butter 1 Minute in der Mikrowelle schmelzen und mit Salz, Pfeffer und fein geschnittenen Kräutern wie Schnittlauch, Dill oder Ähnliches verkneten. In eine kleine Schale füllen und wieder kalt stellen. Eignet sich ebenfalls wunderbar für Fisch und Fleisch, aber auch für Gemüse (Zucchini, Pilze et cetera) und darf in unbegrenzter Menge gegessen werden.

Migräne-Diät-Frikadellen

Ein guter Snack zwischendurch genauso wie zum Mitnehmen an Entzugs-/Trainingstagen sind die speziellen Migräne-Diät-Frikadellen:

Eine Handvoll Pinienkerne
1 – 2 Eier
Salz, Pfeffer, Kreuzkümmel, Paprika, Chili, Knoblauch, Zwiebeln
500 g Hackfleisch (Rind/Schwein/gemischt je nach Geschmack)
Gouda in Scheiben

Pinienkerne goldbraun anrösten, die rohen Eier feste verquirlen mit Salz, Pfeffer, Kreuzkümmel, Paprika, Chili, Knoblauch, Zwiebeln (nach Bedarf). Die Eier mit dem Hackfleisch verkneten und die mittlerweile erkalteten Pinienkernen untermischen. Zu flachen Klopsen formen und von beiden Seiten anbraten. Goudascheiben halbieren und jede Frikadelle mit einer halben Scheibe Käse belegen. Deckel auf die Pfanne und Käse schmelzen lassen.

Frikadellen kalt oder warm genießen. Als Mahlzeit mit Salat oder Gemüse wie oben beschrieben oder als kalten Snack zum Mitnehmen. Wun-

derbar lecker auch mit dem Kräuter-Pesto! Bitte den eigentlich bei Frikadellen obligatorischen Senf vermeiden und lieber zum selbstgemachten
Pesto oder zur Migräne-Diät-Mayonnaise greifen, denn Senf enthält wie
gesagt meist große Mengen Zucker! Von Ketchup ganz zu schweigen ...!

Phase 3:
Lebenslanges Trainingskonzept

Nun ist die harte Phase 1 mit 21 Tagen Radikaldiät geschafft. Phase 2 gab dem Körper weitere sieben Tag Zeit, sich an angereicherte, relativ fetthaltige Kost zu gewöhnen, ohne ihn aus dem No-Carb-Verbrennungsmodus zu entlassen. Die ausgewählten kohlenhydratfreien Rezepte zeigen, dass man sich trotz „no-carb" durchaus lecker und mit wenig Verzicht ernähren kann. Dauerhaft wäre das jedoch ein recht freudloses Dasein. Diese 21 Tage plus 7 weitere Tage sind allerdings eine wichtige Erfahrung: Ich bin zu diesem Zeitpunkt absolut migränefrei, ein Gefühl, das mir nach zweieinhalb Jahrzehnten Schmerz komplett neu war. Aber diese Leichtigkeit und Schmerzfreiheit ist eigentlich normal. So fühlen sich gesunde Menschen, die nicht nach einem ausgefallenen Mittagessen spätestens am Nachmittag mit unglaublichem Kopfschmerz und Übelkeit zu kämpfen haben.

Phase 3 der Migräne-Diät ist, wie eingangs bereits erwähnt, keine echte Diät mehr, sondern eher ein Konzept, das jeder Betroffene für sich individuell gestalten kann. Es gibt dabei vor allem ein übergeordnetes Ziel: Dem Körper immer wieder die Kohlenhydrate komplett zu entzieht, um nur ja keine neue Abhängigkeit zuzulassen. Dieses Damoklesschwert wird lebenslang über jedem Migränepatienten schweben!

In der lebenslangen Gestaltung der Phase 3 ist der Körper nach der 21-Tage-Diät komplett im Gleichgewicht und würde dort auch bleiben, wenn man sich weiterhin komplett kohlenhydratfrei oder sehr kohlenhydratarm ernähren würde.

Nachdem das aber höchst unrealistisch ist – denn kein Mensch mag dauerhaft verzichten oder langjährig Diät halten –, gibt es ein paar simple Regeln zu beachten, die den Körper daran hindern, wieder in den alten Trott und in die alten Migränegewohnheiten zurückzufallen. Die Erklärungen auf den nächsten Seiten inklusive meiner Top 10 beziehen sich also auf Menschen mit einem normalen Leben und einer normalen Ernährung, die hier und da mal ein Glas Wein trinken und nicht immer auf Spaghetti verzichten möchten. Die ganz disziplinierten Zeitgenossen, die ohne all das auskommen, seien hoch gelobt an dieser Stelle. Die Belohnung ist die komplette und auch nachhaltig anhaltende Schmerzfreiheit nach der 21-Tage-Diät! Für meine Leidensgenossen, die nicht ganz so diszipliniert sind oder sein wollen, sind die nächsten Seiten geschrieben, denn so hält man den Körper und das Hirn trotz normaler Ernährungstage im Gleichgewicht und bringt ihn nach Sündentagen wieder auf die Spur!

Um dem Stoffwechsel keine Möglichkeit der Gewöhnung zu bieten, nutze ich die harte Phase 1 tageweise als kleinen Entzug immer wieder mal zwischendurch, wenn ich es ein paar Tage hintereinander übertrieben habe. Nach unvernünftigen Urlaubstagen mit ununterbrochenem Genuss von Wein, Spaghetti, Baguette, klebrig-süßen Cocktails und Desserts führe ich mein Gehirn ein- bis zweimal im Jahr mit drei bis vier Tagen Phase 1 auf den Pfad der Tugend zurück. Ich merke, dass der Hybridmotor im schlimmsten Falle zwei Tage braucht, um umzuschalten, aber dann ist mein kohlenhydratsüchtiges Gehirn wieder entwöhnt. Das schaffe ich mit maximal einer Migränetablette zum Überbrücken, aber dann schaltet der Körper sofort in den alternativen Stoffwechselmodus und ich bin ab da wieder unabhängig und schmerzfrei.

Neben diesen kleinen Diät-Blöcken zum Beispiel nach Urlauben, betreibe ich jede Woche mindestens einen, wenn nicht sogar zwei Tage nach dem Prinzip der leckeren und fettreichen Phase 2. Üblicherweise montags (nach einem Wochenende mit normalem Essen und Trinken) lege ich einen Tag der Phase 2 ein, der komplett kohlenhydratfrei ist, aber nicht wirklich entbehrungsreich. Dienstag und Mittwoch gestalten sich wieder normal, Donnerstag ist wieder ein kohlenhydratfreier Tag, vielleicht sogar mit neudeutsch „Dinner-Cancelling", damit Körper und Gehirn von Donnerstagmittag bis zum Frühstück am Freitagmorgen über mehr als 20 Stunden gezwungen sind, auf die neu erworbenen Fähigkeiten der autarken Versorgung zurückzugreifen. Auch das Frühstück am Morgen nach dem Dinner-Cancelling könnte einmal die Woche nur aus einem Eierrezept bestehen (siehe Rezeptteil), sodass der Kohlenhydratentzug über 24 Stunden läuft, ohne dass man eine große Einschränkung empfindet. Dadurch wirft der Körper vor lauter Verwirrung sofort wieder den Hybridmotor an und trainiert immer wieder aufs Neue. Das Gehirn erleidet dank der niedrigen Kohlenhydrat- und Adrenalinmengen, bei manch einem vielleicht sogar aufgrund der schnell einsetzenden Versorgung mit Ketonkörpern auch keine Krise. Die echte Umschaltung auf reine Ketonkörperversorgung, nachweisbar durch Urin-Streifen, braucht meist eher drei Tage, denn in den Muskeln ist relativ viel Glukose gespeichert, sodass sich der Körper auch hier immer noch bedienen kann. Aber das spielt im Hinblick auf die Migräne eigentlich keine Rolle, denn der niedrige Kohlenhydratspiegel stellt bereits sicher, dass kein Gewitter im Kopf aufzieht. Denn durch den niedrigen Kohlenhydratanteil in der Nahrung ist auch der Adrenalinausstoß auf niedrigem Niveau und das ist die eigentliche Mission! ·

Beispielhafter Wochenplan:

	Montag	Dienstag	Mittwoch	Donners-tag	Freitag	Samstag	Sonntag
Morgens	No-carb Phase 2	Normales Essen, aber nach u. g. Grundsätzen	Normales Essen, aber nach u. g. Grundsätzen	No-carb Phase 2	No-carb Phase 2	Normales Essen, aber nach u. g. Grundsätzen	Normale Kost ohne Einschränkung!
Mittags	No-carb Phase 2	s. o.	s. o.	No-carb Phase 2	Normales Essen, aber nach u. g. Grundsätzen	Normales Essen, aber nach u. g. Grundsätzen	Normales Essen, aber nach u. g. Grundsätzen
Abends	No-carb Phase 2 eventuell Dinner-Cancelling	s. o.	s. o.	Dinner-Cancelling	Normales Essen, aber nach u. g. Grundsätzen	Alkoholkonsum auf Party, Einladung, Restaurant	No-carb-Phase 2

Top-10-Spielregeln nach der Diät

Auch an den Tagen, an denen ich „normal" esse, beherzige ich einige wenige Grundsätze, die für Körper und Hirn des Migränikers einen Riesenunterschied machen. Natürlich halte ich mich nicht immer und überall sklavisch an diese Spielregeln, aber ich versuche, sie wo immer es geht zu beherzigen, und mit der Zeit fällt es auch nicht mehr schwer. Im Folgenden meine Top-10-Liste:

1. Vermeide Kohlenhydrate!

Kohlenhydrate sind die neuen Kalorien! Schaue auf Packungen nach den Carbs und mache die Kohlenhydratmenge zu Deiner Religion. Kalorien sind nicht nur ein komplett veraltetes Konzept, sie taugen besonders für Migräniker nicht einmal ansatzweise! Vermeide Kohlenhydrate (Reis, Nudeln, Kartoffeln, Brot, Zucker) und vor allem Alkohol, wo es nur geht, insbesondere da, wo es nicht schwerfällt oder weh tut. Greife statt dessen bei Fleisch, Fisch, Gemüse, Salat mit Buttersaucen, Kräuterbutter und Olivenöl großzügig zu! Fleisch & Fisch haben null Kohlenhydrate, und Fett macht nicht fett, insbesondere wenn kein Insulin im Blut schwimmt! Verzichte auf Süßigkeiten, so weit es geht. Süßigkeiten machen den Blutzucker instabil und den Körper abhängig von Nachschub. Wenn aber Süßigkeiten sein müssen, dann nimm fettige Süßigkeiten wie zum Beispiel Schokolade statt Gummibärchen, cremiges Sahne-Eis oder die fette Buttercreme-Torte statt den lediglich aus Mehl und Zucker bestehenden Marmorkuchen. Bemühe Dich, Süßigkeiten beziehungsweise Kohlenhydrate in jeglicher Form so wenig wie möglich verteilt zu konsumieren, also wenn dann innerhalb einer Mahlzeit und nicht permanent über den Tag verteilt. Auch der Austausch schneller Kohlenhydrate wie beispielsweise normale Nudeln gegen „langsame" Kohlenhydrate wie Vollkornnudeln (die mittlerweile auch nicht mehr wie früher, nämlich wie eingeschlafene Füße schmecken) entlastet den Körper. In erster Linie aber gilt es, Kohlenhydrate zu vermeiden. Hilfreich ist es dabei natürlich, wenn Gerichte ohne Kohlenhydrate richtig gut schmecken. Solche finden sich in großer Zahl und sehr variantenreich zum Beispiel auf der Seite: www.ketoforum.de oder im täglich aktualisierten Rezept-Blog auf www.stop-migraene.com.

2. Verstecke Kohlenhydrate in Fett!

Wenn Kohlenhydrate sein müssen und Du nicht widerstehen kannst, verstecke diese in Fett! Tunke knuspriges Baguette in Olivenöl, schmiere Kräuterbutter fingerdick aufs Brot. Es ist lecker und Dein Körper kann die Kohlenhydrate nur schwer erkennen. Wenn es Eis sein muss, dann bitte das fette Sahneeis und nicht das Sorbet. Und wenn Du ab und zu mal Wein zum Essen magst, dann lass Dir Extra-Käse auf die Pizza streuen und gib ordentlich Öl über den Salat. Hier zu sparen und wegen der Kalorien im Wein beim Essen nur das nackte Thunfischfilet oder einen trockenen Salat zu wählen, wäre absolut kontraproduktiv. Ersetze Milch im Cappuccino, aber auch im Rührei oder anderen Speisen durch vollfette Sahne! Sahne enthält kaum noch Milchzucker, dafür können sich die paar restlichen Kohlenhydrate im Fett verstecken.

Zudem gibt es mittlerweile viele Produkte, die zugunsten eines höheren Eiweißanteils weniger oder gar keine Kohlenhydrate enthalten. Eiweißbrot ist ein gutes Beispiel! Das gibt es mittlerweile bei fast jedem Bäcker, in Supermärkten oder noch besser als Backmischung auf Atkins-/Keto-Seiten im Internet, bei Amazon et cetera Wenn die wenigen Restkohlenhydrate darin in einer leckeren, dicken Schicht Butter versteckt werden, reagiert der Körper fast null.

Grundsätzlich habe ich es mir angewöhnt, wenn ich schon die Finger nicht vom Brotkorb im Restaurant lassen kann, das Baguette nie leer zu futtern, ohne die köstliche dazu gereichte Kräuterbutter komplett zu vernichten. Nachweisbar ist dieser positive Effekt von Fett durch einen Blutzuckertest:

Alternative 1: Brötchen mit magerem Putenschinken und ganz wenig Margarine treibt den Blutzucker in die Höhe, Insulin wird ausgeschüttet und der Blutzucker fällt weit unter sein Ausgangsniveau ab. In der Folge zeigen sich spätestens nach einer halben bis Dreiviertelstunde wieder Hunger, zitterige Hände, Nebel im Kopf, Genervtheit, Ärger, schlechte Laune. Ein paar Stunden später beginnt die Migräne. Vergleichbares passiert eventuell bei einem leckeren Brötchen mit Marmelade, ohne oder mit nur ganz wenig Butter oder gar Margarine.

Alternative 2: Brötchen mit dick Butter drauf und darüber eine Schicht Marmelade oder mehrere Scheiben Schinkenspeck, Salami, Käse oder richtig fette Leberwurst lässt dagegen den Blutzucker kaum wahrnehmbar ansteigen und hält locker drei Stunden satt, ohne lästige Begleiterscheinungen wie Zitterigkeit et cetera

Jedem, auch Nicht-Migränikern, sei neben allen Atkins-Büchern vor allem das Buch „Mehr Fett! – Warum wir mehr Fett brauchen, um gesund und schlank zu sein" von Ulrike Gonder und Dr. Nicolai Worm ans Herz gelegt. Hier finden sich viele Begründungen, warum Fett nicht fett und Fettmangel uns sogar krank macht. Es gibt mittlerweile eine Menge Theorien, die fettreduzierte Diäten beziehungsweise den fettreduzierten Lebensstil sogar für den Anstieg von Alzheimer und anderen Volksseuchen verantwortlich machen, denn der Mensch braucht Fett! Rein empirisch kann man auch mühelos sehen, dass die Unmenge fettreduzierter Produkte beispielsweise in Amerika die Menschen keineswegs gesünder und schlanker gemacht haben über die letzten Jahrzehnte! Im Gegenteil: Noch nie gab es so viele adipöse Menschen, die in US-Krankenhäusern mittlerweile Kräne in den Operationssälen erfordern, denn einen narkotisierten 200-Kilo-Körper bewegt selbst das gesamte OP-Team nicht mehr.

3. Keine isolierte Kohlenyhdratbomben vor und nach Nahrungspausen!

Vermeide viele, schnelle und isolierte Kohlenhydrate ganz besonders, wenn darauf eine Leerlaufsituation folgt: Die Tüte Gummibärchen statt Abendessen vor dem Fernseher, das Betthupferl Schoggi vor dem Schlafengehen, aber auch mehr als 1 Glas Wein zur abendlichen Entspannung ohne darauf folgendes fettiges Essen bieten dem Migräniker die Garantie für eine prächtige Migräneattacke. In den auf die Schokolade folgenden acht Stunden Schlaf fällt der Blutzucker in den tiefsten Keller, tiefer als er das nachts ohnehin schon tut. Auch wenn Du weißt, nach dem Frühstück sitzt Du in einem endlosen Meeting oder Du kommst aus anderen Gründen garantiert nicht zum Mittagessen, dann halte bereits im vorauseilenden Gehorsam den Kohlenhydratanteil gering oder bei Null. Greife hier lieber beispielsweise zu Eiern mit Speck statt zum Honigtoast!

Nicht nur das starke Absinken des Blutzuckers nach unten, auch der rasche Anstieg des Blutzuckers verursacht manch einem empfindlichen Zeitgenossen Migräne, wenn beispielsweise ein stark gezuckerter Tee oder Kaffee und ein Marmeladentoast auf das komplett leere System treffen. Nach Nahrungskarenz ist es also sinnvoller, beispielsweise morgens mit einem Ei und einem gebutterten Vollkornbrot zu starten, statt mit der vollen Zuckerdröhnung durch einen Orangensaft auf leeren Magen.

Ziel ist es, dem Körper die Achterbahnfahrt des Blutzuckers mit allen darauf unweigerlich folgenden Konsequenzen zu ersparen. Das bedeutet nicht wirklich Verzicht, sondern lediglich etwas strategische Planung. Nachdem der Körper sein morgendlich leeres System mit etwas Eiweiß und Fett aufgefüllt und ausbalanciert hat, verträgt er ein Schälchen gezuckertes Müsli besser als vorher oder stattdessen.

4. Nimm billige Süßstoffe, wenn es nicht ganz ohne geht!

Vermeide Zucker, Honig, Apfeldicksaft und Ähnliches in Kaffee und Tee, denn das sind Zucker in anderer Form! Wenn es nicht ganz ohne eine gewisse Süße geht, ersetze Zucker in Tee, Kaffee durch einfache Süßstoffe bestehend aus Saccharin/Cyclamat oder Stevia. Canderell/ Aspartam hält der Körper für Zucker und schüttet daraufhin Insulin aus! Nachweisbar ist dieser unerwünschte Effekt durch einen kurz darauf sinkenden Blutzuckerspiegel und am knurrenden Magen. Diese Wirkung macht man sich auch in der Tiermast zunutze, wo es erwünscht ist, dass die Tiere dauernd Hunger haben, damit sie fressen. Auch flüssiger Süßstoff in der praktischen Flasche, den man so wunderbar leicht dosieren kann in geschlagener Sahne oder Salatsaucen ist ein Teufelszeug: Er ist überwiegend aus Fruktose gemacht, der bei Diabetikern ohne Insulin verstoffwechselt werden kann, beim Nicht-Diabetiker mit funktionierender Bauchspeicheldrüse aber Insulin lockt und in der Folge zu Unterzucker und zu Migräne führt. Das Gleiche gilt für Diät-Produkte wie Diät-Kuchen et cetera, bei denen Zucker durch Fruktose ausgetauscht wurde.

5. Meide Koffein in Kaffee, Tee, Cola und Energiedrinks!

Verzichte auf Kaffee und starken Tee. Beide enthalten große Mengen Koffeein und setzen die Gefäße in Alarmbereitschaft. Letzteres gilt ebenso für Cola und Energiedrinks, die zudem noch eine Menge Zucker enthalten und das Gehirn also doppelt angreifen: an der Zucker- und an der Koffeinfront! Steige auf Pfefferminztee & Co. um, wo immer es geht! Wenn es denn schwarzer, grüner oder weißer Tee sein muss, dann nur kurz ziehen lassen, bei Kaffee auf die entkoffeinierte Variante umsteigen.

6. Hände weg von Obst und Obstsäften!

Verzichte grundsätzlich und radikal auf Obst und Obstsäfte und nimm stattdessen Vitamin-C-Tabletten. Dein Kopf wird es Dir danken, auch wenn jeder Ernährungswissenschaftler Dir das Gegenteil weismachen will. Punkt. Mit Obst habe ich zu viele eigene, schmerzhafte Erfahrungen gemacht, um hier kompromissbereit zu sein.

7. Trainiere mehrmals die Woche!

Sündige nicht täglich, denn damit schaffst Du in kürzester Zeit neue Abhängigkeit. Lebe entspannt, aber kohlenhydratarm nach diesen Top-10-Regeln, denn hier hält sich der Verzicht sehr in Grenzen. Trainiere die autarke Unabhängigkeit Deines Körpers von Kohlenhydraten durch mindestens einen No-Carb-Tag und zusätzlich ein „Dinner-Canceling" pro Woche, sodass Dein Körper ab mittags ohne alles auskommen und sofort in den alternativen Brennstoffmodus umschalten können muss. Lege also einen oder zwei Tage pro Woche ein, an denen Du die Kohlenhydrate radikal auf Null zurückfährst. Nach einem sündigen Wochenende bietet sich hierfür der Montag an. Nach zwei weiteren Tagen mit kohlenhydratreduzierter Normalkost könnte beispielsweise der Donnerstag ein Dinner-Cancelling-Tag sein.

8. Unterscheide stabile von instabilen Tage!

Lerne stabile Tage von instabilen zu unterscheiden! Grundsätzlich kannst Du davon ausgehen, dass Dich mehr als ein Glas Wein sowie Zucker pur (beispielsweise eine Tüte Gummibärchen) total destabilisieren. Der Körper fällt in den Unterzucker und schüttet Adrenalin aus wie verrückt. Jetzt noch Sport und Kaffee dazu und die Migräne ist perfekt. Instabile Tage hat man besonders nach Alkohol und Süßigkeiten. Wenn man sich aufmerksam beobachtet, sieht man die körperlichen Zeichen wie leichtes Frösteln mit gleichzeitigem Schwitzen bis hin zu kalten Schweißausbrüchen, Rauschen in den Ohren, Hitzewallungen, kalte Hände und Füße et cetera Aber auch wenn Dir wohlbekannte Dinge wie ein bestimmter Name oder ein Wort, eine Telefonnummer oder eine Vokabel nicht einfallen, ist das ein Symptom für eine Zuckerkrise im Gehirn. Kaffee und Sport in so einer Situation sind der Garant für einen prächtigen Migräneanfall, also lies die Symptome und verschiebe diese Vorhaben auf den nächsten stabilen Tag. Daumenregel: Niemals das teuflische Quartett aus Süßigkeiten, Kaffee, Sport und Nahrungskarenz am selben Tag! Aus eigener Erfahrung kann ich aber noch eine Beobachtung beisteuern, nämlich dass hochdosierte Vitamine zum Beispiel in Multivitaminkapseln den Körper an instabilen Tagen überfordern und das Ticket in die Migräne bedeuten, insbesondere auf leeren Magen. Also verschiebe diese lieber auf normale Tage und nimm sie nach der Mahlzeit statt davor.

9. Meide Alkohol!

Und um es noch einmal zu sagen: Alkohol macht auch nach der erfolgreichen 21-Tage-Kur fast immer Migräne, zumindest ab einer bestimmten Menge. Bei mir liegt diese Menge oberhalb von einem Glas Wein. Das ist dann aber eben der Preis, den auch andere Menschen ohne Migräne mit „dickem Saufschädel" am nächsten Tag zahlen! Deshalb: Verzichte auf Alkohol, denn Alkohol ist das Schlimmste, was man einem kohlenhydratsensiblen Körper antun kann. „Süßer Alkohol" wie Cocktails und gemixte Drinks sind nochmal schlimmer als trockener Rot- oder Weißwein. Aber manchmal muss einfach ein Gläschen Wein sein. Dann befolge den Ratschlag Nr. 2 und verstecke die Kohlenhydrate des Alkohols in Fett. Wenn es ab und zu auch einmal mehr als ein Glas Wein sein muss, dann plane diesen Abend ein wenig vor, damit er nicht durch plötzliche Migräne zu Ende ist, bevor er beginnt. Dazu findest Du im Anhang eine kampferprobte Strategie, die Du bitte erst nach sechs Monaten Schmerzfreiheit nach der erfolgreichen 21-Tage-Migräne-Diät erstmalig liest und ausprobierst!

10. Lege einen Stabilisierungstag nach Alkohol ein!

Reiße nach alkoholischen Sündentagen das Ruder erst nach einem Stabilisierungstag herum: Wenn Du beispielsweise Freitag ODER Samstag zu Deinem persönlichen Genussabend erklärst und Du mit Schampus, Wein, Nudeln und Dessert über die Stränge schlägst, gib Deinem Körper am nächsten Tag etwas Zeit, wenn mehr als ein Glas Alkohol im Spiel war. Alkohol lässt den Blutzucker extrem fallen und Du bist instabil und brauchst nun stabilisierende Kost. Iss Kohlenhydrate mit viel Fett, also Baguette mit viel Butter zum Frühstück. Auch Mittagessen und Abendessen sollte dieser leckeren, fettbetonten Normalkost entsprechen, denn dieser Tag stellt einen Übergang dar, aber vermeide in jedem Falle Kaffee (!), Sport (!) und Kohlenhydrate pur ohne Fett. Beispiel: Samstag war also Sündentag, Sonntag ist demzufolge stabilisierender Übergangstag und Montag wird Dein Junkie-Körper wieder voll auf Entzug gesetzt. Der übernächste Tag nach einem Sündentag sollte also sofort wieder ein Hardcore-Entzugstag sein. Und hier meine ich wieder den richtigen, harten Entzug, damit der Hybridmotor wieder weiß, was es geschlagen hat! Eier zum Frühstück, mittags Hähnchenbrust und abends ein Rinderfilet oder sogar Dinner-Cancelling wirft den Motor an und macht dem Körper sofort gnadenlos klar, dass er gar nicht erst versuchen muss, sich wieder an alten Gewohnheiten festzuklammern. Am Dienstag ist Dein Blutzucker wieder stabil und Dein Körper im Gleichgewicht, sodass selbst Sport keine Migräne hervorrufen wird.

Das Leben nach der Diät

Ich habe also meine 21-Tage-Diät mühsam, aber dennoch brav absolviert und habe den Erfolg der Schmerzfreiheit extrem genossen. Weit über 30 Tage hielt ich komplett kohlenhydratfrei durch, um den Reset des Körpers und des Gehirns (was immer da stattfinden mag am 21. Tag) nicht zu stören. Danach pirschte ich mich langsam an das eine oder andere Brötchen am Wochenende heran. Auch mal ein Glas Prosecco zum Anstoßen war drin. Aber alles langsam und sehr ausgewählt. Vor allem aber wollte ich diesen Status, dass mein Körper erstmals seit vielen Jahren unabhängig war von Kohlenhydraten und auch bei Nahrungskarenz bei stundenlangen Meetings oder einem Langschläfer-Sonntag nicht sofort mit Migräne reagierte, nicht wieder gefährden. Die höchste Gefahr geht hierbei von der Gewöhnung aus! Deshalb versuche ich, meinen Körper komplett zu verwirren, indem er nach mehreren sündigen Gläsern Prosecco leider am nächsten Tag sofort wieder den Totalentzug durchstehen muss, da es dann einfach wieder ausschließlich das bewährte Hähnchenfleisch oder Steak mit Kräuterbutter oder einer leckeren fetten Sauce Bearnaise gibt, aber kein einziges Gramm Kohlenhydrate. Keine Gewöhnung, kein Tag darf so sein wie der vorherige und noch heute, mehr als ein Jahr nach dieser Radikal-Kur, hält der Erfolg an!

Mein Körper und vor allem mein Kopf machen das ohne Murren mit! Keine Migräne, noch nicht mal ansatzweise! Die Sünde in flüssiger Form, beispielsweise ein Glas Champagner, oder in Form eines Frühstücks-brunchs mit Brötchen, kleinen Cup-Cakes et cetera steckt mein Organismus durch den ständigen Wechsel komplett weg – ohne Kopfschmerz. Denn er hat sich daran gewöhnt, dass die lecker-leichten, mühelos verfügbaren Carbs immer wieder für einen oder mehrere Tage hinterrücks verschwinden, und schaltet deshalb innerhalb weniger Stunden auf den alternativen Brennstoffmodus um, ohne vorher in Adrenalin zu baden und das Hirn in eine Versorgungskrise zu stürzen.

Selbst nach einem längeren Sommerurlaub mit dem regelmäßigen obligatorischen Weinchen am Abend und Cocktail als Sun-Downer reagiert mein Körper wesentlich schneller auf den Entzug, weil offenbar das Prinzip klar ist. Heute ist es so, dass er nach einem Tag Totalentzug zu kapitulieren scheint und sagt: „Ok, ok, ich werfe ja schon den Hybrid an, ich hab kapiert, dass da jetzt wieder lange keine Kohlenhydrate mehr kommen werden, also was soll die Renitenz."

Nach nur einem einzigen Migränetag, den man mit einem Migränemittel ja gut überstehen kann, ist der kleine Entzug geschafft und am nächsten Tag ist die Welt wieder in Ordnung! Stundenlange Meetings ohne Essen lösen keine Migräne mehr aus. Lediglich nach Alkoholgenuss habe ich die Erfahrung gemacht, dass es besser ist, noch einen Tag mit dem Entzug zu warten, denn Alkohol macht den Blutzucker extrem instabil und die Leber kann sich nur schlecht um die Glukoneogenese kümmern, wenn sie noch mit Schampus-Resten beschäftigt ist. Also Party mit Alkohol am Samstag bedeutet für mich heute: sonntags normal essen, montags Entzug durch reine Eiweißkost (Hähnchen, Steak, Butter, Olivenöl, Eier et cetera). Dann bin ich ab Dienstag wieder komplett im Gleichgewicht und wochenlang, monatelang absolut schmerzfrei. Zumindest bis zum nächsten Fest, bei dem ich mal wieder die Finger nicht vom Champagner lassen kann. Alkohol wird immer ein Problem bleiben, aber damit kann ich gut leben.

Nichtsdestotrotz sollte der Migräniker, der meine 21-Tage-Diät erstmalig macht und auf einen Erfolg hofft, die Finger komplett vom Alkohol lassen für die nächsten sechs Monate. Für die Zeit danach habe ich wie bereits angedeutet eine lange Passage mit meinen kampferprobten Tipps & Tricks zum Thema Alkohol im Anhang versteckt. Diese bitte ich aber erst zu lesen und vor allem erst auszuprobieren, wenn die Diät erfolgreich absolviert worden ist und der Kopf viele Wochen und Monate schmerzfrei war! Es wäre zu schade, wenn meine Diät funktioniert, ein viel zu frühes Glas Wein den Erfolg aber zunichtemachen würde. Ich habe mehr als ein Jahr keinen einzigen Tropfen angerührt und war damit komplett migränefrei! Erst danach habe ich mich bei der einen oder anderen Hochzeit vorsichtig an ein Glas Champagner herangetastet.

Den „kleinen Entzug" und das Hybridmotor-Training praktiziere ich seit einem Jahr ein bis zwei Mal pro Woche in Form des beschriebenen „Dinner-Cancelling", ohne mitten in der Nacht mit brüllenden Kopfschmerzen aufzuwachen. Das konnten mein Körper und mein Gehirn vor dem radikalen Entzug nicht, weil der Kohlenhydratspiegel insgesamt zu hoch war und damit auch der Insulin- und Adrenalinspiegel, sodass ich aufgrund der Abhängigkeit binnen maximal zwei Stunden für Nachschub zu sorgen musste.

Heute bekommt mein Körper grundsätzlich wenig Kohlenhydrate und benötigt demzufolge auch nur wenig Insulin, fällt dadurch nicht sofort in den Unterzucker und schüttet in der Folge auch wenig oder gar kein Adrenalin aus. Das Ziel, dass im Hirn keine Zuckerkrise durch ständigen Unterzucker entsteht, ist damit vollkommen erfüllt und meinem Körper genügen nach der radikalen Diät lediglich drei Dinge, um komplett schmerzfrei zu sein:

1. Die beschriebene Art der kohlenhydratbewussten Ernährung,
2. regelmäßiges Entzugstraining ein bis zwei Mal pro Woche
3. Beachtung der Top-10-Spielregeln

Ich muss dennoch ehrlicherweise sagen, dass kohlenhydratarme Ernährung nicht immer so ganz unproblematisch ist, denn man bekommt weder auf Reisen noch im Restaurant oder bei Essenseinladungen, bei Meetings beim Kunden oder an der Tankstelle kohlenhydratfreie Kost. Auch gibt es gelegentlich Anfälle von Selbstmitleid, aber ich kann es nicht ändern: Regelmäßig klebrige Limo oder Säfte trinken, Müsli-Riegel zwischendurch, Nudeln mittags, abends Kartoffelgratin, lecker Wein und Dessert ist zumindest nicht dauerhaft meine Welt und wird es wohl auch nie werden, ohne dass es sich bitter rächt. Es ist nicht immer einfach, aber mittlerweile gibt es so viele Rezeptbücher zum Thema No-Carb/Low-Carb, so viele Keto-Diät-Vorschläge und so unendlich viel Steinzeit-Diät-Rezepte, dass es einem gar nicht wie ein Verzicht vorkommt. Und auch die gelegentliche Tüte Gummibärchen an einem verregneten Nachmittag im Kino ist drin, wenn man sie nicht auf leeren Magen und statt Abendessen isst. Die in den Top 10 genannten Spielregeln gilt es vermutlich bis zum Lebensende zu beherzigen, aber auch das ist alles mit wenig Einschränkungen und Verzicht lebbar.

Wen die Hintergründe der Migräne, letztendlich aber bei ähnlichen Ernährungsempfehlungen und Maßnahmen, interessieren, möchte ich auf das kenntnisreichste und beste Migränebuch hinweisen, das ich je gelesen habe: „Migräne. Heilung ist möglich" von Peter Mersch. Herr Mersch ist ein Leidensgenosse, der sich nach eigener Aussage ebenfalls mühsam und unter Schmerzen an seine Erkenntnisse herangetastet hat. Neben seiner Internetseite www.miginfo.de, die sehr ausführlich Auskunft gibt über Migräne, Erfahrungen, Ursachen und Entstehung, sowie Ernährungsvorschlägen und Begründungen, listet auch das Buch von Herrn

Mersch all diese Komponenten und Einflussgrößen detailliert auf. Er begründet sehr sinnvoll und teilweise von der veralteten Migräneschulmedizin abweichend, warum seiner Erfahrung nach Migräne entsteht und was er als Betroffener dagegen tut.

Mein Buch fokussiert sich weniger auf Hirnstoffwechsel, Biochemie, medizinische Erklärungen und Erläuterungen, denn das kann man ganz hervorragend beispielsweise auf der genannten Internetseite und im Buch von Herrn Mersch nachlesen. Ich wollte einen gut lesbaren, unterhaltsamen Überblick geben über alle denkbaren Ansätze, die mir leider alle nicht geholfen haben, vielleicht aber einem anderen Betroffenen den Schmerz nehmen. Und auch an meinem Durchbruch durch meine Radikaldiät will ich mit meinem Buch meine Migräne-Leidensgenossen teilhaben lassen.

Mein in sich geschlossenes Konzept geht zudem einen Schritt weiter als alle bisherigen Bücher: Es basiert auf Maßnahmen, welche die Ursache anpacken! Es bietet klare Handlungsanweisungen wie den initialen Entzug innerhalb der radikalen 21-Tage-Diät und das darauffolgende lebenslange Trainingskonzept unter Beachtung der Top-10-Spielregeln, die ebenfalls die Wurzel des Übels angehen! Maßnahmen und Empfehlungen zielen selbst in allen guten und hilfreichen Migränebüchern (die schlechten, die auf Psycho, Migränepersönlichkeit, Esoterik et cetera basieren, ignoriere ich mittlerweile sowieso) üblicherweise auf Vermeidung ab: Vermeidung von Stress, Vermeidung von Nahrungskarenzen, Vermeidung bestimmter Lebensmitteln wie Schokolade, Rotwein, Käse, Vermeidung von Temperaturschwankungen et cetera. Aus meiner Sicht kann der Körper zwar damit umgehen, mancher muss es aber erst wieder erlernen und trainieren, vor allem muss die körperliche Voraussetzung gegeben sein. Das schafft meine Diät! Conditio sine qua non ist hier der niedrige Kohlenhydratspiegel, der die Eskalation des physiologischen Stress' mit entsprechender Ausschüttung von Stoffen wie Insulin, Adrenalin et cetera unterbindet! Und eben nicht nur die Trigger zu vermeiden sucht. Warum das nur wenig zielführend ist, habe ich auf den vorausgegangenen 200 Seiten hoffentlich überzeugend hergeleitet. Da Migräne jedoch immer wieder mit dem Thema „Trigger" verknüpft ist, abschließend noch ein paar zusammenfassende Worte dazu, basierend auf dem nun erreichten Erkenntnisstand.

Vermeintliche Trigger und unsinnige Verbotslisten

Bedauerlicherweise führen selbst ganz aktuelle wissenschaftliche Seiten immer nur die typischen Triggerlisten mit immer denselben üblichen Verdächtigen auf, die bei vielen Menschen angeblich zu Migräne führen. Diesem Thema widmet sich auch die mit den „neuesten wissenschaftlichen Erkenntnissen beworbene US-Homepage „mychronicmigraine.com":

„Migraine may be aggravated or triggered by specific factors. In a study of 1207 migraine patients, about 3 out of 4 said they have triggers for their migraine attacks. When given a specific list of triggers to consider, almost 95% of the people said that their attacks were brought on by certain circumstances or environmental influences. Common triggers may include:

Physical exertion or activity
Stress
Hormonal changes
Skipping meals
Sleep disturbances and sleeping late
Weather changes
Light
Alcohol
Smoke
Heat
Food
Diet ..."

Sport als Trigger? Stress, Hormonschwankungen, Alkohol, ausgelassene Mahlzeiten? Die isolierte Annahme, dass einer dieser Trigger Ursache und somit direkter Auslöser der Migräne ist, springt aus meiner Sicht zu kurz. Diese Betrachtung lässt die systemische Wirkung vollkommen außer Acht. Natürlich kann Rotwein im Einzelfall Migräne auslösen, wenn jemand besonders Histamin-anfällig ist. Was ist aber, wenn Gummibärchen das Gleiche bewirken? Und Licht? Und Hunger? Und Kaffee? Zigaretten?

Dann stellt sich doch die Frage, ob sie jeweils ursächlich sind für die Migräneattacke. Und wenn nein, was diese angeblichen Trigger gemeinsam haben.

Ursächlich sind sie nicht, wie ich im Laufe meines Buches dargelegt habe! Die Ursache ist eine erhöhte Adrenalin-Disposition sowie eine Empfindlichkeit und Anfälligkeit für eine Reaktion der Gefäße. Alkohol, Stress, Koffein, Hunger et cetera wirken auf die Gefäße ein, da entweder der Stoff selber direkt gefäßwirksam ist wie beispielsweise Nikotin oder Koffein, oder die Situation bewirkt die Ausschüttung eines gefäßwirksamen Stoffes, nämlich Adrenalin. Rotwein, Schokolade, Obst & Co. erzeugen Unterzucker und locken somit Adrenalin indirekt, Ärger und Stress aktivieren Adrenalin direkt ohne Umweg. Auch einen Langschläfer-Sonntag erklärt die Liste zum Trigger, ohne zu hinterfragen, was genau passiert, wenn der Körper über Nacht und bis in den späten Vormittag im Leerlauf ohne Nahrung verharren muss. Hungersituationen ließen sich durch entsprechende Prävention zum Beispiel durch regelmäßiges Essen vermeiden. Lassen kohlenhydratabhängige Migräniker das Mittagessen nicht ausfallen, führt eben der Kaffee danach zur Migräne und nichts ist gewonnen. Lässt der Migräniker auch diesen Kaffee weg, so bringt der Ärger mit dem Kollegen am Nachmittag Adrenalin in Umlauf und die Migräne startet eben einfach aus einem anderen Grund ein paar Stunden später. Adrenalin ist also die Gemeinsamkeit all dieser Trigger! Und dieses zusätzliche Adrenalin fällt auf extrem fruchtbaren Boden speziell bei Menschen, die ohnehin schon einen hohen Adrenalinspiegel haben durch eine problematische kohlenhydratlastige Ernährungssituation mit permanentem Unterzucker und hoher Gefäßreaktivität.

Man sieht also, die Triggervermeidung ist nicht von Erfolg gekrönt, denn der Ansatz ist der falsche. Was haben beinahe alle Trigger gemeinsam? Sie locken Adrenalin! Die extreme Belastung der Hirngefäße durch Adrenalin ist Schuld, und diese gilt es im Vorfeld bereits zu minimieren, indem ganz am Beginn der Reaktionskaskade eine Vermeidungsstrategie, ein initialer Entzug zur Normalisierung und ein lebenslanges Training einsetzt, das dem Körper ermöglicht, wieder normal zu reagieren! Einen durch permanenten Unterzucker erhöhten Adrenalinspiegel kriegt man nicht mehr in den Griff, wenn Ärger oder körperlicher Stress durch Sport hinzu kommt. Nach Rotwein und einer Tafel Schokolade fällt der Körper nachts um vier Uhr in den Unterzucker, steht man dann um sieben Uhr auf, trinkt einen Kaffee und geht eine Runde joggen, ist das Adrenalin in Höchstform, der Kopf innerhalb kürzester Zeit aber leider nicht mehr.

Vermeidet man Kohlenhydrate und ernährungsbedingten Unterzucker, ist der Ausgangsadrealinspiegel niedrig und eine leichte Erhöhung durch Sport auf leeren Magen oder Ärger mit dem Kollegen fallen weniger ins Gewicht beziehungsweise haben eine wesentlich geringere Gefäßwirksamkeit.

Diesen positiven Effekt kann man sehr schön beobachten bei Migränikern über 50. Verschwinden hier alle Trigger auf wundersame Art und Weise? Hier wird insbesondere bei Frauen oft argumentiert, dass sich die Migräne in den Wechseljahren bessere, weil angeblich aufgrund der hormonellen Situation Ruhe in die Migräneerkrankung komme. Das gibt es sicherlich bei den wenigen Frauen, die eindeutig an hormonell bedingter Migräne und erkennbar lediglich rund um die Menstruation unter Migräne leiden. Aber auch bei Männern bessert sich die Migräneneigung oft mit fortschreitendem Alter. Was haben Frauen und Männer in diesem Alter vielfach gemeinsam? Eine weniger reaktive oder gar hypoaktive Bauchspeicheldrüse, im Gegensatz zu jungen Jahren!

Denn: Die Funktion der Bauchspeicheldrüse lässt bei vielen Menschen mit zunehmendem Lebensalter nach – insbesondere nach Jahren der üblichen Kohlenhydraternährung – und führt im schlimmsten Falle direkt in den Diabetes mellitus Typ 2, auch Altersdiabetes genannt. Hier wird nun also weniger Insulin ausgeschüttet, was andere Probleme mit sich bringt, aber weniger Insulin bedeutet weniger Unterzucker und damit weniger Adrenalin. Die Besserung des Migräneleidens im fortgeschrittenen Alter bestätigt also die Überlegung, mit weniger Insulin weniger Adrenalin zu locken. Basis hierfür ist eine Reduzierung der Kohlenhydrate, in hartnäckigen Fällen wie bei mir allerdings erst nach der radikalen Entzugsdiät, die den Körper lehrt, wieder adäquat zu reagieren, wenn keine Kohlenhydrate zur Verfügung stehen.

Schlusswort

Ich bin weiterhin von Triggern umzingelt, dennoch hält der Erfolg meines Ernährungsprogrammes bis heute an: Ich sitze gelegentlich in stundenlangen Meetings ohne etwas zu essen, ich habe immer wieder mal 16-Stunden-Arbeitstage und weiterhin drei anstrengende testosterongesteuerte Teenager und deren Kumpels am Tisch. Ich lese bis tief in die Nacht mühsame Fachliteratur oder baue in drei Tagen und Nächten eine Homepage auf, wenn der Programmierer ausfällt. Ich kann sogar wieder so unsinnige Dinge tun wie morgens ohne Frühstück eine Runde joggen zu gehen oder eine Nacht durchzutanzen. Das alles ist Stress für den Körper und macht auf Dauer nicht schöner oder gesünder – da sind wir uns sicherlich alle einig! Aber normale Menschen bekommen davon keine Migräne, erbrechen sich nicht stundenlang und liegen auch nicht wie tot im Bett für 24 Stunden.

Der Ansatz vieler Ärzte und auch mancher Migränepatienten, Stress zu vermeiden, verkennt aus meiner Sicht das Normale daran. Stress war auch in Zeiten des Säbelzahntigers existent, wenn auch anders und seltener als heute. Der menschliche Körper kennt diverse Mechanismen, um auf diesen Stress zu reagieren. Adrenalin, sein Effekt auf den Blutzucker und seine Gefäßwirkung sind eine wichtige und richtige Komponente im gesamten Zusammenspiel. Aber der Körper muss in der richtigen Art und Weise darauf reagieren können. Das kann er wieder, nachdem er durch die radikale 21-Tage-Diät die Fähigkeit zurückgewonnen hat, sich und vor allem das Gehirn autark zu versorgen!

Wenn dem Körper bestimmte Fähigkeiten verloren gegangen sind, kann auch wenig Stress schon zu falschen, und im Falle von Migräne zu äußerst schmerzhaften Reaktionen führen. Man wird Stress durch Hunger am Morgen nach acht Stunden Schlaf genauso wenig vermeiden können wie hektische Tage, an denen alles zusammenkommt: Kind mit Platzwunde am Kopf, teure Vase auf den Boden, eine Flasche Orangensaft mit ganz viel Fruchtfleisch atomisiert sich an den Wänden, Stress wegen Steuererklärung, Handwerker, die mit dem Bohrer die Wasserleitung anzapfen, und ein Unfall des Erstgeborenen mit Mutters geliehenem Auto. Aber das ist das Leben! Ein normaler Körper steckt so was weg, sicherlich nicht jeden Tag und auf Dauer, aber besonders Anfang Dreißig sieht das Leben der meisten Menschen mit kleinen Kindern, Job, Karriere, Hausbau et cetera genauso aus. Das in solchen Stresssituationen ausgeschüttete Adrenalin fällt aber weitaus weniger ins Gewicht, wenn der Adrenalinspiegel durch intelligente Ernährung auf niedrigem Niveau gehalten wird und der Körper zügig und mühelos in den alternativen Brennstoffmodus umzuschalten vermag.

So sehe ich meine modifizierte Art der Ernährung und den immer wieder erforderlichen Entzug von Kohlenhydraten sportlich, als Trainingsprogramm für mein Gehirn, für die Gefäße und für die Fähigkeit des Hybridmotors, auch ohne gefüllten Tank eine ordentliche Strecke mit entsprechender Geschwindigkeit zurückzulegen und nicht an der nächsten Ecke liegenzubleiben.

Ich hoffe, mit diesem Programm, das mir geholfen hat, auch bei dem einen oder anderen Menschen eine Wende im Leben herbei zu führen. Wenn auch nur ein Einziger danach dauerhaft schmerzfrei ist und ungläubig innere Selbstbeschau betreibt, weil er es kaum glauben kann, dass nichts pocht und schmerzt unter der Schädeldecke, dann freut es mich, dass ich mit meiner fast unendlichen Geschichte dazu beitragen konnte.

ANHANG 1
Fragebogen

Fragebogen

Dieser Fragebogen versucht Hilfestellung zu bieten, die unterschiedlichen Kopfschmerzarten auseinander zu dividieren. Nachdem es je nach Definition und neurologischer Koryphäe weit über Hundert verschiedene Kopfschmerzarten gibt, würde ein kompletter Diagnose-Fragebogen zu sämtlichen Arten von Kopfscherzen den Rahmen meines Anliegens sprengen. Hier führe ich die wichtigsten Fragen auf zur Abgrenzung speziell der Migräne und ihrer Auslöser von jedem anderen Kopfschmerzgeschehen, das durch diverse andere Auslöser bestimmt sein kann.

Lassen Sie sich nicht davon irritieren, dass die Fragen teilweise recht ähnlich klingen. Denn sie sind nur ähnlich, aber nicht gleich! Das ist bewusst so gemacht, denn manchmal sind die Nuancen entscheidend, was ich leider selber teilweise recht schmerzhaft erfahren musste.

Bitte lesen Sie die Fragen einmal durch und lassen Sie sie ein wenig auf sich wirken. Füllen Sie diesen Bogen bitte erst aus, wenn Sie sich ein paar Tage beobachtet haben, denn vielleicht fallen Ihnen erstmalig Zusammenhänge auf. Ohne Beobachtung hätten Sie die jeweilige Frage vielleicht fälschlicherweise mit „nein" beantwortet. Ein gutes Beispiel ist hier zum Beispiel der Zusammenhang zwischen Sport auf leeren Magen und darauf folgenden Kopfschmerzen, die aber meist erst zwei bis drei Stunden später auftreten. Vielleicht ist Ihnen das noch nie aufgefallen? Auch das Aufwachen nachts um vier Uhr mit Kopfschmerzen im Zusammenhang mit dem am Abend davor gegessenen „Salat ohne alles" ist Ihnen vielleicht nie bewusst gewesen? Also bitte warten Sie mit der Beantwortung eine Weile und betreiben Sie intensive Selbstschau!

Zur Beantwortung gehen Sie bitte den Fragebogen in Ruhe durch und reflektieren Ihre Erfahrungen und Beobachtungen der letzten Tage und Wochen. Bitte nehmen Sie einen Zettel und unterteilen Sie diesen in sieben Spalten mit den Buchstaben A – G. Lesen Sie die Aussage und denken Sie gut über Ihre Beobachtungen der letzten Tage und Wochen nach. Notieren Sie bei jeder Antwort, wenn diese auf Sie zutrifft, in der Spalte des hinter der Aussage angegebenen Buchstabens einen Strich. Bei zwei Buchstaben hinter der jeweiligen Aussage, machen Sie einen Strich in beiden Spalten. Wenn ein Buchstabe doppelt hinter einer

Antwort steht, notieren Sie bitte zwei Striche in der entsprechenden Spalte. Wenn eine Aussage nicht auf Sie zutrifft, gibt es keinen Strich! Die Anzahl der Striche weist Ihnen den Weg zur weiter unten folgenden Auswertung.

Fragebogen

▰ Ich werde unruhig, schlecht gelaunt und bekomme Kopfschmerzen, wenn ich länger nichts esse. (H)

▰ Nach einem schlimmen Streit mit meinem Partner/meiner Partnerin/ Kindern/ Kollegen et cetera bekomme ich ein paar Stunden später Kopfschmerzen. (G)

▰ Ich bin oft so hungrig, dass ich zum Beispiel im Restaurant den Brotkorb leeren muss, bevor endlich Vor- und Hauptspeise kommen. (H)

▰ Ich habe nach dem Sport oft Kopfschmerzen. (B) (E)

▰ Ich trinke leider immer viel zu wenig, weit unter einen Liter am Tag. (B) (B)

▰ Ohne Kaffee bin ich nur ein halber Mensch. Ich trinke täglich gern und viel Kaffee. (A) (A)

▰ Wenn ich mich gestritten und geweint habe, habe ich nicht nur dicke rote Augen und eine verstopfte Nase, sondern ein paar Stunden später auch Kopfschmerzen. (G)

▰ Ich bin eigentlich schlank, habe aber einen hartnäckigen kleinen Schwimmring um den Bauch und/oder Speck auf den Hüften. (H)

▰ Ich bin leider mollig/dick und nehme trotz Sport und fett-/kalorienreduzierter Ernährung nicht ab. (H)

▰ Ich trinke mehrere Tassen Kaffee über den Tag verteilt. (A)

▰ Ich trinke leider immer viel zu wenig (zum BeispielWasser), weit unter zwei Liter am Tag. (B)

- Ich bin mollig/dick und nehme trotz Sport und vernünftiger, fettreduzierter Ernährung sogar zu. (H) (H)

- Ich esse weder Süßigkeiten noch Kuchen oder Nachspeisen, kann aber abends bei Wein und Prosecco/Champagner oder Cocktails nicht nein sagen. (D) (H)

- Ich achte auf meine Figur und spare Fett, indem ich zum Beispiel keine Butter aufs Brot nehme, lieber Tomatensauce statt Sahnesaucen auf Nudeln esse und den Speck am Schinken abschneide. (H)

- Ich liebe Kaffee, Starbucks, Coffee-to-go, Espresso nach dem Essen und immer wieder zwischendurch. (A)

- Trotz Sport und gesunder, fettarmer Ernährung mit viel Obst muss ich dauernd auf mein Gewicht achten. (H)

- Haribo ist mein zweiter Vorname. Ich liebe Gummibärchen, Katjes, Gummischlangen und Weingummi in jeder Form. (H) (H)

- Wenn ich eine Obstdiät einlege für ein paar Tage, nehme ich kein Gramm ab. (H) (F)

- Ich achte auf meine Figur und esse fettreduziert. (H)

- Ich habe hohe Blutwerte in der Kategorie „Trigyceride" (H) (H)

- Ich kann nicht leben ohne Schokolade, Schoggi esse ich viel und regelmäßig in allen Variationen. (H)

- Obwohl ich oft das Mittagessen ausfallen lasse, halte ich nur mit Mühe mein Gewicht. (H)

- Ein Frühstück ohne leckere Cornflakes, Honey-Pops, Crunchy-Müsli, Cinnamon-Cinnies ist für mich kein Frühstück. Ich brauche morgens was Süßes. (H)

- Ich liebe Karamell-Latte u. Ä. bei Starbucks, die tollen McFlurys bei McDonalds, Eiskaffee lecker süß in jeder Form. (H)

/ Frühstück ist bei mir ein leckeres Toast/Brötchen mit Marmelade/ Honig. Butter spare ich mir, denn das macht dick. (H)

/ Frühstück fällt meist aus. Habe morgens keine Zeit/keinen Hunger/ keine Lust. Vormittags oder mittags beginnen oft meine Kopfschmerzen. (F)

/ Obwohl ich oft das Frühstück ausfallen lasse, halte ich nur mit Mühe mein Gewicht. (H)

/ Ich habe große Vorräte an Süßigkeiten und greife mehrfach am Tag zu. Besonders abends vor dem Fernseher überkommt mich die Lust. (H)

/ In Pausen gönne ich mir Müsliriegel, Milchschnitte, Schokoriegel et cetera zum Aufladen der Energie. (H)

/ Ich ernähre mich mit viel gesunden Kohlenhydraten und möglichst fettarm. (H)

/ Obwohl ich oft das Abendessen ausfallen lasse, halte ich nur mit Mühe mein Gewicht. (H)

/ Trotz Frühstück habe ich am späten Vormittag immer ein Energieloch und könnte am Schreibtisch einschlafen. (H)

/ Wenn ich lecker gefrühstückt habe mit Marmeladenbrötchen & Co., habe ich bald darauf mehr Hunger, als wenn ich nichts esse. (H) (H)

/ Ich habe meist zwischen 15 und 16 Uhr einen toten Punkt und würde mich am liebsten ein Stündchen aufs Sofa legen zur Siesta. (H)

/ Am Wochenende schlafe ich aus, wache dann aber auch ohne Alkohol (!) oft mit Kopfschmerzen auf. Während der Woche hab ich das nie. (A)

/ Ich trinke abends gern ein paar Gläschen Wein, Prosecco oder Cocktails. (H)

- Ich esse viel gesundes Obst. (H)

- Ich kaufe oft gesunde, fettarme Light-Produkte wie fettarmen Joghurt, fettarmen Käse, fettarme Milch. (H)

- Ich brauche nachmittags unbedingt meinen Kaffee, am besten immer zur gleichen Zeit, sonst bekomme ich Kopfschmerzen.(A)

- Ich trinke viel gesunden Fruchtsaft. (H)

- Ich habe oft Kopfschmerzen. Die gehen aber mit einem Kaffee schnell weg. (A)

- Ich trinke gern Cola Light, um in Form zu bleiben. Aber danach knurrt mir immer der Magen und ich habe Hunger auf Süßigkeiten oder Chips. (H)

- Wenn ich anstrengenden Sport mache, bekomme ich Kopfschmerzen. (E)

- Ich liebe Nudeln, esse diese auch gern und viel. (H)

- Bei Nudeln nehme ich lieber kalorienarme Tomatensauce statt sahniger Carbonara. (H)

- Wenn ich eine fett- und kalorienreduzierte Diät mache, nehme ich kein Gramm ab, obwohl ich mich strikt an die Vorgaben halte. (F) (H)

- Wenn ich abends mal nur einen Salat esse, geht es mir danach nicht gut. Oft bekomme ich dann nachts Kopfschmerzen. (F) (H)

- Eine schwere Tasche macht mir schnell Ziehen im Nacken und in der Folge bekomme ich Kopfschmerzen. (C)

- Manchmal esse ich nur Obst zum Frühstück oder ich ersetze eine Mahlzeit durch Obst. Danach habe ich Hunger, mir knurrt der Magen und ich bekomme sogar Kopfschmerzen. (F) (H)

- Ich wache oft ca. um drei oder vier Uhr nachts mit Kopfschmerzen auf. (H)

◢ Gegen meine Kopfschmerzen helfen die frei verkäuflichen Apothekenmittel wie Aspirin, Paracetamol, Ibuprofen et cetera nicht, leider auch kein Kaffee. (H)

◢ Ich mag keinen Kaffee und trinke auch keinen, denn er macht mich unruhig und verursacht manchmal sogar Kopfschmerzen. (G)

◢ Nach dem Abendessen bin ich oft schon zwei Stunden später wieder hungrig und brauche dann noch einen kleinen Happen für die Nacht. (F) (H)

◢ Wenn ich zuviel Cola Light trinke, bekomme ich Kopfschmerzen. (G)

◢ Ich wache nachts oft mit knurrendem Magen auf. (F)

◢ Ich habe oft Heißhunger und könnte den Kühlschrank oder die Süßigkeiten-Schublade leerfuttern. (H)

◢ Ich trinke gern und viel Spezi, normale Cola, Fanta oder Ähnliches (H) (H)

◢ Ich bin oft schon zwei Stunden nach einer Mahlzeit wieder hungrig und brauche dann was Süßes. (H)

◢ Ich habe oft Heißhunger auf Salzstangen, Chips und Kräcker. (H)

◢ Wenn ich mal einen Abend das Abendessen streiche, um in Form zu bleiben, esse ich stattdessen gern mal eine Packung Salzstangen, Knäckebrot oder Ähnliches, da diese ja fettarm sind. Auf der Waage tut sich aber leider nie was. (H)

◢ Ich esse gern gesundes Obst, aber jedes Mal knurrt mir danach der Magen. (H)

◢ Wenn ich Hunger habe, fühle ich mich manchmal so seltsam unwirklich, wie im geistigen Nebel. (H)

◢ Wenn ich einseitig trage (Handtasche, schwere Tasche, schwere Tüten) bekomme ich Kopfschmerzen. (C)

- Ich lasse Mahlzeiten öfter mal ausfallen, danach geht's mir meist nicht gut. Ich werde zitterig, fühle mich elend und oft bekomme ich dann Kopfschmerzen. (F)

- Wenn ich abends mal nur „leichte Kost" zu mir nehme, bekomme ich nachts Kopfschmerzen. (F) (H)

- Um schlank zu bleiben, esse ich oft nichts, wenn ich die Kalorien in flüssiger Form (Wein, Prosecco, Cocktails) zu mir nehme. Am nächsten Tag leide ich wie ein Hund, obwohl die Menge gar nicht so wild war. (D)

- Ich gehe gern mit leerem Magen zum Sport, weil man damit prima abnehmen kann. Nach dem Sport habe ich dann aber meist Kopfschmerzen. (E)

- Um schlank zu bleiben, esse ich fettreduzierten Joghurt, Quark, fettreduzierte Salatsaucen et cetera Mein Gewicht halte ich dennoch nur mit Mühe. (H)

- Wenn ich den ganzen Tag in einer ungünstigen Haltung am Schreibtisch gesessen habe, bekomme ich oft Kopfschmerzen. Wenn ich mich am Wochenende bewege, frei habe oder im Urlaub bin, habe ich das nie. (C)

- Ich bekomme auch von wenig Alkohol schnell Kopfschmerzen, vor allem wenn ich auf leeren Magen trinke und auch danach wenig oder nichts esse. (D)

Auswertung Fragebogen

Bitte schauen Sie sich die Verteilung der Buchstaben an. Haben Sie vor allem A, B oder C angekreuzt und kaum/keinen andere(n) Buchstaben? Dann leiden Sie vermutlich nicht an Migräne, sondern an einem durch andere Auslöser verursachten Kopfschmerz. In der Auswertung werden diese drei Nicht-Migräne-Kopfschmerz-Typen erläutert. Sie sind damit eher kein Kandidat für die 21-Tage-Migräne-Diät, aber vielleicht helfen Ihnen die ausführlichen Anmerkungen im Auswertungsteil, Klarheit in Ihr individuelles Kopfschmerzgeschehen zu bekommen.

Haben Sie bei D – H Ihre Häkchen gesetzt? Die Verteilung der Striche bei diesen Buchstaben wird möglicherweise sehr nah beieinander liegen mit einer ziemlichen Häufung bei H, denn diese Themen hängen ursächlich eng zusammen. Wenn Sie an D leiden, kennen Sie vermutlich auch E, F, G und H bestens. Denn: Hier spielt sich die Migräne ab! Dann sollten Sie bei D beginnend bis H lesen, weil diese Punkte die typische Migräne kennzeichnen. Die radikale 21-Tage-Diät ist für Sie gemacht!

A. Kopfschmerz-Typ „Kaffee/Koffein"

Sie haben garantiert eine Abhängigkeit von Koffein, die zum Entzugskopfschmerz führt, sobald sich der Tagesrhythmus oder die Koffeinmenge ändert. Insbesondere wenn sich der übliche Kaffeekonsum verschiebt, zum Beispiel am Wochenende durch Ausschlafen oder durch Langstreckenflüge bei Zeitverschiebungen, leiden Sie an höllischen Kopfschmerzen. Sobald Sie einmal koffeinfreien Kaffee trinken, geht es Ihnen spätestens 24 Stunden später hundeelend. Manche Ehefrau möchte ihrem Mann etwas Gutes tun und kauft entkoffeinierten Kaffee, den sie dem Gatten unterjubelt, und dieser leidet einige Stunden später an furchtbarem Entzugskopfschmerz.

Der Lebensmittelwissenschaftler Udo Pollmer hat neulich in einem kritischen Artikel sogar einen Fall beschrieben, bei dem ein Mann immer am Wochenende Höllenqualen litt und ihm Psychologen unbewusste Konflikte mit seiner Familie beziehungsweise seiner Ehe aufschwatzen wollten. Am Ende stellte sich heraus, dass die fürsorgliche und gesundheitsbewusste Gattin ihm am Wochenende immer koffeinfreien Kaffee eingeschenkt hat.

Sein „innerer Psycho-Konflikt" war selbstredend sofort beendet, als es endlich wieder ordentlich starkes Männergebräu in der Kaffeetasse gab! Dieser Entzugskopfschmerz ist wirklich gemein, fühlt sich aber großflächig und nicht einseitig an. Vor allem aber reagiert er bei den meisten Menschen sofort auf Kaffee! Sobald der Süchtige diesen getrunken hat, lässt der Schmerz bei den meisten Kopfschmerzgeplagten innerhalb von 15 bis 20 Minuten nach. Auch eine große Cola oder ein koffeinhaltiger Energy-Drink haben den gleichen Effekt. Koffeinentzugskopfschmerz reagiert brav auf sein Suchtmittel, aber hierbei handelt es sich nicht um Migräne!

B. Kopfschmerz-Typ „Wasser"

Das Gehirn besteht zu 85 % aus Wasser, der Rest des Körpers zu 67 %. Deshalb ist das Gehirn möglicherweise bereits in einer akuten Krise, wenn der Körper noch nicht einmal Durstsignale sendet. Das zeigt sich ganz besonders beim „Kater" nach zuviel Alkohol und macht einen Teil des „Brummschädels" aus, denn Alkohol dehydriert.

Wenn Sie häufig Kopfschmerzen haben, sollten Sie mal probieren, die Trinkmenge von Wasser (nicht Cola & Co. oder gar Kaffee oder Bier!) auf mindestens zwei Liter pro Tag zu erhöhen. Manchmal hilft bei aufkeimenden Kopfschmerzen bereits als Soforthilfe, möglichst schnell eine große Menge Wasser zu trinken. Oft verschwindet der Schmerz innerhalb von 20 Minuten, ohne dass man Weiteres unternehmen oder gar Tabletten nehmen müsste.

Probieren Sie aus, ob sich Ihre Neigung zu Kopfschmerzen bessert, wenn Sie über den Tag verteilt jede Stunde ein Glas Wasser trinken. So wirkt sich die Wassermenge positiver aus und kann sich im Körper verteilen und anreichern.

Wenn Sie lediglich morgens früh eine Kanne Kaffee trinken oder nach dem Sport einen Liter hinunterkippen, kann der Körper davon wenig verwerten und die Trinkmenge landet sehr schnell in der Blase und in der Folge in der Porzellanabteilung. Wenn Ihnen die erhöhte Trinkmenge mit gleichmäßig über den Tag verteilten Wasserportionen hilft und die Kopfschmerzen künftig ausbleiben, gehören Sie zum Kopfschmerztyp „Wasserdefizit". Dieses Problem ist wie beschrieben schnell und einfach zu lösen! Ein guter Indikator für eine ausreichende Hydrierung des Körpers ist wasserklarer Urin! Dieser Dehydrierungskopfschmerz ist nicht einseitig, sondern macht einen großflächigen Schmerz im gesamten Schädel, ist aber keine Migräne!

C. Kopfschmerztyp Rücken/Nacken & Co.

Viele dieser Rücken-/Nacken-Kopfschmerztypen machen sehr typische Handbewegungen, reiben den Nacken, bewegen Kopf und Hals hin und her und suchen intuitiv nach Entspannung. Die Anspannung des falschen Sitzens, des einseitigen Tragens einer schweren Tasche, das falsche Liegen im Bett mit einem nicht individuell passenden Kissen, das abgeknickte Liegen auf dem Sofa beim Fernsehen, all das kann zu Verspannungen im Hals und zu Kopfschmerzen führen. Auch das Rumbuddeln im Garten, Ausmisten von Garage und Keller in gebückter Haltung und ungünstiges Tragen schwerer Gegenstände kann durchaus üble Kopfschmerzen verursachen.

Sie haben das nicht im Urlaub und an freien Tagen? Sie sind schmerzfrei an Tagen, an denen Sie sich fröhlich bewegen, spazieren gehen, Sport machen? Dann gehören Sie vermutlich zum Kopfschmerztyp, der schnell durch eine Belastung, insbesondere wenn diese einseitig ist, zu Verspannungen der Muskulatur neigt.

Besonders prädestiniert sind Frauen, die den ganzen Tag eine schwere Riesenhandtasche durch die Gegend tragen, und hier vor allem Mütter. Diese Handtaschen wiegen oft viele Kilos und sind schwer wie ein Koffer. Das tonnenschwere Notfallgepäck enthält Windeln, Feuchttücher, Kosmetik-Täschchen, Geldbeutel, die neuesten Zeitschriften zum Lesen in der S-Bahn, Kinderspielzeug, Schlüsselbund, Schuhe zum Wechseln und vieles mehr. Viele Frauen tragen Taschen einseitig ohne zu wechseln, weil sie an der anderen Hand ein Kind haben oder telefonieren.

Beobachten Sie sich selbst. Wann kommt dieser ziehende Schmerz im Nacken, der dann zum Kopfschmerz wird? Stellen Sie sich mal zum Spaß mit und ohne Handtasche auf die Waage. Nicht selten hängen da mehr als 10 Kilo einseitig auf einer Schulter. Also kein Wunder, dass sich Hals, Nacken und Kopf wehren.

Ähnlich ist es bei Seitenschläfern mit einem zu hohen oder zu niedrigen Kissen. Wer morgens schon gerädert aufwacht, sich den Nacken reibt und versucht, durch Kreisen des Kopfes den Schmerz aus dem Nacken zu vertreiben, sollte mal über ein an seine Schulter angepasstes Kopfkissen nachdenken. Bei selbigem verläuft bei Seitenlage die Wirbelsäule gerade in den Kopf, ohne dass dieser abknickt. Gute Erfahrungen habe ich mit Tempur-Kissen gemacht, die es mittlerweile auch von Wettbewerbern wesentlich billiger gibt. Diese Kissen werden in verschiedenen Stärken angeboten, die sich am Abstand zwischen Schulter und Kopf, also der Schulterbreite im Liegen orientieren.

Aber auch die Einstellung der Sitzhöhe am Arbeitsplatz ist ein wichtiges Kriterium bei der Vermeidung von Spannungskopfschmerzen. Zu niedriges Sitzen erhöht die Schulterpartie und setzt Schultern, Nacken und Kopf unter Spannung. Stellen Sie sich mal ein paar Minuten aufrecht hin und ziehen die Schultern nach oben, bis sie sich wie eine Augsburger-Puppenkiste-Marionette fühlen. Nach kurzer Zeit wird die Muskulatur heiß und die Spannung steigt. Bald beginnt der Schmerz! So fühlt sich Ihr Körper mit einem zu niedrigen Stuhl! Das ist kein gesundes Sitzen und der daraus resultierende Kopf-und Nackenschmerz ist ein Hilfeschrei des Körpers!

Zu hohes Sitzen führt zu einer vorn über gebeugten Sitzhaltung, bei der der Kopf allmählich immer schwerer wird. Die Nackenmuskulatur muss den schweren Kopf in dieser Sitzposition halten und ermüdet schneller als bei einer optimalen Sitzhöhe. Auch hier ist die Folge oft ein Spannungskopfschmerz. Das ist aber keine Migräne!

D. Kopfschmerztyp „Alkohol"

Beim Kopfschmerztyp „Alkohol" meine ich wohlgemerkt nicht den üblichen Kater oder Saufkopfschmerz, der zwar höchst unangenehm ist, aber an sich ein normales Geschehen darstellt nach zuviel Sprit. Fuselalkohole, Elektrolytverschiebung und Dehydrierung können einen hundeelend fühlen lassen nach einer durchgefeierten Nacht, aber das firmiert alles unter „Feier-Meier".

Der echte Migräne-Kopfschmerztyp „Alkohol" bekommt schon nach wesentlich geringeren Mengen Alkohol und ohne ein Saufgelage Migräne und kann oft nachts um vier Uhr vor Kopfschmerzen nicht wieder einschlafen. Hier ist der abgesunkene Blutzucker der Schuldige, denn Alkohol wird mühelos und rasend schnell in Kohlenhydrate beziehungsweise Glukose (also Zucker) umgebaut. Diese Kohlenhydrate fluten als Zucker den Körper und erfordern eine Menge Insulin, um die Glukose raus aus dem Blut und rein in die Zellen zu schaffen. Meist passt die Menge Insulin nicht so recht zur Zuckermenge und der Blutzucker fällt massiv ab. Das ruft wieder Adrenalin auf den Plan, welches höchst gefäßwirksam ist, wie bereits in den entsprechenden Kapiteln ausführlicher beschrieben. Wenn also schon kleine Mengen Alkohol wie ein bis zwei Gläser Wein am Abend, vorzugsweise mit wenig oder kaum fetthaltigem Essen zu üblem einseitigen Kopfschmerz führt, dann hat Ihr Körper ein Problem mit der Kohlenhydrat-Insulin-Adrenalin-Kaskade. Das ist besonders dann der Fall, wenn Sie auf leeren Magen ein Glas trinken und bereits kurz darauf, manchmal schon eine Stunde später, spätestens aber mitten in der Nacht Kopfschmerzen bekommen.

Haben Sie zusätzlich zu den alkoholbezogenen Fragen auch viele Häkchen bei Kohlenhydratfragen gemacht und kommen nun auf eine ordentliche Anzahl Striche bei den Kopfschmerztypen „Kohlenhydrate", „Sport" und „Hunger/Diät", dann sind Sie ein Kandidat für die 21-Tage-Migräne-Diät. Die Ursache ist vermutlich eine Schwäche des Hybridmotors, der sich hartnäckig weigert, in den Fettverbrennungsmodus umzuschalten. Dieser kann trainiert werden durch die 21-Tage-Diät und lernt in dieser Zeit, den Körper wieder autark zu versorgen und zukünftig bei sinkendem Blutzucker umgehend in den „richtigen" Hungerstoffwechsel umzuschalten, anstatt im Kohlenhydrat-Kellerloch zu verharren.

E. Kopfschmerztyp Sport

Als der Mensch in der Steinzeit noch Jagen und Sammeln musste, brauchte er keinen Tennisplatz, keine Fitnessstudios und kein Laufband. Der Stoffwechsel von damals ist genauso wie unser heutiger Steinzeitmetabolismus auf Bewegung ausgerichtet. Ihm steht ein sensationeller Hybridmotor zur Verfügung, der bei Bedarf und je nach Anstrengung hin- und herschalten kann zwischen zwei Betriebssystemen. In Flucht- oder Kampfsituationen ermöglicht die Glukoseverbrennung eine Reaktion in Sekundenschnelle. Dieser Metabolismus wird beim Sport mit einer hohen Herzfrequenz aktiviert, beispielsweise beim Sprint oder beim schnellen Squashspielen. Die Natur hat den zweiten Betriebsmodus, nämlich die Fettverbrennung, vorgesehen für Ausdaueraktivitäten, wie heute beispielsweise das Nordic Walking im Wald bei moderater Herzfrequenz. Beide Stoffwechseloptionen ergänzen sich perfekt, zumindest in der Theorie und beim gesunden Menschen.

Bei vielen Menschen hat der Körper verlernt, in den durch Eiweiß und Fett gefütterten Ketonverbrennungsmodus umzuschalten. Da die Verfügbarkeit von Glukose inklusive der in den Muskeln gespeicherten Vorräte überschaubar und limitiert ist, geraten der Körper und vor allem das Gehirn in eine Stoffwechselkrise, sobald die Glukose verbraucht ist. Nun kann man Letztere mit Gatorate, Traubenzuckerstückchen, Energieriegeln et cetera nachfüttern, aber die meisten Menschen betreiben ja Sport, um Fett zu verbrennen.

Geht nun ein Mensch mit leerem Magen aufs Laufband oder dreht eine Runde joggend durch den Wald, schaltet der gesunde Körper relativ bald, oft schon nach zehn Minuten in den alternativen Hybridmodus um und liefert dem Körper und dem Gehirn die benötigte Energie. So hat es die Natur für unseren Millionen Jahre alten Steinzeit-Ötzi-Körper vorgesehen. Damit konnte der Mensch seinerzeit stundenlang bei gemächlichem Tempo durch die Tundra streifen und nach Beute suchen. In der Neuzeit kann er heute stundenlang bei moderatem Tempo Fahrrad fahren oder Ähnliches und fühlt sich nachher wunderbar sportlich ermattet.

Der gesundheitsbewusste Übergewichtige und der Migräniker haben aber leider Pech. Deren Körper haben verlernt und vergessen, wie man in den Ausdauermodus umschaltet. Der Übergewichtige nimmt trotz stundenlanger Schwerstarbeit auf dem Laufband kein Gramm ab. Das ausgeschüttete Adrenalin und Cortisol setzt den Körper lediglich massiv unter Stress, aber die Pfunde kleben wie Blei. Noch schlechter ergeht es dem Migräniker: Er bekommt den gleichen Effekt zu spüren, aber hinzu kommt eine ausgewachsene Migräne durch das ausgeschüttete Adrenalin.

Noch schlimmer wird die Sache, wenn man mit leerem Magen zum Sport geht und man sich dabei schnell und wild bewegt, wie zum Beispiel bei einer Stunde Power Aerobic, Power Spinning oder Intervallläufe et cetera, sodass die Herzfrequenz ordentlich in die Höhe schießt und die Glukose schnell verbrannt ist. Dieser leere Glukosespeicher nach 15 Minuten ist beabsichtigt bei diesen Sportarten, denn man will ja dem Fett an den Kragen gehen für die nächsten 45 Minuten. Nur leider können das viele Hybridmotoren der Neuzeit nicht mehr. Wenn Sie also zu den Menschen gehören, die extrem schwer abnehmen und nach hektischen, anstrengenden Sportarten meist Kopfschmerzen bekommen, gehören Sie zu den ausschließlichen Glukoseverbrennern.

Willkommen im Club! Sie sind der perfekte Kandidat für die radikale 21-Tage-Diät, wenn Sie nicht lebenslang von andauerndem Kohlenhydratnachschub abhängig sein wollen. Die Diät wird hart, aber sie zwingt den Körper, seine vergessene Fähigkeit wiederzuerlangen: Nämlich sich auch ohne Nachschub autark zu versorgen und auf Fettreserven zuzugreifen. Und das ohne Migräne!

F. Kopfschmerztyp „Hunger- und Diät"

Sie essen morgens im Stehen schnell ein Marmeladenbrötchen und rennen dann zur U-Bahn. Im Büro haben Sie Hektik pur und kommen nicht zum Mittagessen? Wenige Stunden später sterben Sie regelmäßig vor Kopfschmerzen? Oder: Sie haben diese kleinen, fiesen Love Handles, die über der Hose herausquellen und wollen diese durch eine Diät loswerden. Sie halten sich dabei total diszipliniert, doch nach zwei Wochen Diät haben Sie lediglich 14 Tage verloren, aber kein einziges Gramm? Und Sie hatten jeden Tag einen Mega-Schädel oder gar ausgewachsene Migräne und vermuten einen Zusammenhang zwischen Hunger und Kopfschmerzen? Richtig!

Die Thematik bei Diäten liegt gar nicht so weit entfernt von der Erklärung der Zusammenhänge beim Punkt E. Sport. Im Hungermodus, und in diesem befindet man sich nach einem mickrigen Frühstück nach spätestens zwei Stunden. Aber auch bei einer Diät sollte der Körper auf den alternativen Hybridmotor der Keton- und Fettverbrennung umschalten. Bei vielen Menschen funktioniert dieses Umschalten nicht mehr. Die Gründe liegen in erster Linie in der Gewöhnung an immer verfügbare, leicht zu knackende, bequeme Kohlenhydrate. Da macht es sich unser Körper einfach! Übergewichtige nehmen hier meist bei normalen, fettreduzierten Diäten kein Gramm ab. Migräniker bekommen im Hungerstoffwechsel (egal ob lediglich eine Mahlzeit ausgefallen ist oder Sie eine Diät machen) massive Kopfschmerzen, weil das Hirn sich im Hungerstoffwechsel in einer fundamentalen Krise befindet. Wie bereits bei Punkt E. Sport erklärt, schüttet der Körper als Antwort auf den sinkenden Blutzucker Adrenalin und Cortisol aus, die sowohl höchst gefäßaktiv sind und sich somit massiv auf die Hirngefäße auswirken, als auch den Fettabbau be-/verhindern! Hier befindet man sich also in einem Teufelskreis, aus dem man insbesondere bei einer fettreduzierten Diät, die nur auf Kohlenhydrate setzt, nicht heraus kommt. Auch das

Marmeladenbrötchen am Morgen ist Kohlenhydrate pur und füttert das Kohlenhydrat-Entzugsmonster und seine bösen Kumpels Adrenalin und Cortisol, bis die Migräne in voller Schönheit erblüht. Hunger, ausgefallene Mahlzeiten sind also Gift für Menschen mit Migräne. Der Umkehrschluss, regelmäßig zu essen, ist aber genau die falsche Maßnahme! Warum? Das lesen Sie im Buch im Detail. Denn mit so simplen Aussagen wie „regelmäßig essen" will ich Sie nicht langweilen. Versprochen!

Wenn Ihnen Abspeck-Diäten ohne Abspecken, dafür aber mit fiesen Kopfschmerzen bekannt vorkommen und wenn bei Ihnen auch die Geschehnisse unter D. Alkohol, E. Sport, G. Stress und H. Kohlenhydrate eine Glocke läuten lassen, dann sind Sie ein Kandidat für die radikale 21-Tage-Diät. Denn damit erlegen wir das Monster und seine üblen Spielgefährten, anstatt diese hinterhältigen Kollegen weiter zu füttern!

G. Kopfschmerztyp „Stress"

Stress ist aus meiner Sicht die nervigste Verlegenheitsdiagnose, die man immer wieder von Ärzten zu hören bekommt, wenn sie nicht weiterwissen. Ich will auch niemanden mit Plattitüden langweilen. Was ich hier unter Stress verstehe, meint etwas mehr als nur eine psychische Befindlichkeit, die einen unter Aktenbergen im Büro stöhnen lässt. Aber auch diese könnte zu einer physiologischen Reaktion führen, insofern gehört das sicherlich gelegentlich dazu, ist jedoch meist zu moderat für einen ordentlichen Migräneanfall.

Stress meint hier eher den Mörderstreit mit dem Gatten, bei dem massiv Adrenalin ausgeschüttet wird. Meint einen schlimmen Schreianfall den Kindern gegenüber, nachdem der Jüngste die Windel nach außen gekehrt hat und den braunen, übel riechenden, aber so wunderbar geschmeidigen Inhalt als Fingerfarbe an die Wohnzimmerwand geklöppelt hat. Auch der darauf folgende Heulkrampf fällt in die Kategorie „körperlicher Stress durch massive Adrenalin- und Cortisolausschüttung, genauso wie der Beinahe-Unfall. Anschaulich wird der starke körperliche Effekt, den die Stress-Chemie im Körper hat, beispielsweise beim Schock. Beim Nachlassen der adrenalinbedingten Verengung der Gefäße kippt der Betroffene um und wird bewusstlos. Warum? Der Schreck des Beinahe-Unfalls hatte die Gefäße eng gestellt, Blut wurde aus der Peripherie abgezogen, um Herz, Lunge, Gehirn prioritär zu versorgen, und die Fight-or-Flight-Reaktion des Körpers aktiviert. Lässt der Schreck nach, stellen sich die Gefäße wieder weit und das Blut sackt nach unten. Und im Hirn geht die Lampe aus. Das ist der beste Beweis für die unglaubliche Gefäßwirksamkeit von Stress mit Beteiligung der Körperchemie.

Wenn Sie also diese Situationen kennen und sich nach einem Heulkrampf nicht befreit fühlen, sondern bald der bekannte Schmerz unterm Schädeldach einsetzt, dann reagieren Ihre Gefäße vermutlich etwas zu spielfreudig auf jede Art von Adrenalin. Dieses hat seine Daseinsberechtigung und ist eine prima Einrichtung der Natur, aber mancher Zeitgenosse hat ein wenig zu viel davon oder reagiert zu sensibel darauf. Das können wir oft nicht ändern. Ich bin weit entfernt davon, Ratschläge als Zen-Meister erteilen zu wollen nach dem Motto „Entschleunigen Sie Ihr Leben".

Wenn Ihnen Kopfschmerzen nach besonderen Aufregungen, Heulkrämpfen, wirklich üblem Ärger und lautstarkem Streit bekannt vorkommen, dann sollten Sie auch die Anmerkungen zum Thema Sport, Alkohol, Hunger/Diät, vor allem aber zu Kohlenhydraten aufmerksam lesen, denn die Dinge hängen eng zusammen. Und zwar folgendermaßen: Wenn Sie Ihren Körper bereits durch andere Dinge (Sport im Hungermodus, Diäten, labiler Blutzucker und Neigung zu Unterzucker durch hier und da mal Weinchen & Prosecco et cetera) massiv mit Adrenalin versorgen, dann reicht ein ordentlicher Ehekrach schon aus, um den nächsten Migräneanfall auszulösen. Die Ursache liegt aber in der instabilen Lage eines bereits mit einem hohen Adrenalinspiegel gefluteten Körper. Dieser kann auf diesem erhöhten Level das zusätzliche Adrenalin überhaupt nicht mehr gebrauchen. Ärger, Streit, Wut, Beinahe-Unfälle et cetera sind oft nicht vermeidbar und gehören zum Leben dazu. Vermeiden kann man aber den bereits durch Ernährung erhöhten Adrenalinlevel. Wie? Indem der Körper nicht im Hungermodus Adrenalin ausschüttet, um den Blutzucker anzukurbeln, sondern einfach ganz lässig und entspannt in den alternativen Brennstoffmodus umschaltet. Wie er das übrigens bei gesunden Menschen tut, denn nicht jeder bekommt rasende Kopfschmerzen von einem handfesten Streit oder einem ausgelassenen Mittagessen! Genauso wenig wie nicht jeder brutale Kopfschmerzen beim Sex kurz vor dem Orgasmus bekommt. Das ist das gleiche Phänomen auf die Spitze getrieben und eine furchtbare Qual für die Betroffenen.

In jedem Falle sind Sie, wenn Sie bei den Stress-Fragen Ihr Häkchen gesetzt haben, ein Kandidat für die radikale 21-Tage-Migräne-Diät, denn die bringt den Körper auf ein niedrigeres Adrenalinlevel, sodass der heftige Streit mit dem unverschämten, pubertierenden Sohn nicht mehr das Fass zum Überlaufen bringt.

H. Kopfschmerztyp „Kohlenhydrate und Unterzucker"

Sie haben jede Menge „H" auf Ihrem Zettel? Sie haben zwar keine Migräne, kämpfen aber immer mit Ihrem Gewicht? Dann sind Sie hier richtig! Sie haben Migräne, denn sonst würden Sie das Buch nicht lesen, nehme ich an? Dann sind Sie erst recht richtig! Sie haben Migräne und kämpfen trotz Sport und fettarmer Ernährung gegen das eine oder andere Speckröllchen? Auch dann passt das wunderbar, denn wie im Buch genauer beschrieben, greifen bei hartnäckigen kleinen Fettdepots, beim echten Übergewicht und bei einer bestimmten, sehr häufigen Form der Migräne die gleichen Faktoren.

Sie haben nicht nur verdammt viele „H" auf Ihrem Zettel, sondern auch jede Menge Häkchen bei den Punkten D-G gemacht und finden sich in vielen der geschilderten Situationen wieder? Dann sind Sie der totale Kohlenhydrat-Junkie! Die Kohlenhydratabhängigkeit zeigt sich bei Ihnen schon, sobald Sie beim Sport ein wenig aus der Puste kommen in Form von grauenvollen Kopfschmerzen. Auch Kopfschmerzen nach Ärger und Streit bedeuten, dass die Blutzuckersituation extrem labil ist und zu viel Adrenalin aufgewendet werden muss, um den Spiegel konstant zu halten. Das ist eine prima Basis, um beim kleinsten Ärger eine großartige Migräne zu entwickeln.

Wenn fett- und kalorienreduzierte Diäten bei Ihnen keine Wirkung haben, brauchen Sie ein radikaleres Vorgehen. Haben Sie zuviel Speck auf den Rippen und werden diesen ums Verrecken nicht los? Oder sind Sie schlank und leiden wie ein Hund unter Migräne? Haben Sie erhöhte Triglyceride bei Blutuntersuchungen? Diese Symptome sind ein Hilfeschrei Ihres Körpers:

„Hilfe, Hilfe, ich komme mit dieser Kohlenhydrat-Flut nicht zurecht. Ich lege die vielen Carbs schon in der Leber als Fett an, pumpe sie verzweifelt als Triglycerid ins Blut zurück und lasse das Gehirn jeden Tag Alarm auslösen, aber keiner hört mich!" So ähnlich würde sich das vermutlich anhören, denn jedes einzelne „H", das Sie angekreuzt haben, bedeutet eine Katastrophe für Ihren offenbar sehr labilen Blutzucker und die darauf folgende Reaktionskaskade der Körperchemie.

Ihr Körper ist komplett abhängig von Kohlenhydratnachschub und weigert sich selbst in Diät- oder Entzugssituationen (beispielsweise nachts) in den alternativen Brennstoffmodus umzuschalten. Denn den hat er über die Jahre – gefüttert mit Nudeln mit Tomatensauce, Gummibärchen, Karamell-Latte, Schoko-Müsli, Marmeladenbrötchen, Wein, Prosecco & Co. – verlernt und vergessen!

Das, was Sie essen und die Regelmäßigkeit, mit der Sie Kohlenhydrate zuführen, zementiert diesen Zustand. Und ich garantiere Ihnen – ich sage das aus langjähriger, sehr schmerzhafter Migräneerfahrung – es wird noch viel schlimmer, wenn Sie nicht radikal etwas dagegen unternehmen. Im schlimmsten Falle werden Sie eines Tages so wie ich täglich Migräne haben und sich ernsthaft Gedanken machen, ob das Leben so noch lebenswert ist. Für Menschen wie Sie ist dieses Buch geschrieben und die radikale 21-Tage-Migräne-Diät entwickelt. Die Diät ist hammerhart. Keine Frage, aber die vielen „H" und die anderen Häkchen bei D – G zeigen, dass Sie der richtige Kandidat für einen erfolgreichen Entzug sind. Ihre Migräne hat definitiv mit dem Kohlenhydratstoffwechsel, der mangelnden Fähigkeit zur Ketose und einer fehlgeleiteten Reaktion im Hungerstoffwechsel zu tun. All dieses versetzt Ihr Gehirn in einen mehr oder weniger dauerhaften Stressmodus – und hier meine ich wieder die nachweisbare, stoffliche Stressbelastung durch einen erhöhten Adrenalin- und Cortisolspiegel!

Wenn Sie nebenbei auch noch ein paar Pünktchen bekommen haben bei den Fragen A, B, C, so gibt es möglicherweise Nebenkriegsschauplätze, die Ihnen dezent nahelegen, den Kaffeekonsum einzuschränken, mehr Wasser zu trinken oder weniger schwere Handtaschen zu schleppen. Das alles ist jedoch nicht ursächlich! Ursächlich ist das Ausmaß der Abhängigkeit von Kohlenhydratnachschub – und genau das geht die radikale 21-Tage-Migräne-Diät an.

ANHANG 2
Sonderfall Alkohol

Achtung: Dieses Sonderkapitel erst lesen, nachdem Sie die 21-Tage-Diät erfolgreich absolviert haben und sechs Monate lang schmerzfrei waren!

Sonderfall: Alkohol

Nachdem ich nun also komplett schmerzfrei bin seit mehr als einem Jahr und alle möglichen Versuche mit den üblichen Kohlenhydrat-/Adrenalin-Triggern wie zum Beispiel Süßigkeiten, Kaffee, Sport, Nahrungskarenz ebenfalls positiv ausgefallen sind, möchte ich dennoch ein paar Worte zum einzig verbleibenden Problemkind schreiben: dem Alkohol. Dieser hat durchaus positive Seiten, ist und bleibt jedoch das Mega-Problem für jeden Migräniker. Alkohol macht auch gesunden Menschen in Form eines üblen Katers massive Schwierigkeiten, dem Migräniker erst recht. Das wird sich auch nicht ändern, denn Alkohol ist ein Zellgift und blockiert die Glukoneogenese in der Leber, weil diese erst den Alkohol abbaut, bevor sie die Aufgabe der Synthese von Glukose zum Ausgleich und zur Stabilisierung eines niedrigen Blutzuckers erfüllen kann. Zudem flutet Alkohol den kohlenhydratsensiblen Körper des Mgränikers mit Kohlenhydraten pur und setzt die schlimmste Unterzuckerspirale nach unten in Gang, die man selbst mit zehn Tüten Gummibärchen nicht toppen kann.

Keineswegs möchte ich deshalb im Folgenden dem Alkohol das Wort reden, diesen für gesund und gut erklären oder ihn sogar empfehlen als Mittel gegen das Niedrig-Energie-Loch vieler Menschen. Aber ein gelegentliches Glas Wein ist nicht wegzudenken aus dem Leben vieler Menschen, und auch ich möchte nicht immer verzichten. Deshalb im Folgenden ein paar Sätze zu diesem Thema, wenn man sich denn nach der erfolgreichen 21-Tage-Migräne-Kur im Rahmen der lebenslang kohlenhydrat-reduzierten Kost doch gelegentlich entschließt, ein Gläschen Wein zu trinken. Oder sich auf einer Party sogar ein paar mehr davon zu genehmigen.

Wie gesagt: Alkohol besteht aus Kohlenhydraten pur und kann vom Körper in Turbo-Geschwindigkeit und absolut mühelos in Zucker umgewandelt werden. Genauso gut könnte man konzentriertes Zuckerwasser trinken. Das ist insbesondere für Migräniker Gift! Aber zunächst fühlt man sich gut mit einem Gläschen, denn das Belohnungszentrum im Gehirn wird angesprochen und der Wohlfühlstoff Serotonin ausgeschüttet. Vor allem aber fühlen sich Menschen mit latent niedrigem Blutzucker plötzlich optimal versorgt und wunderbar energetisiert, sodass sie auf einmal wissen, wie sich ihre Zeitgenossen mit normalen Blutzuckerwerten fühlen. Es gibt sogar in Wissenschaftskreisen Untersuchungen, die belegen, dass eine Vielzahl von Alkoholikern Menschen mit extrem niedrigen Blutzuckerwerten waren, die über das eine oder andere Gläschen und den zumindest kurzzeitig Blutzucker-erhöhenden Effekt des Alkohols langsam, aber sicher in die Sucht gerutscht sind. Auch hier stellt sich also die Frage nach dem physiologischen (körperlichen) Effekt, nachdem jahrzehntelang überwiegend die psychologische (seelische) Seite zum Beispiel in den Denkansätzen der „Trinkerpersönlichkeit" beleuchtet worden sind. Ähnlich unsinnig und durchaus vergleichbar mit den Denkansätzen der „Migränepersönlichkeit", die bei leistungsorientierten, ehrgeizigen Menschen fündig geworden zu sein schienen. Dass ehrgeizige Menschen möglicherweise aufgrund ihres Jobs oftmals nicht zum Mittagessen kommen und deshalb eher in den Unterzucker geraten als unmotivierte, faule, langsame Zeitgenossen, die sich gern auch die zweite Frühstückspause und ein ausgiebiges Mittagessen gönnen, ist aus meiner eigenen Erfahrung wahrscheinlicher als der Psycho-Quatsch!

Menschen mit instabilem und permanent niedrigem Blutzucker erleben sich mit einem Gläschen Sekt auf einmal energiegeladen statt schlapp, schnell im Kopf und im Denken statt müde und lahm, schwungvoll und gut gelaunt statt genervt, empfindlich und sensibel. Die positiven Effekte des Alkohols halten − auch ohne es mit Kampftrinken zu übertreiben − über mehrere Stunden an. So kann also ein Abend mit einem Glas Sekt (0,1 l) pro Stunde auf alkoholisch relativ niedrigem Niveau ablaufen, sturzbetrunken ist man damit nicht, aber wunderbar energiegeladen, denn der Blutzucker ist endlich einmal auf normalem Level und bekommt stündlich Nachschub. Geht man um 24 Uhr ins Bett, reichen die Kohlenhydrate aus diesem moderaten Alkoholgenuss meist auch noch bis mitten in der Nacht, bis dann um circa drei Uhr das letzte Kohlenhydrätchen verbraucht ist. Manch einer wacht dann mit Hunger und knurrendem Magen auf, selten jedoch steht man tatsächlich nachts auf und frisst den Kühlschrank leer. Das wäre aber eigentlich das, was der Körper nun bräuchte.

Statt Nachschub nach der Kohlenhydratfront gibt es nun nachts einen rasanten Abfall des Blutzuckers, der nach Alkoholgenuss besonders gemein ausfällt, sodass meist eine weitere Stunde später, also um vier Uhr herum, der Kopfschmerz beginnt. Und ich rede hier bei einem

Migräniker von Migräne und nicht vom Kater- und Saufkopfschmerz nach einem ordentlichen Partysuff! Denn Letzterer reagiert auf Aspirin und ist etwas anderer Natur, hat sogar oft lediglich mit Dehydrierung zu tun, bessert sich also bei manchen schon nach ein bis zwei Litern Wasser. Der tyische „Brand" nach solchen Abenden ist ein Indikator für zu wenig Wasser im System, denn Alkohol dehydriert. Aber das ist der Kopfschmerz, den normale Menschen haben. Auch passiert dieser „Party-Kopp" nicht nach der geringen Menge mit einem Glas Sekt oder Wein (0,1 l) pro Stunde! Zudem setzt dieser gewöhnliche Kater meist viel später am nächsten Tag ein, wenn nämlich die beim Alkoholabbau entstehenden Fuselalkohole, die höchst toxisch sind, ihr Unwesen treiben. Mitten in der Nacht bleibt man davon aber in der Regel verschont, es sei denn, man hat bereits zeitversetzt am Vormittag am Ballermann Sangria aus Eimern getrunken. Wein am Abend macht jedoch nicht schon nachts diesen Fuselalkoholschmerz! Hier geht es um den Migränekopfschmerz durch Alkohol, also um die Stoffwechselkaskade, die beim Alkohol startet, über das Insulin in den Unterzucker rast und zur massiven Adrenalinausschüttung führt. Hinzu kommt die Problematik, dass die Leber wenig multitaskingfähig ist und sich um den Alkoholabbau kümmern muss, sodass sie nun leider nicht parallel auch noch Gluconeogenese betreiben und per selbst produzierter Glukose den Blutzucker konstant halten kann.

Unterzucker durch Alkohol – aus meiner persönlichen Erfahrung oberhalb von ein bis zwei Gläsern Wein pro Abend – kriegt der Migräniker auch nach der erfolgreichen 21-Tage-Diät nicht mehr schmerz- und medikamentenfrei in den Griff. Zwei Gläser Wein kombiniert mit fettigem Essen ist meine persönliche Höchstgrenze. Zwei Gläser Wein ohne Essen sind der Garant für Unterzucker und in der Folge Migräne. Mehr als zwei Gläser, egal ob mit oder ohne Essen und egal wie sie über den Abend verteilt sind, erfordert definitiv, ein Migränemittel nachts rechtzeitig einzunehmen, oder im Morgengrauen um vier Uhr beginnt die Hölle!

Nun kann jeder für sich individuell entscheiden, ob die eine oder andere Party, Einladung oder Feiersituation dieses Opfer wert ist. Immer mit Mineralwasser anzustoßen ist vermutlich für viele Menschen auf Dauer nicht realistisch und ein eher freudloses Dasein. Ich trinke ab und zu und stelle mich oberhalb meiner individuell erprobten Zwei-Gläser-Schmerzgrenze darauf ein, dass ich später eine Migränetablette brauchen werde.

Aber manchmal muss das einfach sein und das ist okay so, denn auch das ist Lebensqualität. Das Wichtigste ist jedoch, sofort nach einer solchen Partynacht oder einem versumpften Restaurantabend mit viel zu viel Wein wieder auf die Kohlenhydratbremse zu treten, um bloß nicht die neu gewonnene Fähigkeit des Körpers und des Gehirns, sich autark zu versorgen, wieder zu riskieren.

Man darf also nach der erfolgreichen 21-Tage-Diät nach dem Genuss von „etwas mehr" Alkohol und darauf folgendem Migränekopfschmerz nicht meinen, die ganze Mühe sei vergeblich und die Diät nicht wirksam gewesen! Alkohol ist und bleibt Gift für Migräniker. Das ist die schlechte Nachricht. Die wichtigste Regel deshalb ganz simpel und banal:

TRINK ALS MIGRÄNIKER AM BESTEN GAR KEINEN SPRIT!

Das wäre als alleiniger Ratschlag aber ein bisschen zu banal, und zudem würde eine gewisse Freudlosigkeit ins Leben einkehren, wenn man nur noch mit einem guten Glas stillem Fachinger-Heilwasser Party machen dürfte. Hier also die gute Nachricht: Es gibt durchaus Möglichkeiten, den gelegentlichen Genuss von Alkohol zu gestalten. Es erfordert lediglich ein bisschen Planung und ein strategisches Vorgehen innerhalb eines individuellen Konzeptes.

Dieses Konzept benötigt zwei Komponenten als Eckdaten, nämlich eine Mengendimension und eine zeitliche Dimension:

Menge: Bis zu welchem Schwellenwert bleibt man individuell schmerzfrei, insbesondere *mit* fettigem Essen, wenn man lediglich ein bis zwei Gläser Wein zum Essen oder Champagner zum Anstoßen trinken möchte?

Zeit: Innerhalb welches Zeitraums muss man Kohlenhydrate beziehungsweise Alkohol nachtanken, um während der Party, Veranstaltung et cetera schmerzfrei zu bleiben?

Wer also allen Widrigkeiten zum Trotz gelegentlich ein Gläschen trinken möchte, sollte zunächst seine persönliche Grenze ausprobieren, unterhalb derer er schmerzfrei bleibt und kein Medikament benötigt. Diese Grenze variiert individuell, lässt sich aus meiner Erfahrung auch durch fettiges Essen in Maßen ausweiten. Ein Glas auf leeren Magen, ohne danach etwas zu essen, macht in der Regel garantiert Kopfschmerzen. Ein Glas zu einer fettigen Pizza geht ohne Probleme, manchmal sogar noch ein zweites (und hier meine ich keine randvoll gefüllten Bordeaux-Gläser mit 0,5 l, sondern normale Wein- oder Sektgläser!)

Aber auch oberhalb der persönlichen Schmerzfreiheitsgrenze sollte man seinen individuellen Alkohol-Kohlenhydrat-Verarbeitungsprozess gut kennen, so kann man den Schmerz zumindest nach hinten verschieben und dann rechtzeitig mit einem Migränemittel abfangen, denn sonst ist die Party schon vorbei, bevor sie begonnen hat. Nichts ist schlimmer, als wenn man auf einer Veranstaltung ein Gläschen Schampus trinkt, danach nur Wasser und trotzdem bereits nach einer Stunde Migräne bekommt. Auch nicht sonderlich gesellig ist es, wenn man bei aufkommender Migräne gezwungen ist, ein Mittel einzunehmen, welches einen komplett ferngesteuert und lahm werden lässt. Hier also ein paar Überlegungen, um gut durch den Abend zu kommen, wenn mal mehr als ein bis zwei Gläschen angesagt sind:

Frauen und Männer verarbeiten Alkoholkohlenhydrate in unterschiedlicher Geschwindigkeit, weil die Leber eines Mannes größer und leistungsfähiger ist als die einer Frau. Zudem ist die individuelle Insulinantwort auf den getrunkenen Alkohol entscheidend. So schüttet die hyperaktive, zu gut funktionierende Bauchspeicheldrüse des einen viel zu viel Insulin aus, und dieser Zeitgenosse fällt eine halbe Stunde nach dem ersten Glas Sekt bereits massiv in den Unterzucker und bekommt schon während der Party Migräne. Abhilfe schafft hier, zwischendurch eine gezuckerte Cola oder Limo zu sich zu nehmen, um den Zuckerspiegel konstant zu halten. Cola ist grundsätzlich eher Gift für Migräniker, aber in diesem Falle ausnahmsweise eine sehr gute Wahl, denn Alkohol ist ebenfalls gefäßwirksam und der Effekt des Alkohols wird durch das Koffein als Gegenspieler ausgeglichen. Wasser ist hier aus diesem Grund und wegen der fehlenden Kohlenhydrate genau das Falsche! Die zweite Option wäre – wenn man es verträgt – schneller zu trinken, also beispielsweise ein Glas Sekt pro halbe Stunde statt ein Glas Sekt pro Stunde, aber das bringt bei Menschen, die Alkohol nicht so gut vertragen, gegebenenfalls andere Probleme mit sich, da sie dann schon zu früher Stunde auf den Tischen tanzen. Ein Migräniker mit langsamer reagierender Bauchspeicheldrüse oder insgesamt langsamerem Stoffwechsel ist möglicherweise prima mit Kohlenhydraten versorgt mit einem Glas/Stunde und hält so bis tief in die Nacht ohne Kopfschmerz durch und nimmt dann zu Hause, bevor der sinkende Alkohol- und Zuckerspiegel zur Migräne führt, sein Migränemittel ein. Das ist auszuprobieren und die persönlichen Limits sind im Einzelfall zu definieren.

Keinesfalls aber möchte ich versäumen, darauf hinzuweisen, dass Alkohol egal in welcher Form für Migräniker das Problemkind Nr.1 ist und immer bleiben wird und somit am besten vermieden wird, wo immer es geht. Das gilt auch für gesunde Menschen, aber das soll ja hier keine moralisch belehrende Abhandlung mit erhobenem Zeigefinger werden über das Thema Alkohol. Quintessenz ist: Alkohol ist schlecht, nicht nur für Migräniker, aber ganz besonders für diese. Aber mit ein paar Tricks, der Kenntnis um die persönlichen Limits und dem Zugeständnis, dass man im Einzelfall danach eine Tablette einwirft, kann auch der Migräniker am gesellschaftlichen Leben, an Partys, Einladungen, Feiern, Hochzeiten et cetera teilnehmen und ist nach einem wackeligen, instabilen Folgetag danach wieder komplett in der Balance und schmerzfrei. Bis zur nächsten Hochzeit, aber immerhin!

Für mich war das Entscheidende, dass ich die Migräne nun steuern konnte. Seit meiner radikalen 21-Tage-Diät werde ich nicht mehr im Meeting kalt erwischt, kotze mir auf Langstreckenflügen oder auf dem Flughafen nicht mehr die Seele aus dem Leib. Ich bin komplett schmerzfrei. Und wenn ich auf eine Party gehe, weiß ich, wie ich das handhabe, genieße den Abend. Ich bin mir bewusst, dass ich nachts ein Mittel brauchen werde und am nächsten und übernächsten Tag ein spezielles Ernährungsprogramm, aber damit kontrolliere ich die Migräne und mein Leben, und nicht die Migräne mein Leben und mich! Das ist für mich ein entscheidender Unterschied! Denn ICH habe wieder die Kontrolle und bin dem Schmerz nicht mehr hilflos ausgeliefert. Damit kann ich wunderbar leben!

ANHANG 3
Fragen & Antworten

Fragen & Antworten

Nachdem mich immer wieder Leserzuschriften und Mails mit Rückfragen erreichen, möchte ich die aktuell wichtigsten Fragen und Antworten zur Verfügung stellen. So manches Mal geht es um entscheidende Fehler, die den Erfolg der Diät bzw. des Entzugs komplett verhindern, gelegentlich sind es nur Verständnisfragen, die aber nicht weniger wichtig sind.

Manch einem konnte ich auch mit einem klitzekleinen Hinweis, beispielsweise das anstrengende Rudern auf dem Main zu unterlassen während der harten Tages des Entzuges, absolute und seit Jahren nicht gekannte Schmerzfreiheit bescheren!

Vielleicht finden auch Sie sich mit Ihrem Anliegen hier in der einen oder anderen Frage wieder? Ansonsten nutzen Sie doch bitte das Kontaktformular auf der Homepage:

www.stop-migraene.com

(Aus rechtlichen Gründen möchte ich an dieser Stelle nochmals darauf hinweisen, dass dieses Buch – vor allem aber auch die folgenden Antworten – ausschließlich meine persönlichen Erfahrungen wiedergeben, aber nicht den Gang zum Arzt ersetzen.)

Fragebogen – Kein A/B/C, aber viele H?

Hallo Frau Barkawi,
ich leide seit vielen Jahren sehr schlimm unter Migräne. Nun habe ich Ihren Fragebogen ausgefüllt und habe extrem viele Häkchen beim Buchstaben H. Dazu habe ich aber auch ganz viele Häkchen bei Sport, bei Hunger/ Diät, bei Stress und bei Alkohol. Bin ich der richtige Kandidat für die 21-Tage-Diät? Oder müsste das eindeutiger bei einem Buchstaben sein?

Lieber Herr L.,
kein einziges A, B, C (keine Migräne!), aber volle Punktzahl bei H und eine Menge D, E, F, G? Sie sind der Klassiker unter den Migränikern und die radikal 21-Tage Diät ist für Menschen wie Sie (und mich!) gemacht! Versuchen Sie es, es wird hart, aber es funktioniert!

Anderes Fleisch?

Hallo Frau Barkawi,
also grundsätzlich würde ich es gerne versuchen mit der Diät, auch wenn
das für mich bestimmt brutal hart wird! Vorerst hätte ich eine Frage zur
Durchführung:
Habe Probleme bei uns Bio Hähnchen zu bekommen, kann ich vom Metzger
normales kaufen und würde auch Pute gehen?

Liebe Frau R.,
Pute oder Hähnchen? Macht von den Nährwerten in der Tat keinen Unterschied, berichten kann ich allerdings nur von meinem Erfolg mit Hähnchen. Wichtig ist vor allem, dass es nahezu Null Fett hat, also bitte kein Schweinekotelett o.ä.

 Bio oder nicht? Ich bin da eher empfindlich und habe immer so ein „Ameisenlaufen" 20 Minuten nach dem Verzehr von Hähnchen, was ich mal im Internet geggoogelt habe und es stellte sich heraus, dass manchen Menschen das durch die Antibiotika haben, mit denen die Tiere gefüttert werden, also bemühe ich mich, Bio zu kaufen, besonders für so eine extreme Diät. Ziel ist ja, möglichst alle äußeren Einflüsse auszuschalten und zu sehen, wie sich der Kopf und der Körper verhält, aber vermutlich kein MUSS.

Anderes Gemüse?

Hallo Frau Barkawi,
gibt es absolut kein anderes Gemüse, das man verwenden darf?

Liebe Frau W.,
Andere Gemüse? Doch, Blattspinat (ohne Blubb!!!) und Chinakohl geht auch noch, aber Gemüse haben teilweise sehr unterschiedlichen Kohlenhydrat-Anteile und ich würde empfehlen, gar nicht großartig herum zu probieren, denn schmackhaft wird es dennoch nicht und das Risiko steigt, dass man dann doch den einen oder anderen Fehler macht. Diese drei Wochen sind furchtbar, aber sie gehen vorbei!

Wann Diät-Beginn?

Hallo Frau Barkawi,
meine Frau leidet sehr schlimm unter Migräne und möchte Ihre Diät unbe-
dingt versuchen. Kann man sofort damit anfangen? Braucht es eine spezielle
Vorbereitung?

Lieber Herr B.,
es freut mich sehr, dass Ihre Frau einen Versuch wagen möchte, noch mehr
aber, dass Ihre Frau offenbar einen sehr fürsorglichen Mann hat!
Vorbereitung? Nein! Lediglich mittels Fragebogen identifizieren, ob Sie der
richtige Kandidat/in sind, Anleitung und Begründungen im Buch genau lesen, und schon kann man loslegen. Ganz simpel!

Hier aber eine wichtige Empfehlung vorab, für Ihre Frau bzw. die Leidensgenossen, die es gleich ausprobieren möchten: Sinnvoll ist, diese Diät erst zu
beginnen, wenn man danach z.B. ein langes Wochenende oder anderweitig
ca. 3–4 Tage frei hat, denn es ist eigentlich weniger eine klassische Diät,
als vielmehr ein harter Entzug, der umgehend die Migräne auslöst. Gibt es
einen besseren Beweis dafür, dass man damit der tatsächlichen Ursache
auf der Spur ist? Der Körper braucht 2–4 Tage, um sich umzustellen und
dann ist der Schmerz bei den meisten Menschen komplett weg – und bleibt
auch weg! Einzige Nebenwirkung: Sie werden anfangs ziemlich schlapp
sein.

Brutale Migräne zu Beginn?

Sehr geehrte Frau Barkawi,
ich habe gestern die Diät begonnen und habe unglaubliche Migräne be-
kommen. Ist das normal? Soll ich abbrechen? Wie lange dauert das? Es ist
kaum auszuhalten.

Lieber Herr Sch.,
ich leide mit Ihnen, denn ich kenne das nur zu gut. Ja, das ist normal, zeigt
aber, dass Sie genau der richtige Kandidat für dieses Vorgehen sind. Gibt
es einen besseren Beweis dafür, dass dem Körper eine Fähigkeit verloren
gegangen ist, Aufgrund des „defekten" Hungerstoffwechsels antwortet der
Körper des Migränikers auf Hunger mit Migräne.

Dass Migräne so gezielt ausgelöst werden kann, zeigt aber auch, dass Migräne nicht „psycho" ist und Sie genauso wie ich eine Abhängigkeit haben und auf dem richtigen Weg sind!

Aus Erfahrung kann ich Ihnen sagen: Der Körper braucht 2–4 Tage, um sich umzustellen, danach ist der Schmerz plötzlich wie weggeblasen – und bleibt auch weg! Ich habe zur Überbrückung „mein" Triptan genommen. Halten Sie durch!

Schmerzfrei ab 4.Tag, aber Essen ist langweilig!

Hallo Frau Barkawi,
kurze Rückmeldung: Wie von Ihnen voraus gesagt, waren die Kopfschmerzen am 4.Tag komplett weg. Heute geht's mir wirklich gut. Auch der Hunger ließ nach, genau wie Sie es prognostiziert haben. Bin motiviert, schließlich habe ich das erste Drittel schon geschafft! Aber das Essen hängt mir halt echt schon zum Halse raus...

Liebe Frau L.,
es freut mich sehr zu hören, dass es Ihrem Kopf gut geht! Welchen besseren Beweis gibt es für eine Abhängigkeit als die üblen Kopfschmerzen des Entzugs der ersten Tage? Ich freue mich riesig, dass mein Konzept auch bei Ihnen funktioniert! Ich drücke die Daumen für's Durchhalten! Und dass einem das Essen aus dem Hals hängen, kann ich nur bestätigen, aber es soll ja helfen und weder eine leckere „Brigitte Diät" sein noch Johann Lafer Konkurrenz machen! Ziel ist, möglichst wenig Fehlerquellen zu ermöglichen, also je simpler und langweiliger, desto sicherer!

Low-Carb bisher ohne Erfolg?

Hallo Frau Barkawi,
ich mache schon lange Low-Carb bzw. No-Carb und spüre eigentlich kaum eine Veränderung. Warum soll Ihre Diät dann was bringen?

Lieber Herr R.,
zunächst habe ich es genauso gemacht wie Sie. Die Folge war noch häufiger Migräne als jemals zuvor. Mein Körper (und vermutlich auch Ihrer) weigerte sich, in den anderen Verbrennungsmodus umzuschalten. Hier brauchte das

hartnäckige Teufelchen einen knallharten Entzug, was Sie mit landläufigem No-Carb nicht schaffen, mit Low-Carb gleich gar nicht!

Und selbst wenn Sie es richtig machen, dauert es bis zu drei Wochen (deshalb 21 Tage!) bis der Körper sich umgestellt und sich daran gewöhnt hat! Also leider gilt hier: Ganz oder gar nicht!

Absolute Radikalität?

Liebe Frau Barkawi:,
Erst mal Glückwunsch zu Ihrem Buch, das liest sich wirklich toll und ist unterhaltsam auch wenn es natürlich um was Ernstes geht.

Als ich dann bei der tatsächlichen Diät angekommen war, war ich zunächst etwas geschockt, wie radikal diese ist. Ich hatte ursprünglich angenommen, man muss nur die Kohlehydrate weglassen. Aber so wie Sie es ursprünglich versucht haben, war es ja nicht gerade erfolgsversprechend gewesen.

Liebe Frau M.,
Sie dachten, „nur Kohlenhydrate weglassen reicht"? Ja, genau das ist „meine Diät"! Aber das ist schwieriger, als man meint, denn außer Fleisch und Eiern hat doch so ziemlich alles Kohlenhydrate und dann funktioniert es nicht, wie ja mein äußerst schmerzhafter Grissini-Fehler über 10 Tage zeigte! Ich habe es stellvertretend für alle meine Leidensgenossen getestet, und diesen Schmerz möchte ich Ihnen ersparen!

Deshalb also die schlechte Nachricht: „Ganz oder gar nicht" ist hier das Motto, und es ist echt radikal und verdammt mühsam, da haben Sie Recht. Aber die gute Nachricht: Es funktioniert! Und nicht nur bei mir!

All die niedlichen No-Carb-Diäten in den Frauenzeitschriften taugen nichts für die meisten von uns, denn wo No-Carb draufsteht ist noch lange nicht No-Carb drin! Wir machen hier keine nette Bikini-Diät, sondern wollen endlich ohne Schmerz leben und dazu braucht manch ein Körper eben eine volle Breitseite.

Vielleicht reicht Ihnen aber das sogenannte Fettfasten und danach mehrere Wochen die „alte" Atkins Diät?

Essen Sie mal ein paar Tage hintereinander ausschließlich Macadamia-Nüsse, allerdings dann KEIN Hähnchen und KEIN Gemüse. Macadamia und Hühnchen-Zucchini sind sich widersprechende Konzepte!

Das Macadamia-Konzept besteht ausschließlich aus Fett. Weil nur Fett (also einen Löffel Olivenöl schlucken) bisschen ekelig wäre, nimmt man Macadamias. Meine persönliche Rezept-Alternative zu Macadamias ist Aubergine in Öl braun angebraten, denn die saugen sich so richtig schön voll und schmecken mit Salz und Pfeffer eigentlich ganz gut.

Es geht um möglichst ausschließlich Fett bei nahezu null Eiweiß und null Kohlenhydraten! Also bitte keinesfalls hin und her wechseln zwischen Hähnchen-Konzept und Nüssen! Ist aber zu ertragen für ein paar Tage, denn uns geht es ja um die Aussage, wie sich Ihr Kopfschmerz verhält.

Wenn das gut klappt, würde ich danach streng mit der „alten" Atkins Diät einfach mal ein paar Wochen weitermachen, denn das ist wesentlich angenehmer als meine Hardcore-21-Tage-Diät! Kriegt man gebraucht beispielsweise bei Amazon für 0,40€: „Diät-Revolution-Der-kalorienreiche-gesunder-Schönheit". Wichtig ist, dass Sie sich genau dieses *alte* Buch besorgen, denn alle neuen Atkins-Bücher/Diäten tolerieren zu viele Kohlenhydrate! Die „alte" Atkins-Diät ist genau das, was wir Migräniker brauchen, denn Kohlenhydrate sind UNSERE Kalorien! Und übrigens: Fett mach nicht fett – solange kein Insulin im Blut schwimmt, und das tut es bei diesem Vorgehen und bei No-Carb nicht!

Ein guter Indikator zum Thema „Wie viel Radikalität" muss ich mir antun?" ist immer die Frage, ob Sie zu schnellen Extra-Pfunden neigen oder gar zu Übergewicht, und ob Sie abnehmen, wenn Sie Diät machen. Purzeln bei Ihnen die Pfunde, wie man so schön sagt, oder weigert sich Ihr Körper standhaft an's Eingemachte zu gehen? Sie haben nach zwei Wochen Diät lediglich 14 Tage verloren – vielleicht plus ein bisschen Wasser – aber kein Gramm Fett? Dann brauchen Sie es leider vermutlich ebenfalls auf die ganz harte Tour!:-)

Sport während der „Diät"?

Liebe Frau Barkawi,
vielen Dank und großes Lob für das interessante und gut verständliche Buch.
Mir geht es wirklich gut! Am ersten Tag hatte ich die versprochene Anfangs-
migräne, die sich aber mit einer Rizatriptan bekämpfen ließ. Am dritten Tag
hatte ich morgens noch mal leichte Kopfschmerzen, die am Nachmittag ver-
schwunden waren.

Aber: Leichte oder minimale Kopfschmerzen über ein paar Tage habe ich
öfter mal, das muss nicht mit der Diät zusammen hängen. Ich gehe norma-
lerweise bis zu fünf Mal in der Woche auf dem Main rudern. Heute war ich
erst wieder auf dem Wasser um Sport zu treiben (...)

Lieber Herr B.,
Ihre leichten Kopfschmerzen sind auch nicht normal. Normale Menschen
haben nicht dauernd Kopfschmerzen!!! Ich hatte das auch als Normalzustand empfunden, aber nun kenne ich dieses andere Gefühl im Kopf,
nämlich komplett schmerzfrei zu sein, also sollten auch Sie das nicht als
latenten Dauerzustand akzeptieren. Das ist in der Regel ein Zeichen für zu
viel Adrenalin!

Sie machen gerade einen heftigen Entzug durch und das ist Schwerstarbeit
für den Körper! Zudem ist Ihr Körper gewöhnt, mit KH versorgt zu werden,
wie Sie selber ja schrieben. Wenn Sie ihm also momentan den Nachschub
verweigern, schüttet er zunächst mal Berge von Adrenalin aus. Fordern Sie
die Muskeln zusätzlich durch Sport, schütten Sie noch mehr Adrenalin aus,
vor allem aber gewöhnt sich Ihr Körper nicht an den Low-Adrenalin-Status –
und den sollte er verinnerlichen! Also einfach mal ne Weile eine ruhige Kugel
schieben und unbedingt Sport und andere anstrengende Sache wie Hecke
schneiden, Hausputz vermeiden!

Anmerkung: Ein paar Tage später schreibt dieser Leser:

„Liebe Frau Barkawi,
auch diese leichten Kopfschmerzen sind jetzt auch weg. Muss der Sport ge-
wesen sein!":-)

Blutzucker stabil, trotzdem Migräne?

Liebe Frau Barkawi,
das Problem mit dem Zuckerspiegel bzw. Unterzucker habe ich verstanden
und versuche durch Ernährung meinen Zuckerspiegel niedrig, vor allem aber
stabil zu halten. Aber das allein reicht anscheinend noch nicht aus, denn ich
habe nach wie vor wahnsinnige Migräne.

Liebe Frau M.,

Sie haben Recht: Es reicht nicht aus, nur den Zuckerspiegel konstant zu halten. Letzterer ist nur der Indikator, der Hauptübeltäter ist das Adrenalin! Letzteres wird ausgeschüttet, wenn bei Ihnen die Ketose nicht in Gang kommt und der Körper nach wie vor versucht, seine Energie aus dem Glucosestoffwechsel zu generieren.

Adrenalin soll den Zuckerspiegel stabil halten, also eigentlich eine prima Einrichtung der Natur, aber eben mit der unangenehmen Nebenwirkung der Migräne für empfindliche Menschen. Sie messen also möglicherweise einen durch massive Adrenalinausschüttung stabilisierten Blutzucker, nicht jedoch die unfassbare Menge Adrenalin, die Ihnen die Kopfgefäße verengt.

Durch die Diät (welche eigentlich ein Entzug ist!) versuchen wir den Körper daran zu gewöhnen, auch bei niedrigem Blutzucker nicht wie verrückt Adrenalin auszuschütten, denn das macht – ähnlich wie Koffein – bei entsprechender Menge richtig Ärger im Kopf.

Die Ketose ist also nur die halbe Miete und lediglich Mittel zum Zweck. Es geht auch darum, dass der Körper sich daran gewöhnt, mit einem niedrigen Blutzucker zu leben, seine Energie aus Fett zu ziehen (entweder aus dem Speck am Bauch, oder aus dem Fett in der Nahrung), vor allem aber ist unser absolutes No-Carb und die 21 Tage dazu da, den Körper daran zu gewöhnen, mit minimal Adrenalin auszukommen!

Also lassen Sie es bitte langsam angehen, solange Sie auf Entzug sind. Keinen Sport, keinen anstrengenden Hausputz, nichts, was Energie und damit Adrenalin fordert!

Low-Adrenalin ist das dauerhafte Ziel, und das erreichen wir kurzfristig über No-Carb und langfristig mit Low-Carb.

Und horchen Sie bitte in sich rein: Wenn Sie innere Unruhe bemerken, kalte Schweißausbrüche nach zu viel Action (Staubsaugen, Tüten schleppen etc.), schalten Sie bitte zwei Gänge runter! Selbst ein dicker Streit mit dem Herrn Gatten mit Tränen und Geschrei ist schon zu viel und sollte – zumindest momentan – unbedingt vermieden werden?!:-))

Zu dünn für Diät?

Liebe Frau Barkawi,
ich bin sehr schlank, schon fast dünn und würde durch die „21-Tage-Diät"
vermutlich nochmal an Gewicht verlieren. Was kann ich tun?

Liebe Frau D.,
Nachdem Sie ja offenbar nicht viel „Speck" zu bieten haben, würde ich das Ganze anders angehen. Einer Leserin ging es ähnlich wie Ihnen und sie hat mit dem folgenden Vorgehen einen schnellen Erfolg gehabt und war nach wenigen Tagen schmerzfrei:

Essen Sie mal ein paar Tage hintereinander ausschließlich Macadamia-Nüsse in beliebiger Menge, allerdings dann KEIN Hähnchen und KEIN Gemüse. Macadamia und Hühnchen-Zucchini sind sich widersprechende Konzepte!

Das Macadamia-Konzept ist das sogenannte „Fettfasten", also nur Fett, nahezu null Eiweiß und Kohlenyhdrate. Weil nur Fett (also einen Löffel Olivenöl schlucken) bisschen ekelig wäre, nimmt man Macadamias. Meine persönliche Rezept-Alternative zu Macadamias ist Aubergine in Öl braun angebraten, denn die saugen sich so richtig schön voll und schmecken mit Salz und Pfeffer eigentlich ganz gut. Auch vollfetter Camembert geht gut! Kann man am Stück so essen oder auch die Auberginen-Scheiben damit überbacken.

Es geht um möglichst ausschließlich Fett bei null Eiweiß und null Kohlenhydraten! Also bitte keinesfalls hin und her wechseln zwischen Hähnchen und Nüssen! Ist aber zu ertragen für ein paar Tage, denn uns geht es ja um die Aussage, wie sich Ihr Kopfschmerz verhält und darum, dass Sie nicht weiter an Gewicht verlieren.

Wenn das gut klappt, würde ich danach streng mit der „alten" Atkins Diät einfach mal ein paar Wochen weitermachen, denn das ist wesentlich angenehmer als meine Hardcore-21-Tage-Diät! Kriegt man gebraucht beispielsweise bei Amazon für 0,40€: „Diät-Revolution-Der-kalorienreiche-gesunder-Schönheit". Wichtig ist, dass Sie sich genau *dieses* alte Buch besorgen, denn alle neuen Atkins-Bücher/Diäten tolerieren zu viele Kohlenhydrate! Die „alte" Atkins-Diät ist exakt das, was wir Migräniker brauchen, denn Kohlenhydrate sind UNSERE Kalorien!

Sie können dann entweder diese „Auberginen-Macadamia-Diät" noch bis zu einer Woche, oder einfach mit viel fettem Fleisch weitermachen. Ziel ist es, den Körper über 21 Tage daran zu gewöhnen. Er soll sich diesen Zustand mit wenig Blutzucker und möglichst noch weniger Adrenalin „merken", und das macht der Schurke leider nicht nach paar Tagen!:-)

Zudem zur Info für Sie als extrem schlanke Migräne-Betroffene: Die Mengen innerhalb der radikalen 21-Tage-Diät zu erhöhen ist absolut NICHT sinnvoll, weil der Körper oberhalb von ca. 100g Hähnchen pro Mahlzeit das Eiweiß wieder in Kohlenhydrate umbaut und genau das wollen wir vermeiden! Da Eiweiß (also die 21-Tage-Diät) und Fettfasten sich widersprechende Konzepte sind, darf man beides auch nicht mischen! Also bitte nicht einfach Kräuterbutter aufs Hähnchen geben!

Klappt nicht mit der Ketose!

Hallo Frau Barkawi,
ich mache Ihre Diät seit mehr als einer Woche und komme nicht in Ketose (nachgewiesen durch Keto-Stix) und ich habe weiterhin Dauerkopfschmerz. Mache ich was falsch? Was kann ich tun?

Lieber Herr B.,
aus unserem Mailwechsel ist ersichtlich, dass Sie nichts falsch machen, aber das gibt es leider tatsächlich, dass manch ein Körper sich als hartnäckiges Biest erweist.

Üblicherweise passiert das bei Frauen häufiger als bei Männern, da viele Frauen ihrem Körper über die Jahre schon so manche Diät zugemutet haben, so dass es manch ein Körper auf die ganz harte Tour braucht.

Mehrere Leser hatten in dieser Situation mit dem oben beschriebenen Fett-fasten Erfolg und die Ketose beginnt am 2. oder spätestens am 3. Tag und am 4.Tag ist der Kopfschmerz weg:

Essen Sie mal ein paar Tage hintereinander ausschließlich Macadamia-Nüsse, allerdings dann kein Hähnchen und kein Gemüse. Macadamia und Hühnchen-Zucchini sind sich widersprechende Konzepte!

Das Macadamia-Konzept ist das sogenannte „Fettfasten", also nur Fett, null Eiweiß und null KH. Weil nur Fett (also einen Löffel Olivenöl schlucken) bissl ekelig wäre, nimmt man die Macadamias.

Es geht um möglichst ausschließlich Fett bei null Eiweiß und null Kohlenhy-draten! Also bitte keinesfalls hin und her wechseln zwischen Hähnchen und Nüssen. Dann müsste es auch bei Ihnen mit der Ketose klappen!

Blutzucker messen?

Hallo Frau Barkawi,
Alles in allem hört sich das Ganze für mich sehr schlüssig an und da ich mich seit jeher sehr, sehr kohlehydrathaltig und auch gerne zuckerhaltig er-nähre, könnte ich durchaus darauf anspringen. Ich hab halt noch überlegt, ob ich auch vorher mal interessehalber meinen Blutzucker-Spiegel messen soll, aber dann zieht sich der Start der Diät noch länger hin. Was meinen Sie dazu?

Hallo Frau O.,
Blutzucker messen können Sie vorab durchaus machen, so ein kleines Gerät kostet ca. 39 Euro (Apotheke, Amazon etc.), interessant, aber der Erkenntnisgewinn ist möglicherweise gering. Wenn Sie frühzeitig und viel Adrenalin ausschütten (so wie es die Natur ja auch ganz sinnvoll vorgesehen hat!), geht der Blutzucker bei Ihnen vielleicht nicht unter „normale" 80, das Gehirn befindet sich aber schon in höchster Not und paar Stunden darauf beginnt der Schmerz.

Will sagen: Der Blutzucker-Wert allein sagt nichts darüber aus, ob Ihr Adre-nalin-Wert Achterbahn fährt. Geradebei Migränikern springt das Adrenalin oft sehr früh und schnell in die Bresche und Sie müssten genau die paar

Minuten erwischen, die vor dem Adrenalin-Schub liegen. Aber interessehalber ist es dennoch spannend, die eigene Blutzucker-Kurve mal zu erheben und zu dokumentieren. Wenn der BZ wirklich tief in den Keller geht ist das ja mal eine klare Aussage. Geht er nicht in den Keller, heißt das aber eben nicht, dass Ihr BZ stabil ist und Sie und Ihr Gehirn stabil versorgt, denn möglicherweise benötigt der Körper massiv Adrenalin und Sie zahlen für die vermeintliche Stabilität einen hohen Preis, nämlich mit dem Gewitter im Kopf.

Im Fragebogen nur A/B/C?

Liebe Frau Barkawi,
ich habe mich eine Weile beobachtet und dann Ihren Fragebogen gemacht. Ich habe fast ausschließlich A angekreuzt. Bin ich der richtige Kandidat für Ihre Diät, denn ich habe seit Jahren fast täglich Kopfschmerzen.

Lieber Herr H.,
Ihre Frage möchte ich gern stellvertretend für alle Kopfschmerz-geplagten mit Nicht-Migräne-Ursachen beantworten. Sie haben fast nur A oder fast nur B oder fast nur C und kein/kaum andere Buchstaben in der Auswertung? Sie können sich die mühsamen 21-Tage sparen, denn Sie haben keine klassische Migräne und Ihnen würde die Diät nichts bringen! Sie sind kein Kandidat für die 21-Tage Diät! Lesen Sie mehr dazu auf den Auswertungsseiten des Fragebogens im Anhang 1 des Buches. Vielleicht bringt Sie das auf die richtige Spur? Denn in Ihrem Falle würde ich mal tippen, dass Sie ein absoluter Koffein-Junkie sind und einen Entzug von Kaffee, Cola & Co. planen sollten, um Ihre Unabhängigkeit zurück zu gewinnen. Sie bekommen vermutlich Kopfschmerzen, wenn Sie am Wochenende mal länger schlafen oder wenn Sie mal einen Tag unterhalb Ihrer gewohnten Dosis bleiben? Oder gar, wenn Sie durch einen dummen Zufall mal nur koffeinfreien Kaffee in der Tasse hatten? Das ist extrem schmerzhaft, aber hat nichts mit der klassischen Migräne zu tun. Also bitte tun Sie sich nicht die harten 21-Tage an, denn Sie sind nach 3 Tagen durch den Kaffee-Entzug durch!

Migräne ohne Erbrechen?

Hallo Frau Barkawi,
eine Sache, die mich beschäftig ist die, dass sich meine Migräne anders dar-
stellt, als Ihre. Ich habe mich derzeit bei zwischen 5–8 mal Kopfschmerzen
im Monat eingependelt, wobei diese dann meistens in der Migräne endet
bzw. mir mittlerweile nur noch ein Triptan hilft (in meinem Falle ist das Su-
matriptan).

Übelkeit hab ich selten, Erbrechen so gut wie nie, aber die Schmerzen varie-
ren von linksseitigem und rechtsseitigem Pochen, als auch über den ganzen
Kopf verteilt. Dauerkopfschmerzen hatte ich auch schon mal, ist aber seit
1 1/2 Jahren nicht mehr aufgetreten. Können Sie sich vorstellen, dass das
trotzdem mit der Ernährung zusammen hängt oder müsste ich dafür wesent-
lich öfter Migräne haben?

Liebe Frau M.,
ob man nun bei Migräne erbrechen muss oder nicht, spielt aus meiner Sicht
keine Rolle! Immer noch schlimm genug! Und 8x im Monat heißt bei Ihnen
doch auch 2x pro Woche, das ist doch der Horror!!! Und wenn Sie wie Sie
in Ihrer vorherigen Mail schrieben, sich stark kohlenhydrat-lastig ernähren
und auch beim Fragebogen jede Menge „H" angekreuzt haben, dann bin
ich ziemlich sicher, dass auch Sie eine Kandidatin für die radikale Diät sind!

Zudem hilft Ihnen Sumatriptan, welches nur bei Migräne funktioniert, nicht
aber bei Kopfschmerz durch falsches Sitzen oder einer Wirbelsäulen-Pro-
blematik.

Aber ein kleiner Test kann Klarheit bringen: Essen Sie mal einen Tag komplett No-Carb und wenn Sie damit zielgerichtet die Migräne auslösen, dann
sind Sie bereits mitten im Entzug! Käme Ihr Kopfschmerz von einer anderen
Ursache (Wetter, Periode, Fehlhaltung etc.), bliebe der Schmerz aus.

Plötzlich Migräne: Fehler gemacht?

Guten Morgen Frau Barkawi,
bin mitten in der Diät und bislang (nach dem Entzugskopfschmerz der ersten
Tage) total schmerzfrei, aber gestern Abend hatte ich plötzlich Migräne. Ging
so gegen. halb 10 Uhr abends los und wurde über Nacht nicht besser so

dass ich eine Sumatriptan nehmen musste. Heut geht's wieder gut. Kann's mir nicht recht erklären. Das einzige was gestern passiert ist, war, dass ich eingelegte gezuckerte Sauerkirschen probieren wollte, ob sie noch gut sind. War jetzt alles vergeblich?

Liebe Frau A.,
ich hatte ähnliche Situationen, deshalb ja auch meine Empfehlung, absolut nichts in den Mund zu nehmen, noch nicht mal Essen abschmecken! Der Körper reagiert anscheinend sogar auf Zucker-Signale, denn süß im Mund bedeutet „Zucker kommt" und vermutlich schüttet er darauf hin sofort Insulin aus, was wiederum das hässliche Adrenalin lockt.

Ihr System ist komplett leer, und jede Kleinigkeit schlägt brutal durch! Bei mir war es neben zwei winzigen Tabletten nicht geeignetem Süßstoff im langweiligen Tee eine Multivitamin-Tablette, die das Gleiche hervor gerufen hat, wie bei Ihnen gestern. Auch angeblich koffeinfreier Kaffee hat bei mir Migräne ausgelöst. Darum aus guten Grund: Alles verboten im „leeren System" – denn den Schmerz wollte ich Ihnen ersparen! War jetzt alles vergebens? Nein! Einfach weitermachen wie bisher und daraus die Lehre ziehen, dass der Körper extrem heftig reagiert und Frau Barkawi in ihrer unendlichen Weisheit Recht hat mit der erforderlichen Radikalität!:-))

Glucose-Tropf und Elektrolyt zu Beginn der Diät?

Hallo Frau Barkawi,
ich habe Ihre Diät begonnen und wahnsinnige Migräne zu Beginn bekommen. Daraufhin bin ich zu meinem Hausarzt gegangen, der mich an einen Glucose-Tropf mit Elektrolyten hängen wollte. Soll ich das machen?

Lieber Herr W.,
ich leide mit Ihnen, denn ich kenne diesen Entzugsschmerz am Anfang sehr genau und habe ihn all meinen Lesern prognostiziert. Dennoch freue ich mich eigentlich, denn was für einen besseren Beweis gibt es, dass wir richtig liegen? Wäre Ihre Migräne hormonabhängig wie bei einigen Frauen, oder wetterinduziert, dann könnten Sie sie doch nicht so gezielt auslösen. Schmerz mit Ansage sozusagen! Das zeigt, Sie sind also mit dem Entzug auf dem richtigen Weg.

Aber: Sich als Alkoholiker beim Entzug von Alkohol wieder der Pulle zuzuwenden, sobald es hart wird, ist genauso wenig sinnvoll wie der Glukose- und Elektrolyt-Tropf, den der gutmeinende, mitleidende Arzt Ihnen vorgeschlagen hat, vermutlich in Unkenntnis Ihres Diät-Vorhabens. Also bitte absolut NEIN! Da müssen Sie leider durch! Einfach Triptan einwerfen und abwarten, bis der Körper kapiert hat, dass an der Kohlenhydrat-Front kein Nachschub zu erwarten ist.

Äpfel gegen Entzugs-Kopfschmerz zu Beginn?

Hallo Frau Barkawi,
ich habe gerade Ihre Diät begonnen und habe den vorhergesagten Anfangs-Kopfschmerz. Mein Arzt, den ich wegen einer anderen Sache konsultiert habe, meinte, ich sollte doch über den Tag verteilt 1–3 Äpfel essen um den Blutzucker stabil zu halten und den Entzugs-Kopfschmerz zu umgehen. Zudem würde man so einen Vitamin- und Nährstoffmangel vermeiden, da die Diät viel zu streng und einseitig sei. Hat er Recht?

Lieber Herr G.,
Ihr Arzt meint es sicherlich gut, kennt aber vielleicht nicht unbedingt das Konzept, welches hinter dem Entzug steckt, den Sie gerade durchführen und meint zu Recht, als Diät gegen 3-Kilo-Winterspeck sei das ja etwas hart. Hier handelt es sich aber weder um eine schmackhafte und ausgewogene Bikini-Diät, noch ist diese Art der Ernährung auf Dauer angelegt. Insofern ist der Mineralstoffmangel über 21 Tage zu verkraften, Medikamente sind auf Dauer sicher schädlicher als 21 Tage stark eingeschränkte Nahrung!

Sie machen einen knallharten Entzug, weil Sie ein schwer schmerzkranker Mensch sind! Und die Basis des Entzuges ist der komplette Verzicht auf das „Suchtmittel", in unserem Falle die Kohlenhydrate, die den Körper daran hindern, eine Fähigkeit zu aktivieren, die gesunde Menschen haben.

Wenn Sie also Äpfel mit Fruktose zur Linderung der Entzugssymptomatik zu sich nehmen, dann essen Sie Zucker, also Kohlenhydrate und das ist als wenn der Alkoholiker Alkohol trinkt, damit der Entzug nicht so grausam und hart wird. Wenn Sie den Titel „Grissini-Falle" verstanden haben, dann wissen Sie: Finger weg von solchen Tricks, es sei denn, Sie wollen einen Dauerkopfschmerz über mehrere Wochen. Denn das war ja mein Fehler und führte auf äußerst schmerzhafte Art und Weise zum Buchtitel…!

Tag 21–28: Immer noch No-Carb?

Hallo Frau Barkawi,
warum darf man nach diesen 21 Tagen nicht mal ein paar Nudeln oder
etwas Brot essen? Ich dachte, danach sei alles gut?

Lieber Herr V.,
der Körper ist nach diesen 21 Tagen komplett leer und Kohlenhydraten
gegenüber wie ein Schwamm. Aus diesem Grund fangen Sie erst langsam
wieder ab Tag 22 an, das System „aufzufüllen", und zwar mit Fett. Sie kombinieren das bisherige Eiweiß nun mit Fett, bloß nicht mit Kohlenhydraten!

Erst wenn der Körper wieder genug Fette intus hat (nach ca. 1 Woche
mit unbegrenzt Fleisch/ Fisch und Butter, Kräuterbutter, Olivenöl) sind Sie
halbwegs stabil, so dass ab dann auch sehr langsam und eher mittel-bis-
langfristig Brötchen, Nudeln etc. (immer mit Fett!!!) vertragen werden. Also
bitte lassen Sie sich hier ganz viel Zeit!

Stellen Sie sich einen Tafelschwamm vor: Tauchen Sie ihn trocken in rote
Farbe. Wischen Sie damit über eine Wand, sehen Sie nur noch Rot. Ist er
vorher nass, ist die Farbe nur rosa, weil stark verdünnt. Fazit: Wir Migräniker brauchen „rosa Kohlenhydrate" und das erreichen wir mit Fett!

Migräneklinik erfolgversprechend?

Liebe Frau Barkawi,
ich habe so ziemlich alles hinter mir, was Sie ebenfalls beschreiben. Nun
wollte ich als letzte Notlösung in eine Migräne-Klinik gehen, und bin beim
googlen auf Ihr Buch gestoßen.

Die Migräne-Kliniken setzen voraus, dass man dort mindestens 4 Wochen
stationär aufgenommen wird, das kann ich mir allerdings weder finanziell,
noch zeitlich leisten, denn ich arbeite Vollzeit und bin alleinerziehend, hätte
also Mega-Stress, das zu organisieren.

Nun meine Frage: Welche Erfolge haben die Behandlungen in diesen Klini-
ken? Ich habe viel Negatives gelesen bei meiner Recherche.

Liebe Frau F.,

ich bin kein Klinik-Experte und kann auch keine eigenen Erfahrungen beisteuern. Allerdings haben mich einige Leser angeschrieben, NACHDEM sie
in der Klinik waren, denn offenbar kommt der Schmerz recht schnell zurück
und alles ist wieder beim Alten. Am Schlimmsten finde ich (zugegebenermaßen meine ganz subjektive Meinung!), dass den Menschen suggeriert
wird, sie machten etwas falsch, weil sie sich stressen bzw. stressen lassen, und wenn sie sich nur ordentlich entspannen würden, hätten sie nicht
„Kopp", frei nach Hape Kerkelings Horst Schlämmer.

Ich bin sicher, es gibt eine Menge verschiedene Formen der Migräne. Ich
bin sicher, es gibt das eine oder andere wirklich hilfreiche und erfolgver-
sprechende Angebot in Kliniken. Ich bin auch sicher, dass mein Konzept
nicht jedem Migräniker hilft, die sind dann vielleicht mit einer anders gela-
gerten Problematik prima aufgehoben in einer Klinik. Diejenigen aber, die
meine Problematik aufweisen, also bei Unterzucker extrem viel Adrenalin
ausschütten, denen hilft möglicherweise ein ruhiger, stressfreier Klinikauf-
enthalt temporär-symptomatisch. ABER: Ursächlich passiert da mit Yoga,
Entspannungsübungen & Co. definitiv nichts!

Und wenn Sie in Ihre vertraute Umgebung mit „normalem" Alltag zurückkehren, kommt auch der Kopfschmerz wieder. Normale Menschen hetzen
nun mal mit Kindern durch die Innenstadt zum Kieferorthopäden, ärgern
sich mit ihren Kollegen herum, schreien sich mit ihrem Ehemann an, heulen
weil die Kinder widerlich frech sind, laufen dem Bus hinterher, schleppen
fünf Edeka-Tüten zum Auto und es fällt ein Topf Sahne heraus und ergießt
sich über den Autositz. Normale Menschen mit normalem Leben hocken
nicht den ganzen Tag auf der Yoga-Matte und machen „Oooommmmm"
oder wandern meditierend durch Flora und Fauna!

Auch im Bekanntenkreis habe ich gerade kürzlich wieder berichtet bekommen, eine ebenfalls schwer Migräne-Kranke Bekannte sei mit Ruhe,
Wellness-Programm und gesunder Kost „gut eingestellt" worden in einer
solchen Klinik, und ihr sei es in der Zeit dort wesentlich besser gegangen.
Langfristig erfolgreich war das leider nicht, denn schon am Tag der Rück-
kehr nach Hause begann der Migräne-Spaß von Vorne...

Das Adrenalin kann man tatsächlich temporär senken durch autogenes
Training, Ruhe, Stille, Meditation, Wanderungen in der Natur usw. Ist das

praktikabel und realistisch? Auf Dauer? Zuhause? Nun ja, mein Leben als berufstätige Mutter sieht anders aus...! Zudem möchten wir als Migräniker ja nicht an den Symptomen herumdoktern, sondern ran an die Ursachen.

Fazit: Wenn Ihre Migräne eine andere Ursache hat als das Unterzucker-Adrenalin-Thema, dann ist ein Klinik-Aufenthalt möglicherweise erfolgversprechend, wenn dort mehr als die oben genannten Wohlfühl-Anti-Stress-Inhalte geboten werden.

Wenn Sie aber den Fragebogen gemacht haben und eine ähnliche Ursache vermuten, wie meine Unterzucker-Adrenalin-Problematik: Eine Diät bzw. den Entzug der Kohlenhydrate, um die verloren gegangene Fähigkeit der autarken Versorgung des Gehirns wieder zu erlangen und Low-Adrenalin zu trainieren, und somit das Monster zu töten, anstatt es mit vermeintlich gesunder Kost weiter zu füttern, können Sie auch in den heimischen vier Wänden! Lediglich ein paar freie Tage zu Beginn der Diät sind ratsam, denn der Entzugs-Kopfschmerz der ersten 3–4 Tage ist gemein, zeigt aber bestens die Abhängigkeit von unseren Erzfeinden, den hinterhältigen Kohlenhydraten!

Ernährung auf Dauer – ein Leben lang Diät?

Hallo Frau Barkawi,
ich habe Ihre Diät gemacht und bin komplett begeistert, bin vor allem aber komplett schmerzfrei. Nun bin ich in Phase 3 angelangt, aber ich kann doch nicht ein Leben lang Diät machen???

Lieber Herr J.,
Sie haben Recht, diese Aussicht wäre erschreckend! Ich kann Ihnen aus eigener Erfahrung garantieren, es wird immer einfacher mit dem Essen, und der Körper toleriert immer mehr „normales" Futter. Nur langsam und immer unter Beachtung der Top-10-Spielregeln muss es passieren!

Diese momentane Phase sollten Sie über die nächsten 3 Monate entspannt, aber aufmerksam betreiben und immer in sich reinhorchen, wie Sie sich fühlen (Körper und Kopf), insbesondere wenn Sie beginnen, langsam Kohlenhydrate hinzuzufügen.

Ich habe beispielsweise relativ bald angefangen, morgens ein Low-Carb-Eiweißbrot zu essen, aber mit 3–5 Scheiben fettem Gouda & Schinken und messerrückendicker Butter!

Wie weiter machen? Meine Phase 3 kombiniert mit den Rezepten von Atkins! Heißt: Atkins ganz entspannt und ab und zu mal eine Mahlzeit ausfallen lassen, mal ohne Abendessen ins Bett, mal einfach das Mittagessen „vergessen", so dass der Körper sich den Zustand des Hungers und Niedrig-Adrenalins „merkt" und sich selbst versorgt, denn diese Fähigkeit hatte er ja verloren.

Und Sie werden sehen: Sie müssen sukzessive immer weniger verzichten, und ganz ehrlich: Atkins mit viel Fleisch und Kräuterbutter, leckeren Eierspeisen wie Schinken-Käse-Omelette, einem dicken Klecks Sahne in der Spargelsuppe, und immer wieder mal eine Pizza, aber bloß keinen Orangensaft auf leeren Magen und nicht unbedingt Cola & Fanta nach dem Sport...eine Diät sieht anders aus, oder?:-)

Schlapp und müde?

Liebe Frau Barkawi,
ich habe nun insgesamt 4 Wochen im Low Carb Modus verbracht. Ich bin begeistert, hatte keinen Tag Kopfschmerzen, mit einer Ausnahme: Ich hatte schon lange einen Termin zum Belastungs-EKG. Nach dieser Anstrengung hatte ich einen leichten Kopfdruck. War am nächsten Tag aber wieder gut. Ich kann eigentlich nicht sagen, dass ich verzichten musste, komme mit dieser Essensweise gut klar.

Einzig ich fühle mich etwas schlapp und müde, aber das wird mit der Umstellung zu tun haben, oder mache ich etwas falsch?

Liebe Frau K. ,
Sie sind immer noch schlapp? Das kenne ich auch, das gibt sich ebenfalls mit der Zeit, nur leider braucht der Körper dafür ein Weilchen. Solange Sie keinen Kopfschmerz haben, würde ich das einfach als Gewöhnungsphase auf dem Weg zur Gesundung sehen.

Kennen Sie Kokos-Öl? Nennt sich Öl, obwohl es in unseren Breitengraden eher hart ist. Gibt es in Gläsern im Reformhaus, aber auch bei Amazon oder im guten Einzelhandel, sollte lediglich BIO sein, weil dann keine teilweise wirklich ekeligen Bleichmittel eingesetzt wurden, damit es so schön weiß aussieht.

Dieses „Öl" kann man für alles mögliche nehmen, sogar für die Hautpflege, vor allem aber hat es eine bestimmte Struktur, die der Körper sehr schnell aufnehmen kann und somit das Gehirn gut versorgt, ohne erst lange aufgespalten werden zu müssen wie beispielsweise Olivenöl & Co. Ich brate damit, rühre es manchmal in Tee rein, auch über Gemüse statt Butter schmeckt es exotisch lecker! Mit einem Löffel echtem Kakao-Pulver verrührt und ein wenig Süßstoff kann man es im Eisfach als „Praline" härten lassen. Schmeckt prima, ist gesund und ist ein toller Ersatz, wenn man mal Lust auf was Süßes ohne Kohlenhydrate hat. (Sozusagen „BOUNTY für Arme" oder zumindest „Bounty für arme Migräniker"...:-)

Sowohl die schnelle Verdaubarkeit, als auch die entzündungshemmenden Eigenschaften machen es für Migräniker sehr wertvoll. Vielleicht hilft es Ihnen mit Ihrem Schlappsein? Wenn Ihnen das schmeckt ist das vielleicht eine gute Option mehrmals am Tag?

Gallenproblematik – trotzdem Diät?

Liebe Frau Barkawi,
hatte in meiner letzten Mail vergessen, Sie zu fragen, ob es evtl. schon Erfahrungen gibt, wie Menschen mit Gallenproblemen eine Low- bzw. No-Carb Diät verkraften? Und für die Zeit danach: Sahne und Kokosfett rufen bei mir immer Gallenbeschwerden hervor. Was kann ich tun?

Liebe Frau S.,
von der Fett und Gallenproblematik kann ich nicht aus eigener Erfahrung berichten, habe ich aber schon von anderen Lesern gehört. Problem ist meist, dass bereits viele Jahre fettarme Diäten gemacht wurden und die Galle aus der Übung gekommen ist. Das gibt sich aber bei vielen Betroffenen nach ein paar Tagen, denn die Gallenproduktion muss erst mal wieder in Schwung kommen.

Fettarme Kost staut oft die Galle und erst durch Fettzufuhr leert sich die Galle wieder. Also einfach mal ein paar Tage Gewöhnung einplanen mit steigendem Fettkonsum! Gerade berichtete eine Leserin, dass sie nach jahrelangen fettarmen Diäten trotz ihrer Gallenprobleme an die fetthaltige Kost der Phase 3 herangewagt hat und mit Erstaunen feststellte, dass der anfängliche Widerwille und die Abneigung gegen Fett mit einhergehenden Gallenzwicken nach wenigen Tagen vorbei war. Heute geht es ihr mit fetter Kost besser, als mit der fettarmen Ernährung der Jahre vorher.

Wenn man länger sehr fettarm gegessen hat, merken auch empfindliche Menschen ohne Gallenproblematik, dass es zwickt unter dem Rippenbogen, sobald sie ein fettes Stück Schweinebraten essen, denn dann leer sich die angesammelte Galle. Das ist eigentlich eine gute Sache, weil die Leber regelmäßig einen Schub Fett zum verarbeiten braucht, sonst schüttet sie ihren Gallensaft nicht aus, behält ihn statt dessen für sich, und bastelt dann aus Langeweile hübsche Steine daraus!

Bei gesunden Menschen tritt während der 21 Tage-Diät, die ja komplett OHNE Kohlenhydrate und OHNE Fett auskommt, kein echtes Problem ein, denn die drei Wochen sind ja recht überschaubar. Bei Menschen die ohnehin zu Gallenstauungen neigen, verschlimmert sich die bestehende Problematik möglicherweise im Einzelfall, aber auch hier würde ich die 21 Tage als temporäre Problematik betrachten. Kleiner Trick: Essen Sie vor Beginn der Diät 1–2 Tage ordentlich fettiges Essen (Schweinebraten & Co.) und sorgen so für Ausschüttung der Gallenflüssigkeit. Auch im Anschluss essen Sie ja in der Phase 3 fetthaltig, so dass sich die Problematik in Grenzen halten sollte. Zu massiven Gallensteinen kann ich leider nichts sagen, da fragen Sie bitte einen fachkundigen Internisten.

Besserung in den Wechseljahren?

Hallo Carena,
auch ich habe viele Therapien ausprobiert und kein Arzt konnte mir helfen. Allein die Triptane sind hilfreich. Doch auf Dauer auch keine Lösung.

Da ich, wohl auf Grund der Wechseljahre nicht mehr so stark unter der Migräne leide, kann ich im Moment nicht sagen, ob diese „Kur" für mich ein Thema ist. Wenn es mir besser geht, ist doch alles in Ordnung, oder?

Liebe F.,

es freut mich zu hören, dass es Dir aufgrund der Wechseljahre-Situation besser geht. Wenn es sich bei Dir um eine zyklusabhängige Migräne gehandelt hat, ist der Sachverhalt nachvollziehbar.

Was ist aber mit den Millionen Frauen, die unter einer NICHT-zyklusabhängigen Migräne leiden, und trotzdem ab der Lebensmitte zumindest vordergründig Besserung erfahren? Und noch viel mehr: Was ist mit den vielen Männern, denen es ebenfalls ab einem bestimmten Alter besser geht?

All diese Menschen bestätigen meinen Ansatz! Denn was in diesem Alter passiert hat mit einer echten Gesundung wenig zu tun:

Unzählige Migräniker reagieren extrem auf Kohlenhydrate und haben einen stark schwankenden Zuckerspiegel. Deren Bauchspeicheldrüse meint es oft besonders gut und schüttet jede Menge Insulin aus, um den Zucker (Glucose) in die Zellen abzutransportieren, denn nur in den Zellen soll die Glucose als Energie bereits stehen, nicht im Blut! Hier richtet Glucose verheerende Schäden bis zur Blindheit und abgestorbenen Zehen an. Der durch Insulin gesunkene Blutzucker ruft aber das Adrenalin auf den Plan, welches höchst gefäßaktiv ist und Migränikern das Gewitter im Kopf verschafft.

Wenn nun also die Bauchspeicheldrüse über viele Jahre stark gefordert ist und sich vielleicht wie bei vielen Migränikern besonders hyperaktiv gezeigt hat, ist sie irgendwann erschöpft. Es wird weniger Insulin ausgeschüttet, der Blutzucker sinkt nicht mehr in den Keller, demzufolge ist auch weniger Adrenalin notwendig, um den Blutzucker aus dem Kellerloch zu holen. „Ist doch prima!" könnte man denken!

Doch der Preis, den man für diese vermeintliche Gesundung in der Mitte des Lebens zahlt, ist hoch und hat einen Namen: Das ist ein beginnender Diabetes! Ähnliches kann mit der Adrenalin-produzierenden Drüse im Nebennierenmark passieren, was sich dann als *echter* Burn-Out (also nicht dieses neumodische Psycho-Lapaloma für jegliche Befindlichkeitsstörung!) zeigt, denn auch hier ist eine Drüse ausgebrannt und ohne sie ist der Mensch komplett antriebslos und schwach.

Schlimm ist, dass das Organversagen – und nichts Anderes passiert in diesem Falle mit der Bauchspeicheldrüse – bei Millionen Menschen mit dem harmlos-niedlich-fatalistisch etikettierten „Altersdiabetes" mittlerweile als Normalzustand aufgefasst wird, anstatt gegenzusteuern mit einigen wenigen einfachen Maßnahmen, die auch einem Großteil der Migräniker helfen würden: Low-Carb! Letzteres auf eher entspannte Art und Weise, ohne gleich meine ganz heftige Entzugs-Kur zu machen, denn ich war vermutlich eine besonders harte Nuss.

In diesem Sinne also: Pass gut auf Dich auf, auch wenn der Schmerz seltener wird!

ANHANG 4
Rezepte für Entzugstage

0,0 Carb:
Trainings-Tage für's Gehirn

Nachdem es um Migränetherapie und um langfristiges Training des Gehirns an 1–2 Tagen pro Woche geht, finden Sie hier keine „schmackhaften und ausgewogenen Brigitte-Diät-Rezepte".

Diese kleine Auswahl ganz spezieller No-Carb-Gerichte soll weder Witzigmann, Lafer & Co. Konkurrenz machen, noch ein kulinarisches Highlight darstellen, sondern lediglich einem therapeutischen Zweck dienen! Dafür sind sie konzipiert und vor diesem Hintergrund dennoch geschmacklich ziemlich ok! Immer wieder neue Anti-Migräne-Diät-Rezept-Ideen finden Sie auf:

www.stop-migraene.com/rezept-blog

Grundsätzlich kann man sagen, dass Fleisch und Fisch an Entzugstagen in allen Variationen funktionieren, besonders lecker und sättigend mit Kräuterbutter, Olivenöl & Co. kombiniert!

Auch Eier in allen Variationen sind eine prima Alternative, so ist beispielsweise ein Omelette gefüllt mit Schinken und Käse ein guter herzhafter Sattmacher, ein Kaiserschmarrn mit dem folgenden Rezept eine klasse No-Carb-Nachspeise: 3 Eier trennen, Eiweiß mit einer Prise Salz steifschlagen, Eigelb mit Süßstoff schaumig schlagen, Eiweiß- und Eigelbmasse vorsichtig mischen und in Butter bei geschlossenem Deckel langsam bei wenig Hitze garen lassen. Mit echtem Kakao-Pulver pudern und fertig ist der Fake-Kaiserschmarrn!

Zusätzlich entspricht aber auch manch anderes Lebensmittel unseren No-Carb-Bedingungen, an das man vielleicht nicht sofort denkt: So sind beispielsweise Wiener Würstchen kohlenhydratfrei, genauso wie Streifen von der Fleischwurst, aus der mein Lieblingsrezept entstanden ist: Der rustikale Wurstsalat!

Ganz besonders praktisch als Snack zwischendurch im Büro und/oder zum Mitnehmen unterwegs sind auch Macadamia-Nüsse, denn wer hat schon gern ein Stück Seelachsfilet mit Kräuterbutter oder ein Nackensteak im durchgeweichten Butterbrotpapier in der Handtasche?

Macadamia-Nüsse:
Der perfekte No-Carb-Snack!

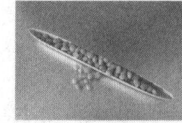

Die Königin der Nüsse ist vor allem die Königin der No-Carb-Snacks!

Macadamias haben auf 100g gerade mal 1,2 g Kohlenhydrate und die unfassbare Menge von fast 80% Fett.

Nachdem insbesondere für Migräniker Kohlenhydrate die neuen Kalorien sind, dürfen wir die 745 Kcal ignorieren. Macadamias sind lecker, gesund, und taugen wegen High-Fat und No-Carb an Entzugs-Tagen auch als Ersatz für komplette Mahlzeiten!

Übrigens: Fett macht nicht fett, solange kein Insulin im Blut schwimmt. Und das fehlt bekanntlich komplett bei No-Carb!

Mousse-au-Chocolat-Illusion

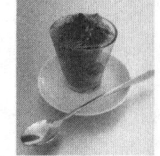

Manchmal muss es einfach etwas Süßes sein, dafür bietet sich Ei-Schnee an:

3 Eiweiß steif schlagen, 1 gehäuften Esslöffel echtes Kakao-Pulver und aufgelöste Süßstoff-Tabletten nach Belieben hinzufügen.

Fertig ist die Illusion von Schoko-Mousse mit 0,0 Carb!

Knusper-Bacon-Chips aus der Microwelle!

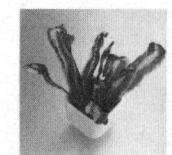

Eier und Fleisch – somit auch Schinkenspeck bzw. neudeutsch: Bacon – sind absolut No-Carb! Also immer eine gute Wahl z.B. zum Frühstücks-Spiegelei!

Meine Methode der Zubereitung von Bacon ist extraknusprig und ohne Stinkerei in der Küche:

Drei Blätter Küchen-Krepp auf einen großen Teller, mehre Scheiben Speck eng nebeneinander, aber nicht überlappend, darauf legen und 6–7 Minuten bei „Vollgas" in die Mikrowelle. Ziel: brutzelbraune Schrumpel-Optik! Wichtig: Kurz außerhalb der Microwelle abkühlen lassen, dann verflüchtigt sich die Restfeuchtigkeit ... und voilà: Superknusprig, superlecker!

Eignet sich auch hervorragend für den Heimkino-Abend, wenn man Lust auf eine herzhafte No-Carb-Alternative zu den Kohlenhydrat-Bomben Chips, Salzstangen & Co. hat!

Wurstsalat – Der rustikale Sattmacher!

Wurstsalat ist an Entzugstagen eine tolle Idee zum Mitnehmen in den Biergarten, zum Grillabend oder auch einfach mal als herzhaftes Abendessen!

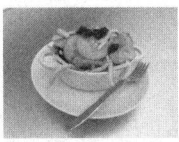

Wurstsalatstreifen haben tatsächlich unglaubliche 0,0 Kohlenhydrate, gibt's in jedem Supermarkt und lassen sich schnell und leicht in einen großartigen No-Carb-Schmaus verarbeiten:

Eine ordentliche Menge Salz und Essig Essenz mit Pfeffer und viel Salatöl mischen.

Ruhig kräftig abschmecken, denn die Salatgurke wässert noch aus!

Eine in wenigen Tropfen kochendem Wasser gelöste Süßstofftablette hinzugeben.

Zwei Pakete Wurststreifen mit je ca. 300g, eine halbe Gemüsezwiebel und eine ganze Salatgurke fein hobeln, ein paar grüne Zipfel Frühlingszwiebeln für Farbe und Geschmack hinzufügen und am besten über Nacht ziehen lassen.

Superlecker!

Kokos-Cappuccino-Pralinés

Süßigkeiten sind voll mit Kohlenhydraten und für Migräniker problematisch, und an No-Carb-Tagen selbstredend ein No-Go! Diese kleinen „Sweeties" hingegen haben null

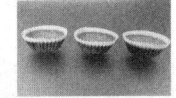

Carbs! Sie bieten allerdings auch lediglich die Illusion von „süß", helfen aber manchmal über einen gierigen Moment hinweg:

1 Glas/ 200 ml Kokosöl (z.B.Reformhaus) wenige Sekunden in der Mikrowelle verflüssigen. 1 Esslöffel koffeinfreies Nescafé-Pulver und/oder „echtes", ungesüßtes Kakao-Pulver mit wenigen Tropfen kochend heißem Wasser lösen und mit Süßstoff-Tabletten süßen.

Die Kakao-/Kaffeemischung mit dem Kokosöl mischen.

Pralinenförmchen (gibt's in der Backabteilung in fast jedem Supermarkt!) doppelt ineinander gesteckt auf ein Schneidebrett/Tablett platzieren. Kaffee-Kokos-Mischung vorsichtig in die Förmchen gießen. (Geht super mit einem kleinen Dosenmilch-Kännchen!

Zusammen mit dem Brett ganz vorsichtig in den Kühlschrank oder in den Gefrierschrank stellen.

Die kleinen Pralinés halten sich im Kühlschrank monatelang. Schmeckt eiskalt knackig und cremig wie ein Bounty, mit null Kohlenhydraten! Zudem hat Kokosöl sehr gesunde Fette und wirkt entzündungshemmend – ist somit eine prima Option insbesondere für Migräniker!

10-Sekunden-Turbo-Remoulade

Gekaufte Remoulade schmeckt oft fad, enthält vor allem aber meist ebenfalls eine Menge Zucker. Selbermachen hingegen gelingt oft nicht. Hier nun ein Turbo-Rezept mit Geling-Garantie: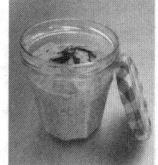

Ein ganzes Ei (!) mit 200 ml Sonnenblumenöl in einen Mixbecher geben.

Ein wenig Essig Essenz, einen Tropfen Senf und einen Spritzer Süßstoff hinzufügen, Salz, Pfeffer, sowie Petersilie, Dill, Schnittlauch nach Belieben.

Stabmixer mit Vollgas in die Mischung reinhalten – nach ca. 5–10 Sekunden ist die Masse fest!

Mein Geheimtipp: Ein Espresso-Löffelchen Vitamin-C-Pulver (Ascorbinsäure z.B. aus dem DM): Macht die Remoulade schön säuerlich und bietet Vitamin C auch ohne Obst.

Remoulade ist lecker und macht satt z.B. als Dip für Gurkenscheiben. Auch prima: Scheibe gekochten Schinken mit Goudascheibe belegen, mit Remoulade bestreichen und aufrollen. Ein köstlicher No Carb-Sattmacher, der auch prima als Fernseh-Snack taugt!

ANHANG 5
Quellen & Literatur

Adam, Olaf/Braun, Yvonne: Die Zucker-Fett-Falle: Wie Sie den größten Dickmacher besiegen.

Alborzian, Cameron/Panster, Andrea: Der Guru in dir: Mit Yoga und Ayurveda den Körper verjüngen, die Seele stärken.

Atkins, Robert C.: Diät-Revolution: Der kalorienreiche Weg zu gesunder Schönheit!

Atkins, Robert C./Hutter, Stefanie: Die neue Atkins-Diät: Abnehmen ohne Hunger.

Bauermeister, Wolfgang: Schmerzfrei durch Trigger-Osteopraktik: Das einzigartige Behandlungskonzept für Kopf-, Nacken- und Rückenschmerzen, Sportverletzungen, Schulter- und Knieverletzungen.

Benkert, Otto: Stressdepression, m. CD-ROM.

Blumhagen, Vanessa: Jeden Tag wurde ich dicker und müder: Mein Leben mit Hashimoto.

Brakebusch, Leveke/Heufelder, Armin: Leben mit Hashimoto-Thyreoiditis: Ein Ratgeber.

Cordain, Loren/Arndt, Klaus: Das Getreide - Zweischneidiges Schwert der Menschheit: Unser täglich' Brot macht satt, aber krank.

Crowley, Chris/Lodge, Henry S.: Younger Next Year.

DesMaisons, Kathleen: Potatoes Not Prozac: How To Control Depression, Food Cravings And Weight Gain.

Dörwald, Florencio Zaragoza: Gifte in Lebensmitteln? Mythen und Fakten.

Dukan, Pierre: Die Dukan Diät: Das Schlankheitsgeheimnis der Franzosen (Einzeltitel).

Eichlseder, Walter: Unkonzentriert? Hilfen für hyperaktive Kinder und ihre Eltern.

Funfack, Wolfgang: Metabolic Balance – Die Diät.

Gehring, Jacky: Mit BodyReset attraktiv, schlank, vital ein Leben lang: Schluss mit Cellulite – Übergewicht – Haarverlust. Einfach – schnell wirksam – dauerhaft.

Gonder, Ulrike/Worm, Dr. Nicolai: Mehr Fett! – Warum wir mehr Fett brauchen, um gesund und schlank zu sein.

Hegerl, Ulrich et al.: Das Rätsel Depression.

Heizmann, Wolfgang R./Nolting, Siegfried: Candida Intestinaltrakt Immunsystem Allergie.

Helden, Raimund von: Gesund in sieben Tagen: Erfolge mit der Vitamin-D-Therapie.

Hild, Anne: Die hCG-Diät: Das geheime Wissen der Reichen, Schönen & Prominenten.

Horn, Florian: Biochemie des Menschen: Das Lehrbuch für das Medizinstudium.

Huss, Michael: Medikamente und ADS. Gezielt einsetzen, umfassend begleiten, planvoll absetzen.

Iatroudakis, Michael: Xylit: Das süße Wundermittel.

Jarisch, Reinhard: Histamin-Intoleranz, Histamin und Seekrankheit.

Jünemann, Matthias: Die Adipositas-Kur: Die einzige Methode, die an der Ursache für Fettsucht und Übergewicht ansetzt und diese für immer beseitigt.

Karsten, Carien: Burnout besiegen.

Kharrazian, Datis: Schilddrüsenunterfunktion und Hashimoto anders behandeln: Wenn Sie sich trotz normaler Blutwerte schlecht fühlen. Die 22 Muster der Schilddrüsenunterfunktion.

Königs, Peter: Das Kokos-Buch: Natürlich heilen und genießen mit Kokosöl und Co.

Königshoff, Melanie/Brandenburger, Timo: Kurzlehrbuch Biochemie.

Kornbichler, Thomas: Aufbruch aus der Depression.

Kuklinski, Dr. Bodo: Das HWS-Trauma. Ursache, Diagnose und Therapie.

Liebke, Frank: MSM - eine Super-Substanz der Natur: Hilfe bei Schmerz, Entzündung und Allergie.

Lohmann, Maria: Natürlich abnehmen mit Schüßler-Salzen: Stoffwechselblockaden lösen – dauerhaft schlank bleiben. Mit Rezepten und Wellness.

Lutz, Wolfgang: Leben ohne Brot.

Mersch, Peter: Migräne. Heilung ist möglich.

Mersch, Peter: Wie Übergewicht entsteht ... und wie man es wieder los wird.

Montignac, Michel/Schumpa, Liane: Ich esse, um abzunehmen nach dem GLYX: Die Montignac-Methode speziell für Frauen. Europas erfolgreichster Schlankmacher.

National Geographic „Sugar - Why we can't resist", August 2013.

Oswald, Antje: Das MMS Handbuch: Gesundheit in eigener Verantwortung.

Pasternak, Harley/Moser, Laura: Die 5-Faktor-Welt-Diät: Essen wie in den gesündesten Ländern der Welt.

Pasternak, Harley/Murphy, Myatt: The 5 Factor Diet.

Peters, Achim: Das egoistische Gehirn: Warum unser Kopf Diäten sabotiert und gegen den eigenen Körper kämpft.

Platt, Dr. Michael: Die Hormonrevolution.

Recitas, Lyn-Genet: The Plan: Eliminate the Surprising „Healthy" Foods That Are Making You Fat and Lose Weight Fast.

Rehner, Gertrud/Daniel, Hannelore: Biochemie der Ernährung.

Römmler, Alexander: Die Wahrheit über Hormone: Wie Hormone sinnvoll eingesetzt werden und wann sie schaden. Die wichtigsten Therapien für die Wechseljahre.

Ross,Julia et al.: Was die Seele essen will: Die Mood Cure.

Rushton, Anna/Höner, Rita: Natürliches Progesteron: Der alternative Weg bei PMS und Hormonproblemen.

Ryffel-Rawak, Doris: ADS bei Erwachsenen. Betroffene berichten aus ihrem Leben.

Schaudig, Kathrin/Schwenkhagen, Anneliese: Kompass Wechseljahre.

Schleip, Thilo: Histamin-Intoleranz.

Schleip, Thilo/ Kedzierski, Isabella: Köstlich essen bei Histamin-Intoleranz.

Stern, Leitartikel zum Thema Zucker, Heft 20.6.2013.

Stollhoff, Kirsten et al.: Hochrisiko ADHS. Plädoyer für eine frühe Therapie.

Strackharn, Klaus: Nie wieder Migräne!

Treutwein, Norbert: Die Fettlüge.

Wolcott, William L./Fahey, Trish: Essen, was mein Körper braucht.